普通高等教育"十三五"规划教材
全国高等学校医疗保险专业第一轮规划教材

卫生经济学

周绿林　于彩霞　主　编

科　学　出　版　社
北　京

内 容 简 介

本书在编写过程中坚持"三基本"原则，力求科学性、系统性、创新性，又有启发性、实用性和可操作性。主要内容有：绪论、卫生服务需求、卫生服务供给、卫生服务市场、卫生服务市场的政府干预、健康保险市场、卫生筹资与支付、卫生总费用、医疗服务成本与价格、疾病经济负担、卫生资源优化配置、卫生人力资源、卫生服务的合理组织、卫生经济学分析与评价、药物经济与政策、卫生经济政策分析等。

本书主要供医疗保险、卫生事业管理专业本科生使用，也可供高校其他相关专业学习和实际部门相关人员培训使用。

图书在版编目（CIP）数据

卫生经济学/周绿林，于彩霞主编. —北京：科学出版社，2016.5
普通高等教育"十三五"规划教材 全国高等学校医疗保险专业第一轮规划教材

ISBN 978-7-03-048276-1

Ⅰ. ①卫⋯ Ⅱ. ①周⋯ ②于⋯ Ⅲ. ①卫生经济学–高等学校–教材
Ⅳ. ①R1

中国版本图书馆 CIP 数据核字（2016）第 102170 号

责任编辑：王 鑫 郭海燕/责任校对：张小霞
责任印制：赵 博/封面设计：陈 敬

科学出版社 出版
北京东黄城根北街 16 号
邮政编码：100717
http://www.sciencep.com

文林印务有限公司 印刷
科学出版社发行 各地新华书店经销
*
2016 年 5 月第 一 版 开本：787×1092 1/16
2018 年 7 月第四次印刷 印张：18 1/2
字数：456 000
定价：58.00 元
（如有印装质量问题，我社负责调换）

丛书编写委员会

《卫生经济学》
编委会名单

全国高等学校医疗保险专业第一轮规划教材
出版说明

 教材建设是专业建设中最基本的教学条件建设，直接关系到教学效果和人才培养质量。中国自 20 世纪 80 年代开始探索医疗保险制度改革之路；90 年代启动试点和扩大试点范围；1998 年国务院正式做出决定在全国建立城镇职工基本医疗保险制度；21 世纪初开始新型农村合作医疗制度试点；随后又进行城镇居民基本医疗保险制度试点和建立城乡居民医疗救助制度。2009 年开始的深化医药卫生体制改革（俗称"新医改"），使我国基本医疗保险制度建设得以迅猛发展，实现了历史性跨越。到目前为止，覆盖人数已达 13 亿人，95% 的国民有了基本医疗保障，全民医保体系初步形成。

 伴随着医疗保险事业的发展，我国医疗保险专业建设也经历了 20 年历程。目前全国已有 40 所左右的高校开办医疗保险专业（方向），这对教材提出了新的更高要求。

 为适应新时期医疗保险专业人才培养和高等医疗保险教育的需要，体现最新的教学改革成果，经相关核心高校商讨，决定编写全国高校医疗保险专业第一轮规划教材。2014 年 5 月成立了"全国高等学校医疗保险专业第一轮规划教材编写委员会"，由王东进（中国医疗保险研究会会长、原社会保障部副部长）担任主任委员，郭清（教育部高等学校公共管理类学科专业教学指导委员会副主任委员、杭州师范大学副校长、博士生导师、教授）、梁鸿（教育部高等学校公共管理类学科专业教学指导委员会副主任委员、复旦大学社会发展与公共政策学院院长、博士生导师、教授）、林闽钢（教育部高等学校公共管理类学科专业教学指导委员会委员、南京大学政府管理学院副院长、博士生导师、教授）等担任教材编写委员会副主任委员。

 编委会经反复论证，确定了 12 门专业基础课和专业课作为该专业核心课程，并决定进行相关教材的编写。此后在全国范围内进行了主编、副主编、编者的申报遴选工作。2014 年 8 月在江苏大学隆重召开"全国高等学校医疗保险专业第一轮规划教材主编、副主编聘任会暨全体编委会会议"，大会要求把这套教材编成有特色、有创新、有力度、有影响力的精品教材，2015 年底前完成编写任务。

 本次规划教材是我国第一套医疗保险专业系列教材，是医疗保险专业高教工作者 20 年集体智慧的结晶，必将对我国高等学校医疗保险专业建设和人才培养产生深远的影响。

全国高等学校医疗保险专业第一轮规划教材编写委员会

2015 年 5 月 10 日

前　言

卫生经济学是一门快速发展的新兴学科，在国民经济和社会发展中发挥着越来越重要的作用。《卫生经济学》课程是医疗保险专业及相关专业中重要的专业核心课程，因此这本教材也被纳入全国高等学校医疗保险专业第一轮规划教材的编写中。

本教材既注重基础理论、基本知识和基本技能的介绍，又充分体现国内外卫生经济理论和实践的最新进展。本教材有以下几个特点：一是理论体系完整，内容丰富。全书共16章，不仅覆盖了卫生经济学的基本理论和方法，还包括了当今卫生经济学的最新理论、实证研究成果、政府政策和实际应用；二是深入浅出，方法新颖。编写时要求深入浅出，通俗易懂，每章后面还附录了许多带有启发性的案例，增进了理论与实践的结合，有助于学生掌握基本理论问题和提高学生思考问题的技能；三是实践性强，适用面宽。本教材适用作高等院校医疗保险专业或者卫生管理专业及相关专业教材，亦可用于医疗卫生管理者自学或培训。

本教材的编者们均是各校从事卫生经济学教学的一线教师，该教材是他们多年卫生经济学教学和科研成果的累结。参加本教材编写的人员有：第一章（周绿林），第二章（褚志亮），第三章（覃朝晖、黄晓静），第四章（王高玲），第五章（李永强），第六章（卞呈祥），第七章（李跃平），第八章（于彩霞），第九章（周尚成、朱永芬），第十章（张美丽、朱丰根），第十一章（于永娟、李珊珊），第十二章（罗桂华），第十三章（代宝珍），第十四章（刘平），第十五章（陆烨），第十六章（孙静）。本教材由主编提出编写提纲，最后由主编终审定稿。

本教材写作过程中参阅了国内外大量研究成果，科学出版社、江苏大学医疗保险系老师和研究生等给予热情帮助。在此，对被引用的有关参考书籍和资料的作者们及帮助过本书出版的老师和朋友们致以诚挚的谢意。

限于时间和水平，书中不当和错缪之处在所难免，恳请读者、学者和同仁批评指正。

著　者

2015 年 12 月

目　　录

第一章

绪　论

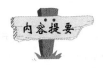 本章从经济学的概念入手，着重阐述卫生经济学的定义，卫生经济学产生和发展的过程和原因，卫生经济学在我国的兴起，以及卫生经济学研究的内容、方法和意义。

第一节　卫生经济学定义

经济学是卫生经济学的基础。经济学的主要任务是研究人与社会如何使用稀缺的生产性资源，生产出有价值的商品，并把它们分配给社会的各个成员。其核心思想是，资源是稀缺的，社会必须以有效率的方式使用它。

相比经济学而言，卫生经济学可以说是一门新兴学科。它作为经济学的分支学科，同时也是卫生领域中的一门交叉和边缘学科。

卫生经济学（health economics）是研究卫生生产、服务过程中的经济活动和经济关系，揭示其中的经济规律，优化筹集、开发、配置和利用卫生资源，提高卫生服务的社会效益和经济效益的一门学科。

与经济学的基本假设相类似，卫生经济学同样存在两个基本假设间的矛盾，即人们对于卫生服务的需求和欲望的无限性与能够用于卫生方面的资源的有限性之间的矛盾。卫生经济学就是运用经济学的原理和方法，研究如何最佳地、有效地、公平地使用稀缺卫生资源，满足人们日益增长的卫生服务需求。

当然卫生经济学的定义离不开其所处的时代及社会经济发展情况，国内外许多学者对卫生经济学定义都有各自的见解。

Samuelson PA 认为，卫生经济学是研究人们及社会的选择，在用钱或不用钱的情况下，采用不同的方法利用稀缺的资源，为社会不同的人群生产和分配不同的商品，为当前及未来消费服务，以卫生经济学的方法分析成本和效益，改进资源配置模式。

Mushkin SJ 指出，卫生经济学是研究分配于治疗疾病和增进健康的经济资源的最优使用，涉及两个基本问题：卫生服务"市场"的组织和健康投资的经济作用。

Gavin M 更加直接地指出，卫生经济学是一门应用于卫生的经济学。

Jeremish H 认为，卫生经济学是研究如何将稀缺资源分配到医疗及促进、维持及改善健康方面的各种用途，包括研究卫生保健及其相关服务，它们的成本、效益和健康在个人及社会人群中是如何分布的。

Sherman Folland 认为，卫生经济学是由卫生经济学家的角色及他们所做的研究定义的。卫生经济学仍是一个相对较新的学科，其范围和教学尚在发展中，它或者我们，都无法回答各国面对的所有卫生体系问题。卫生经济学通过三个相关方面表现其研究的重要性和应用性：①卫生行业对整个经济体贡献的大小；②国民在维持和提高健康状况时面临的经济问题引发的国家政策关注点；③同经济发展密切相关的许多健康问题。

我国卫生经济领域的一些专家学者对卫生经济学也进行了大量研究。杜乐勋认为，卫生经济学在我国是一门新兴的经济学分支学科，它是在党的十一届三中全会的思想政策路线指引下，在国外卫生经济学发展的启迪下，为适应我国社会主义卫生事业发展的迫切需要而产生和发展起来的。

胡善联认为，卫生经济学是一门研究卫生保健和医疗保健的经济学。它运用经济学的基本原理和方法来研究卫生资源的筹措、配置和利用，研究卫生服务的需求、定价和供给中的经济学问题及卫生经济的政策和策略。

孟庆跃认为，卫生经济学作为经济学的分支学科，是利用经济学的理论和方法，研究卫生领域经济现象和规律的一门学科。卫生经济学分析卫生服务供求关系和行为，揭示卫生服务市场规律，研究资源配置方式等。卫生经济学有两个部分的内容，即健康经济学（economics of health）和卫生服务经济学（economics of health care）。健康经济学以健康需求为出发点，研究个体在资源配置中的行为，包括购买卫生服务及时间分配等；卫生服务经济学主要研究卫生服务需求和供给、卫生要素市场、政府干预等内容。

从以上国内外学者不同时期对卫生经济学的定义可以看出，作为经济学的分支学科，卫生经济学运用了经济学的原理和方法，主要研究稀缺经济资源的配置和利用问题，同时也强调卫生经济学是一门分析的方法学。

第二节　卫生经济学的产生和发展

一、卫生经济学的产生和发展

卫生经济学的产生有其深刻的社会原因，它是适应卫生事业社会化的需要而产生的，是在提高和解决卫生事业发展过程中的诸多经济问题基础上发展起来的。作为一门有理论体系的学科，它是近代社会化大生产和卫生事业社会化的产物。

卫生经济学与其他经济学学科相比是一门蓬勃发展的新兴经济学交叉学科，卫生经济学的发展虽然只有半个多世纪的历史，但是卫生经济学思想可以追溯到17世纪资本主义发展初期。从卫生经济学思想形成至卫生经济学发展成熟大致可以分成三个时期。

（一）卫生经济学思想启蒙时期

经济是一切社会生活的基础，也是卫生事业的基础。但在自然经济的社会环境下，卫生活动和社会经济虽然有着"某种联系"，但是不可能产生卫生经济学。因为在奴隶社会和封建社会，尽管社会上已经出现了以医疗服务为职业的专门行业，但由于当时社会生产力水平和社会化程度不高，科学不发达，虽有为王室服务的御医和与农民相联系的民间医生，但总体上医疗卫生还处在走街串户的个体阶段，医疗卫生行业人数少规模小，医疗卫生与经济的关系还很简单，对卫生经济现象的分析没有也不可能理论化和系统化。虽然亚里士多德也谈到过农民与医生在生产、交换中包含的工作量关系，那只是偶然提及的简单见解。

卫生经济学的萌芽始于社会化大生产出现后的资本主义社会。由于社会生产和科学技术迅速发展，与劳动力商品化伴生的医疗行为的商品化，出现了医疗服务社会化的医院，卫生事业也逐步摆脱个体劳动的性质，医疗卫生服务与社会发展的关系日益紧密，反映和分析医疗卫生经济活动的经济思想日益增多。在英国、法国、俄国有一些思想家，在他们的著作中反映了对卫生经济方面的认识。如 1664 年，古典经济学家威廉·配第（Petty William）在《献给开明人士》一书中论述了卫生、人口和社会经济发展之间的关系，触及了卫生的经济效益问题和人的生命价值问题。他计算当时每个英国人价值为 69 英镑多，若能预防导致 10 万人死亡的瘟疫，可减少近 700 万英镑的损失，他提出"改善卫生条件是一项很好的投资"。

1853 年俄国人口学家罗斯拉夫斯基也注意到卫生与人口发展中的经济意义。法国人还运用成本与效益的方法，分析消灭蚊虫、防治疾病对开凿巴拿马运河所产生的巨大效益。1853 年，英国经济学家威廉·法尔（William Farr）在其发表的著作中用一个人的纯收入解释人的生命经济价值，这是现代西方卫生经济学至今仍然通用的生命价值概念。对于人的生命价值的探索与研究成为卫生经济学思想初步形成的标志。

特别应该指出的是，马克思和恩格斯所创立的政治经济学中也包含了诸多的卫生经济思想。如在《资本论》、《英国工人阶级状况》、《论住宅问题》等著作中，在揭露资本主义卫生事业本质的同时，对卫生保健与人口生产、物质资料生产关系，对医务劳动的特点与性质等问题做了精辟的论述。

（二）卫生经济学思想进一步发展时期

18 世纪末，出于资产阶级的利己主义，在英国出现了作为公共卫生运动的指导理论"健康投资论"，并以减少救济金的支出额为标准来衡量公共卫生事业的效果。1832 年，担任英国救贫法实施情况调查委员会委员的埃德温·查特维克（Edwin Chadwick）参与了济贫事业，他认识到劳动条件和生活条件的恶劣所造成的疾病和死亡，认为对人的投资就是对资本的投资，就是对生产力的投资，指出"改善卫生是一项很好的投资，它所预防疾病带来的效益大于建设医院治疗这些疾病所带来的效益"。

1881 年，普鲁士着手建立和颁布了疾病与工伤保险制度，并于次年正式建立疾病保险，成为世界历史上第一个社会保险制度。在普鲁士的影响下，19 世纪末欧洲其他一些国家相继推行医疗保险，同时，美国也将工人补偿法推广到全联邦的 10 个州。随着保险的逐步推行，有关疾病统计、医疗费用的调查和计算，医疗保险的筹资和支付等卫生经济问题，受到了越来越多的关注和探讨。至此，卫生经济学的思想完成了由初步形成向实践应用的巨大发展。

不过，上述有关卫生经济问题的若干理论见解还只是个别的，并没有形成关于卫生经济的专门论著和系统的理论分析，卫生经济学作为一门新学科产生的条件还未完全具备。

（三）卫生经济学正式形成时期

进入 20 世纪，由于科学技术的进步，生产社会化程度的提高，卫生事业的社会化程度也迅速提高，卫生与社会经济发展的联系也更加紧密起来。这客观上要求并促使人们对卫生活动中的经济关系和经济活动进行科学的分析。1933 年美国组织医疗成本委员会，研究达到健康标准所需要的医疗成本费用。1935 年，统计学家达布林（Dublin）设想一个人的货币价值是从毛收入中扣除生活费，再将净所得乘 2.5% 的利率，由此计算卫生工作效益。

美国的医疗制度不同于欧洲国家，其医疗服务价格完全由市场调节，医疗市场竞争激烈，社会与民众对医疗费用变化比较敏感，这促进了研究的深入。1940 年，美国学者西格瑞斯特（H E Sigerist）发表了《医疗经济学绪论》一文，提出医疗经济学应阐明阻碍现代医学应用的社会经济条件，分析贫困与疾病给国民经济带来的损失，并致力于解决医疗价格与患者的经济能力之间的矛盾，该文因为阐述了医疗经济学的定义及其研究的重要意义，而被视为卫生经济学发展史上划时代文献。不过当时认为，卫生事业仅仅是出于人道主义而与经济不相干，因此，卫生经济理论不可能全面深入系统地展开。

第二次世界大战后，卫生经济学作为一门独立的学科在发达的资本主义国家很快兴起，其重要原因是普遍推行的"福利政策"而引起的卫生费用急剧增加。西方发达国家由于科技革命的推动，在社会财富迅速增长的同时，医疗技术的发展和应用带来医疗费用的迅速上涨，甚至达到昂贵的水平，给工人和普通居民增加了很大的经济负担。为了缓和国内阶级矛盾，保证资本正常运转所必须的生产条件和社会环境，发达国家纷纷推行"福利政策"，他们建立起各种形式的医疗保险和医疗照顾制度，把通过税收从社会取得的部分财富用于医疗保健费用，给居民以不同程度的医疗保健照顾。20世纪50年代初，英国就实行了全民免费医疗制度，随后日本、美国、法国、西德等国陆续推行社会医疗保险制度，促使医疗需求不断增长，卫生费用迅速膨胀。如瑞典的卫生费用，1950年占国民生产总值3.4%，1970上升到7.3%，1979则达到9.5%；美国的卫生费用1940年占国民生产总值4.1%，1960年占5.2%，1970年占7.4%，1985年占10.6%，1992年达14.0%。美国1993年卫生费用达到9000亿美元，人均约4100美元。英国卫生支出占财政支出的比重，1977年就高达11%。卫生费用激增，提高了企业成本，也加重了财政负担，从而引起经济学家的关注。自20世纪50年代起，人们陆续就卫生资源的开发和费用筹措、卫生资源的分配和利用、卫生投资的效益、医疗费用的上涨及其控制等问题进行一系列研究，使得卫生经济学产生并迅速发展起来。

1952年，瑞典经济学家缪尔达尔（G Myrdal）在《世界卫生纪事》上发表题为《卫生的经济方面》的论文，从社会整体出发论述卫生事业对经济发展的重要意义。

1958年，美国学者默希金（Mushkin）在华盛顿出版的《公共卫生报告》上发表了《卫生经济学的定义》一文，第一次提出"卫生经济学"一词，强调卫生经济学是"研究健康投资最优使用的科学"。1962年，他又发表论文《卫生是一种投资》，提出"健康投资"和"智力投资"的概念，并进而论证这两种投资对促进经济发展的重大作用。

1963～1967年，英国经济学家艾贝尔·史密斯（Abel Smith）发表了两篇有份量的报告：《六国卫生服务耗费财政与资源研究》、《卫生支出及其对卫生计划关系的国际研究》，后者收集了30多个国家卫生费用的有关材料。

1966年，法国人德斯坦（D Estaing）在《怎样使卫生计划与经济计划结合》一文中，论述了健康与经济的关系，健康是经济发展的手段，是经济发展的结果，也是经济发展的目标。卫生经费既是个人和社会生存的一种必要消费，也是一种发展性消费。

随着对健康投资意义的认识提高，社会对疾病、健康的概念的改变，以及医疗服务的商品化等问题，使得医疗卫生与经济学之间的关系、医疗卫生内部的经济规律越来越引起医学界、经济学界和政府的共同关注，卫生经济学作为一门新兴学科不断得到发展。

包括世界卫生组织（WHO）、世界银行、联合国职能组织及众多非政府组织都积极倡导和支持开展卫生经济学研究。早在1957年WHO就成立一个研究小组来计算人口的健康水平。1968年WHO在莫斯科召开卫生经济学讨论会，会议认为研究卫生事业的管理与效果是卫生经济学的一项基本任务，会议出版了论文集《健康与疾病的经济学》。1973年WHO在日内瓦召开了卫生经济学讨论会，会议认为，卫生经济学是"日益重要的主题"，并发表研究报告《卫生经济学》。1993年联合国儿童基金会在卫生公平性、可及性及服务质量等方面做了大量卫生经济研究。

1996年，国际卫生经济学会（international health economics association，IHEA）在加拿大温哥华成立，并举行了学会第一届大会，成为卫生经济学发展新的里程碑。此后，每两年一届的国际卫生经济学大会规模日益扩大，大会交流和产出对卫生经济学学科发展、国际卫生改革产生了重要影响。随着卫生经济学学科的发展，从事卫生经济学研究、教学和政策咨询的人员日益增多。世界上许多大学的管理学院、经济学院、公共卫生学院和医学院，设置了卫生经济学专业，开设了卫生经济学课程，培养从事卫生经济学专门人才。一些国家还先后建立了卫生经济学的研究组织和学术团体。

总之，国外卫生经济学发展较快的根本原因是卫生产业的兴起、各国卫生福利和医疗保险的发展。二战后，交叉科学、经济学和管理学等学科的发展及国际交流和国际组织的大力支持，也极大地促进了卫生经济学的建立和完善。

二、卫生经济学在中国的兴起

卫生经济学在中国作为一门学科的形成始于20世纪80年代初，以1983年成立中国卫生经济研究会为标志。在此之前，部分高校研究人员和卫生行政管理人员开始关注卫生领域经济问题，并根据当时改革开放的宏观背景，针对卫生发展的政策问题，比如医疗服务价格等，进行了研究和讨论。

（一）建国初期卫生经济思想的发展

在新中国成立伊始，随着国民经济的发展和有计划建设，发展人民卫生保健事业，开始提出了经济方面的问题。在我国当时特殊的国情背景下，起初我国部分地区的医院曾进行过成本核算，当时收费接近劳动消耗，国家给予少量补助，以较少的投入取得了很好的效果，然而这并没有坚持下来。20世纪50年代实施的劳保医疗制度和公费医疗制度，城镇企事业职工、国家机关工作人员等几乎实行免费医疗，经费由国家财政和地方财政、企业经费拨给。卫生事业的福利性被片面地理解，收费越低，减免越多，反被视为社会主义优越性的表现。1958年、1960年和"文革"时期三次大幅度降低了医疗和药品的收费标准。由于不重视经济规律在卫生事业发展中的作用，不讲卫生经济效益，以及僵化的卫生管理体制，给卫生事业带来"独家办、一刀切、大锅饭、不核算"的弊端，加之卫生事业经费和投资不足，致使医疗卫生机构入不敷出，难以为继，卫生事业的发展不能适应经济建设的要求，不能满足人民日益增长的医疗保健需要。

（二）改革开放初期卫生经济学的产生

随着我国社会主义卫生事业的社会化发展，客观上要求对卫生事业进行经济分析和经济管理。党的十一届三中全会召开后，重新确立了解放思想、实事求是的思想路线。1979年元旦，原卫生部长钱信忠提出，卫生部门也要按经济规律办事。由此开始，卫生部组织有关人员研究卫生经济学，并进行卫生经济体制改革的试点，这在理论和实践上推动了卫生经济学在我国的建立和发展。

1981年1月，卫生部在武汉召开医院经济管理研究座谈会。同年3月，在总结试点单位经验的基础上，公布了医院管理暂行办法。1980年起，卫生部会同财政部、北京市卫生局到一些医院进行医疗成本调查，分析医院亏损的原因。1982年2月，国务院批转了卫生部关于医院赔本问题的报告，要求各省、市、区搞两种收费试点，即对公费医疗、劳保医疗按不含工资的成本收费，对自费患者仍原标准收费，待取得经验后推广。

卫生事业改革实践中出现的新问题，迫切需要从理论与实践的结合上给予正确的说明。20世纪80年代，对卫生经济现象和理论的专门研究提上了日程。1980年，部分医学院校的经济学教师开始了有关卫生经济学资料的搜集、翻译及研究。1981年8月，卫生部在牡丹江市召开卫生经济学和医院经济管理学术讨论会，成立中国卫生经济研究会筹备委员会，决定出版《卫生经济》杂志和编写卫生经济学教材。

1982年12月，中国卫生经济研究会在广州正式成立，1984年，中国卫生经济研究会改名为中国卫生经济学会。接着，全国许多省、市、自治区都纷纷成立卫生经济学会。与此同时，《中国卫生经济学》杂志等学术刊物相继发行。日本、美国、英国、前苏联等国有关卫生经济学的专著也陆续翻译出版。我国部分医学院校先后开设《卫生经济学》课程，建立卫生经济学会研究和管理的人才培养基地。上海、北京、哈尔滨等地的医学院校招收了社会医学与卫生事业管理专业的研究生。

(三) 卫生经济学的新发展

20世纪90年代后，随着社会主义市场经济体制的确立，卫生事业的改革与发展也要适应社会主义市场经济的大背景。在这一时期，政府卫生部门、医学院校和卫生事业工作者进行了各种形式调查，对社会主义市场经济体制下卫生改革各个方面进行了广泛的研究，取得了巨大的进展。

1991年由中国卫生部和世界银行学院共同成立的"中国卫生经济培训与研究网络"（简称"网络"），将中国卫生经济学发展推向了一个新的阶段。"网络"初期以医学院校卫生管理干部培训中心和卫生经济教研室为依托，通过对卫生行政管理人员和学校师资培训及卫生经济专题研究等形式，培育和壮大了卫生经济学研究和教学力量，促进了卫生经济学学科发展。2009年第七届国际卫生经济学会大会在中国北京举办，表明中国卫生经济在国际上已有一定影响。

中国卫生经济学研究和教学人员的结构已经发生了很大改变，主要从早期的流行病、卫生统计、社会医学等公共卫生学科转化而来，目前人员队伍中，具有经济学、管理学、数学等相关学科背景的人员越来越多。

卫生经济学在我国的兴起和迅速发展，从根本上说，它是我国社会主义卫生事业发展和卫生经济体制改革的客观要求。卫生事业的发展需要卫生经济理论的指导，卫生经济理论研究离不开卫生事业的实践。我国的卫生经济学在这种理论和实践的相互作用中茁壮成长。

第三节　卫生经济学研究内容和方法

一、卫生经济学的研究内容

关于卫生经济学的研究内容国内外尚无统一的论述，在表达方面也存在一定差异。西方卫生经济学家普遍认为，卫生经济学的研究主要是围绕着稀缺卫生资源的优化使用展开的，把提高卫生资源使用带来的社会效益和经济效益，作为卫生经济学研究的共同目标。

我国学术界对卫生经济学研究对象和内容的表述，经过30余年的理论研究和实践，认识趋于一致。普遍认为，卫生经济学是经济学的一门重要分支，它主要研究卫生服务生产和使用过程中的经济活动和经济关系，力求在上述过程中实现卫生资源的最优配置，提高卫生服务的社会效益和经济效益。具体来说，我国卫生经济学的研究内容包含以下几个方面。

(一) 我国卫生事业性质研究

1997年1月，《中共中央、国务院关于卫生改革与发展的决定》中明确提出：卫生事业是政府实行一定福利政策的社会公益事业。多年来，我国卫生事业的性质从"福利事业"到"生产性的福利事业"，再到"公益性的福利事业"，最后到上述的"政府实行一定福利政策的公益性事业"，2009年1月国务院常务会议通过的《关于深化医药卫生体制改革的意见》再次明确了这一性质。卫生事业的性质决定了卫生事业发展的方向。卫生经济学研究首先应该明确的就是卫生服务生产在市场经济中的特殊性质，其中有相当一部分产品属于公共产品和劳务，这种产品在市场配置资源的机制下失灵，为此政府应承担相应的责任。但是在实际操作中，不乏一些卫生机构和部门因为片面强调经济性，或者过度承担社会责任带来"营利性"与"公益性"失衡等问题，造成"看病难、看病贵"这一新形势下难解的社会痼疾。因此，以科学发展的眼光进行卫生事业的性质研究仍具有理论和现实意义。

（二）卫生服务的需求和供给研究

需求和供给是经济学中最基本的概念，也是卫生服务中相互联系、相互依存、相互制约的基本问题。随着卫生服务市场的不断发展，卫生事业的逐步提高，对卫生服务需求和供给的研究也不能止步于各自内涵、特点及影响因素的研究，而应积极探索新形势下卫生服务新的供求特征，把握规律，保障卫生服务的供给，提高卫生服务的可及性、公平性、效率性。

（三）卫生服务市场及其规制

卫生服务产品的特殊性决定了卫生服务市场的特殊性。国内外许多经济学家对卫生服务市场的特性进行了研究，卫生服务市场的理论逐渐得到完善和发展，卫生服务市场存在信息不对称、公共卫生产品的外部效益性、市场失灵等问题，使得卫生市场资源难以实现优化配置，影响卫生公平及卫生事业的可持续发展。为此，政府调控这只"看得见的手"的重要作用得以凸显，其通过政府干预实现市场机制达不到的卫生资源的优化配置和社会公平。但是，我们需要特别注意的是政府作用的方式和手段，以及其带来的干预效果，及一旦出现干预失灵需采取的矫正方式，这些都是卫生经济学研究的重要内容。

（四）卫生总费用研究

卫生总费用的研究始于20世纪50年代，迄今世界上很多发达国家和发展中国家已经开展了卫生总费用的调查，如OECD国家、美国、墨西哥等。20世纪90年代后，我国在世界银行的帮助下，也建立了卫生总费用的信息系统，定期公布我国的卫生总费用数据。2013年我国卫生总费用达到31 668.95亿元，占国内生产总值的5.57%，人均卫生费用达2 327.37元（按当年现行价格计算）。卫生总费用是一个国家或者地区在一定时期内，全社会用于卫生服务所消耗的资金总额，它从筹资和使用两个方面来分析卫生资源的流向，发挥着国家卫生账户的功能，卫生总费用分析不但是政府制定和调整卫生经济政策的重要参考，也是社会评价卫生保健体制公平与效率的主要依据。其研究主要包括卫生总费用的核算方法、卫生总费用分析及控制和利用等几个方面。

（五）卫生筹资研究

资金充足与否，直接关系到卫生服务体系的运行好坏。广义上的卫生筹资，不仅涉及卫生资金和资源的筹集，还包括如何分配和有效地使用卫生资源。可见，卫生筹资是卫生经济学研究的基本问题之一，直接关系到卫生资源的配置效率和公平问题。世界上已有的几种卫生筹资方式，包括税收筹资、社会医疗保险筹资和直接支付等，它们各自具有不同的优缺点，我们在借鉴国际上卫生筹资经验的同时，需要更加关注新的国情、世情下卫生筹资渠道及对筹资效率、效果的评价研究。

（六）医疗服务成本价格与疾病经济负担研究

价格是供需的桥梁，是市场经济条件下调节社会资源分配的重要角色。一直以来，我国医疗卫生服务作为社会福利的一个部分，医疗卫生服务的价格远低于成本，加之近年来卫生事业的快速发展，医疗成本的急剧上升，提高医疗服务价格以弥补药品"零差率"导致的政策亏损等政策的相继出台，引起了社会各界对医疗服务及价格的密切关注。医疗服务成本的核算及分析方法、价格管理原则及方法等成为研究的主要内容。同时，我们需要加以重视的是对疾病经济负担的研究，疾病经济负担是指由于发病、伤残（失能）和过早死亡给患者本人及社会带来的经济损失和由于预防治疗疾病所消耗的经济资源，其对确定资源优化配置具有重要的现实意义。

（七）健康保险制度研究

健康生产理论认为健康是人力资本的重要组成部分，对健康的投资就是对人力资本的投资，可见健康保险制度存在和发展的必要性。首先应该明确的是，我们这里谈到的健康保险是指非商业性质的健康保险。我国健康保险的主体包含三方面内容：城镇职工基本医疗保险、城乡居民基本医疗保险及新型农村合作医疗制度，此外辅以补充医疗保险、大病保险等多个内容。健康保险制度的筹资、支付和费用控制、管理和运行机制是卫生经济学研究的重要内容和热点问题。运用卫生经济学的理论和方法，对上述健康保险制度进行深入研究，了解其建立和发展的过程，同时界定基本医疗和公共卫生服务的概念、探索补充医疗保险和医疗救助与之连接的方式和手段也是健康保险制度研究的重要内容。

（八）卫生经济学分析评价研究

分析卫生经济学相关问题，主要应用的分析工具包含两个方面，即经济学分析工具和统计学分析工具。结合卫生领域的基本特点，应用两种基本工具，开发适合分析卫生经济问题的应用工具亦是卫生经济学重要的研究内容之一。如卫生项目经济学评价中经常用到的"成本-效果"分析方法，在确定稀缺资源优先使用过程中发挥了重要作用。卫生资源的有限性及卫生需求的无限性这一不可调和的矛盾，使得卫生经济分析的方法和手段成为提高卫生资源使用效率和优化配置的关键。另外，我们充分认识到卫生资源的分配使用也即卫生服务本身并非目的，而提高人民健康的水平和社会发展的程度才是最终的衡量标准，因此，采用适当的方法手段正确评价和衡量卫生服务的效益，也是卫生经济学研究的重要课题之一。

（九）卫生经济政策研究

卫生经济政策是卫生政策的重要组成部分，许多的卫生政策中都含有卫生经济政策。每一轮卫生改革的提出，每一项卫生政策的颁布，其中都有涉及卫生经济学的内容，也都会为卫生经济学研究提出新的研究问题。如卫生资源配置的效率和公平问题、新增政府卫生经费的使用问题、如何设计合理的健康保险制度及资金筹集问题等，都与卫生经济学的研究内容密切相关。所以，学习卫生经济学，要掌握卫生经济政策的含义、目标及卫生政策的分析步骤，要掌握调整卫生经济政策的主要措施，并能针对我国卫生政策的沿革，正确评价卫生政策的得失及实现程度，进一步完善和矫正存在的不足。

卫生经济学是一门交叉学科，涉及经济学、医学、社会学、统计学、会计学、保险学等多学科的理论和方法，研究内容涉及卫生服务过程中的各个方面。卫生经济学的研究除了上述内容外，还包括健康保险制度研究、药物经济学研究、卫生人力资源市场研究等内容，随着卫生事业的发展，卫生经济学的研究内容也会得到逐步深化和扩展，新问题、新方法、新举措的产生和出现都会引起卫生经济学家对这一主题的不断思考。

二、卫生经济学的研究方法

经济学的研究方法一般包括实证经济学研究和规范经济学研究。前者主要是运用经验观察和各种描述方法，说明和分析过去、现在及将来的各种经济活动和规律；后者则主要研究各种规范、标准并做出分析、解释和判断。卫生经济学作为经济学的一个分支，也应遵循上述研究规律，加之自身的交叉学科特性，使得卫生经济学的研究方法具有了多样性的特点。下面是一些常用的卫生经济学的研究方法。

（一）微观经济学方法

经济学包含宏观经济学和微观经济学两个部分，卫生经济学以资源的稀缺性和生产可能性边界为起点，利用微观经济学的分析工具研究患者、医疗保健提供者及保险公司的决策。此外，主要的微观经济学理论还有需求与供给分析理论、消费者行为理论、厂商理论等，它们为我们更好地理解影响卫生服务需求的主要因素、医疗保险体制下道德损害和逆向选择出现的原因及市场失灵出现的原因和应对措施等问题提供了基本的手段和方法。

（二）卫生经济学中的统计方法

经济学中，只有经得起真实数据检验的经济理论才被广为认可和传播。统计方法在经济学中的应用出现了计量经济学，该方法同样能够应用在卫生经济学中，主要的卫生经济计量方法包括回归分析和多元回归分析。因为现实中几乎不能找到实验组及与之吻合的对照组，所以卫生经济学家通常从日常活动中收集数据，如横截面数据、时间序列数据、面板数据等，进而利用统计分析，控制分析中存在的混淆差异，增加分析结果的可靠性。

（三）卫生经济评价方法

卫生经济评价方法是利用经济分析工具对卫生项目、卫生技术和活动的投入产出进行测定，看其是否具有技术经济效率，主要包含三种测定方法：成本-收益分析、成本-效果分析及成本-效用分析。卫生资源的优化配置、卫生服务的利用及居民健康状况的分布是否公平，都需要采用上述或者相关的卫生经济评价方法，寻找其中的数量关系和发展趋势，研究合理性和规律性。

（四）效果评价方法

任何公共干预活动或者项目的实施都带有一定的目的和目标。对这些干预和项目目标实施效果的评价就需要相应的效果评价方法。效果是指干预或者项目实施带来的结果，而效果评价则是一个分析过程，是对不同效果进行归因、分类及评价的过程。需要注意的是，效果评价方法需要严格的研究设计，以消除混杂因素对干预作用的影响。常用的效果评价方法即干预-对照试验。

卫生经济学的研究方法多种多样，随着学科的自身发展及学科间交融的加速，新的研究方法和手段不断产生。上述几种研究方法是卫生经济学研究较为基础并得到公众认可的方法，具体操作中应把握理论与实际相结合、微观与宏观相结合、实证分析与规范分析相结合、定量分析与定性分析相结合的基本原则，做到与我国的基本国情和卫生经济学科的研究现状相适应，寻求研究方法的突破与创新。

三、卫生经济学的研究意义

随着我国卫生事业的不断发展，卫生经济学的作用日益显现，重要性越来越为人们所认识。卫生经济学源于实践，服务于实践，卫生经济学是对我国卫生经济现象的理论概括，研究和探索蕴含其中的经济规律，利于把握我国卫生事业的发展现状，帮助解决卫生事业发展中存在的经济问题，促进卫生事业的整体发展。具体来说，卫生经济学研究的意义表现在以下几个方面。

（一）适应了我国卫生改革和卫生事业发展的需要

我国的卫生改革是要通过卫生系统的组织管理和服务体制的改革，达到优化资源筹集、配置和利用，而卫生经济学研究的重点就是卫生资源的筹集、配置和利用，两者的目标和内容是一致的。《中共中央国务院关于深化医药卫生体制改革的意见》（中发〔2009〕6号）提出，深化医药卫生体制改革，加快医药卫生事业发展，适应人民群众日益增长的医药卫生需求，是维护社会公平正义、提高人民生活质量的重要举措，是全面建设小康社会和构建社会主义和谐社会的一项重大任务。学习和研究卫生经济学，适应了卫生改革和卫生事业发展的需要，卫生经济理论的研究与应用对卫生改革与发展、卫生政策、卫生计划的制定和实施都发挥着重要的作用。

在卫生经济理论研究的推动下，全社会和各级政府对卫生事业的发展和重视程度不断提高。实践表明，没有正确的理论指导，就不会有正确的实践，卫生经济学理论的发展研究，有力地推动了卫生改革和发展。当前，我国卫生改革和发展还面临着许多新情况、新问题，这也要求卫生经济理论研究的不断深化和发展，以便更好地指导实践。

（二）有利于提高卫生事业的科学管理水平

当前，我国卫生事业改革处于深水区，提高卫生部门的经济管理水平尤为重要。发达国家经验证明，科学技术、教育和管理是现代文明的三大支柱。卫生事业的社会化、现代化，离不开科学的管理。这种管理既有宏观的，也有微观的。为使卫生事业和社会经济协调发展，优化配置和使用卫生资源，卫生管理和决策部门应该具备必要的卫生经济管理知识。在人均享有的卫生资源的数量及卫生经济管理水平上，我国与发达国家相比，均存在不小差距。且受改革开放前期计划经济体制和公有制独家举办卫生事业的影响，卫生部门长期没有医疗成本核算机制、没有投入产出分析、没有费用效益分析，更没有经济效益考核机制，无形中造成管理机构臃肿，人浮于事，效率低下，浪费惊人，给卫生事业的改革和发展造成了巨大阻力。

对此，要从教育入手，充分认识卫生经济管理的重要，加强卫生经济管理的教育，改变单纯的医学知识结构。使得医疗卫生工作者充分具有费用意识和经济责任感，积极主动为患者和国家节约卫生费用，更好地满足人民的医疗保健需要。

（三）有助于认识和把握卫生领域中的经济规律

卫生经济学的产生和发展不是为了重新发明经济学科，也不是为了让卫生事业的发展无条件地服从经济学的霸权，其更多的是为了把经济学业已开发的成绩应用到卫生事业的科学发展中去。卫生事业的发展需要大量的卫生资源，而资源在特定的时空又是稀缺和有限的。如何筹措必要的资源，提高资源的使用的效率，如何正确处理卫生劳务生产、交换和分配过程中的各种利益关系，调动包括医疗卫生人员在内的各方面的积极性，这需要学习和认识卫生经济规律在卫生领域中起作用的条件、形式和特点，用客观经济规律的知识武装头脑，提高预见事物进程的能力，特别是要学会用经济观点分析和评价医疗卫生活动的方方面面，以提高卫生事业的经济效益和社会效益。

卫生经济学在我国还是一门比较年轻的学科，发展至今不过30余年，但是在卫生经济学学科建设和师资队伍建设方面都有了很大的进展。《"十二五"期间深化医药卫生体制改革规划暨实施方案》（国发〔2012〕11号）对卫生事业的改革发展和卫生经济学的学科建设提出了新的更高要求。卫生经济学必须与时俱进，随着我国卫生事业的改革和发展，达到一个新的水平和高度，为社会主义卫生事业的发展和人民健康水平的提高做出更大的贡献。

复习思考题

1. 试述卫生经济学的定义和发展历程。
2. 我国卫生经济学是如何产生和发展的？
3. 卫生经济学的研究内容有哪些？
4. 学习和研究卫生经济学有何重要意义？

【案例分析】

加大改革力度，有效控制医疗费用不合理增长

新一轮医药卫生体制改革实施以来，随着基本医疗保障制度实现全覆盖，基层医疗卫生机构综合改革整体推进，公立医院改革逐步拓展，医院次均费用上涨幅度得到一定控制。但总体上看，医疗费用不合理增长问题仍然存在，突出表现在部分城市公立医院医疗费用总量增幅较快，药品收入占比较大，大型医用设备检查治疗和医用耗材的收入占比增加较快，不合理就医等导致的医疗服务总量增加较快等。为有效控制公立医院医疗费用不合理增长，切实减轻群众医药费用负担，进一步增强改革综合成效，2015年10月国家卫生和计划生育委员会等部门印发《关于控制公立医院医疗费用不合理增长的若干意见的通知》（国卫体改发〔2015〕89号），提出改革意见如下。

一、总体要求

将控制公立医院医疗费用不合理增长作为深化医改的重要目标和任务，统筹谋划，综合施策，强化规范医疗、完善医保、改革医药等政策联动，推动实现医疗费用增长与经济社会发展、医保基金运行和群众承受能力相协调，切实维护人民群众健康权益，促进医药卫生事业健康发展。坚持总量控制、结构调整，控制医疗费用总量增长速度，合理调整医疗服务价格，降低药品和耗材费用占比，优化公立医院收支结构，实现良性运行。坚持内外兼治、强化监管，加强公立医院内部管理和外部监督，建立健全医疗费用监控和公开机制，改革医保支付方式，规范和引导医疗服务行为。坚持系统治理、防治结合，优化医疗资源配置，逐步建立完善分级诊疗制度，加强疾病防控和健康管理，提高医疗服务体系整体运行效率。坚持立足实际、分层分类，从区域和医疗机构两个层面强化费用调控，根据不同地区医疗费用水平和增长幅度及医院的功能定位，分类确定控费要求并进行动态调整。

二、采取医疗费用控制综合措施

（一）规范医务人员诊疗行为。推行临床路径管理，采取处方负面清单管理，落实处方点评、抗生素使用、辅助用药、耗材使用管理等制度。建立健全以基本药物为重点的临床用药综合评价体系。严格执行医疗机构明码标价和医药费用明晰清单制度。严禁给医务人员设定创收指标，医务人员个人薪酬不得与医院的药品、耗材、大型医用设备检查治疗等业务收入挂钩。

（二）强化医疗机构内控制度。加强预算约束，强化公立医院成本核算，探索建立医疗机构成本信息库。加强信息技术手段的运用，提高公立医院病案、临床路径、药品、耗材、费用审核、财务和预算等方面的精细化管理水平，控制不必要的费用支出。

（三）严格控制公立医院规模。按照《国务院办公厅关于印发全国医疗卫生服务体系规划纲要（2015—2020年）的通知》要求以及省级卫生资源配置标准和医疗机构设置规划，合理把控公立医院床位规模，严禁擅自增设床位。严格实施大型医用设备配置规划，加强使用评价和监督管理。严禁公立医院举债建设，严格控制建设标准。

（四）降低药品耗材虚高价格。贯彻落实《国务院办公厅关于完善公立医院药品集中采购工作的指导意见》，实行药品分类采购。对临床用量大、采购金额高、多家企业生产的基本药物和非专利药品，由省级药品采购机构采取双信封制公开招标采购。加强对药品价格执行情况的监督检查。严厉查处药品耗材购销领域商业贿赂行为。

（五）推进医保支付方式改革。逐步对统筹区域内所有定点医疗机构及其所有病种全面实行支付方式改革。强化医保基金收支预算，建立以按病种付费为主，按人头、按服务单元等复合型付费方式，逐步减少按项目付费。鼓励推行按疾病诊断相关组（DRGs）付费方式。完善并落实医保经办机构与医疗机构的谈判机制，动态调整支付标准，强化质量监管。

（六）转变公立医院补偿机制。破除以药补医机制，理顺医疗服务价格，降低大型医用设备

检查治疗价格，合理调整提升体现医务人员技术劳务价值的医疗服务价格。建立以成本和收入结构变化为基础的价格动态调整机制。坚持"总量控制、结构调整、有升有降、逐步到位"的原则，通过降低药品耗材费用和加强成本控制，留出空间用于调整医疗服务价格。切实落实政府对公立医疗机构各项投入政策，保证医保基金按规定及时足额结算，促进医疗费用结构合理化。公立医院药品收入占医疗收入比重逐年下降到30%左右。

（七）构建分级诊疗体系。优化医疗资源结构和布局，促进优质医疗资源下沉，提高基层服务能力，合理确定各级各类医疗机构功能定位，完善分工协作机制。以患者为中心制定分级诊疗规范，综合运用行政、医保、价格等多种措施，推动建立基层首诊、双向转诊、急慢分治、上下联动的分级诊疗模式，引导患者合理就医，提高医疗资源利用效率和整体效益。

（八）实施全民健康促进和健康管理。加强慢性疾病的预防控制工作，提高基本公共卫生服务和重大公共卫生服务项目绩效，实施全民健康促进战略，从源头上控制患病率和医疗费用增长。

三、建立医疗费用控制考核问责机制

（一）加强医疗费用监测。各级卫生计生行政部门和中医药管理部门要以区域和机构医疗费用增长情况、医疗资源利用效率、医疗收入结构、医疗服务效率等为核心，以本意见明确的主要监测指标为基础，建立医疗费用监测体系。

（二）加强医疗费用排序和公开。各级卫生计生行政部门和中医药管理部门根据费用指标监测情况，按地区、按医疗机构进行排序，每年定期按规定公示排序结果，加强信息公开和社会监督。

（三）严格实施考核问责。将控费目标实现情况与公立医院基建投入、设备购置投入、重点学（专）科建设投入、财政拨款预算安排等挂钩。对于控费目标排名靠前的医院予以优先考虑，对于达不到控费目标的医院，各级卫生计生行政部门会同发展改革、财政等部门根据情况核减或取消资金补助。探索建立医疗服务信息化监管体系，把合理检查、合理用药的执行情况与医务人员的评优、评先、晋升、聘用、绩效工资分配等挂钩，并纳入医疗服务信息化监管体系统一监管。

（资料来源：根据 国卫体改发〔2015〕89号整理）

【问题】

结合案例从卫生经济学角度分析如何控制不合理增长医疗费用。

【提示】

从卫生经济学研究的主要任务和内容来谈。

（周绿林）

第二章

卫生服务需求

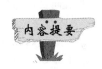 本章主要从消费者的角度对卫生服务需求进行分析，首先界定卫生服务需求的概念，以及和卫生服务需要之间的区别，卫生服务需求的特点和影响因素；其次运用经济学中需求弹性的基本理论和方法，分别介绍卫生服务的价格弹性、收入弹性、交叉弹性的定义和类别；最后应用边际效用分析、无差异曲线分析和健康需求理论分析来探讨卫生服务消费者的行为理论。

第一节　概　　述

一、卫生服务需要与卫生服务需求

（一）卫生服务需要

卫生服务需要是指从消费者的健康状况出发，在不考虑实际支付能力的情况下，由医学专业人员分析判断消费者是否应该获得卫生服务及获得卫生服务的合理数量。对卫生服务的需要客观上反映了居民健康问题或疾病质和量的实际状况，即居民健康问题或疾病应该得到的卫生服务的种类和数量，而不考虑卫生服务的价格、个人收入、医疗保健制度等因素的影响。如某人病了，无论这个人是否要求医疗服务，不管其是否有经济能力就诊治疗，客观上已经具备接受卫生服务的必要性。因此卫生服务需要实际上是公共卫生专业人员根据流行病学研究与健康普查所判定的卫生保健需要，及人们为了生存发展和繁衍后代所产生的要求。卫生服务需要往往要高于现实的卫生服务水平，评价卫生服务需要的指标包括健康知识知晓率、发病率、慢性病患病率、死亡率、残疾率、两周每千人患患者数、两周患病率、两周每千人患病日数、每千人因病卧床天数等众多数据。

卫生服务需要有狭义和广义之分。狭义的卫生服务需要即为上述所指的医学专家判定的需要，而广义的卫生服务需要不仅包括医学专家判定的需要，还包括个体认知判定的需要。两者做出的判定有时一致有时不一致。如表2-1中的ABCD即为四种可能性分析，其中A为专家和个体均认为有利用卫生服务的需要，因而有必要利用卫生服务；B为医学专家认为有卫生服务需要，个体认为无卫生服务需要，表明此人确实存在健康问题，并且需要利用卫生服务才能解决，但个体尚未认知到自己存在健康问题；C为医学专家认为无卫生服务需要，个体反倒认为有卫生服务需要，表明此人不存在健康问题，完全不需要利用卫生服务，但由于个体怀疑生病或稍感不适，尚未达到需要利用卫生服务的必要；D为专家和个体均认为无卫生服务需要，因而也就不需要利用卫生服务。通常所指的卫生服务需要即为狭义的概念，因此消费者是否有卫生服务需要应以医学专家的判定为依据。

表 2-1　医学专家和个体认知对卫生服务需要做出的判定

医学专家	个体认知	
	有卫生服务需要	无卫生服务需要
有卫生服务需要	A	B
无卫生服务需要	C	D

（二）卫生服务需求

在经济学中，必须区分需要不等于需求，这是两个不同的概念。需求是对应供给而言的，供需关系是研究市场经济的核心工具。

经济学中需求是指在一定的时期，在既定的价格水平下，消费者愿意并且能够购买的商品或服务的数量。根据定义可以看出构成需求必须具备两个基本条件：一是消费者的购买愿望；二是消费者的支付能力。两者缺一不可，如果只有购买愿望而没有支付能力，或者只有支付能力而没有购买愿望，都不能构成对某种商品或服务的需求。如果没有支付能力，则不能将需要称为需求。

需求可以分为个人需求和市场需求。

个人需求：指某一特定时期单个消费者对某种商品的需求。

市场需求：指某一特定时期消费者全体对某种商品需求的总和。

根据单个消费者的个人需求曲线求取市场需求曲线的过程如图 2-1 所示。

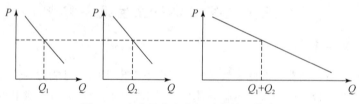

图 2-1　个人需求和市场需求关系曲线

卫生服务是人类赖以生存的一类特殊商品（服务），人们为了获取这种特殊商品（服务）同样需要付出一定代价。

卫生服务需求（demand of health care）是指卫生服务的消费者（患者）在一定时期、一定的价格水平下，愿意购买且有能力购买的卫生服务及其数量。构成卫生服务需求同样必须具备两个基本条件：一是消费者必须有卫生服务需要，即要有购买愿望；二是消费者必须能够购买得起相应的卫生服务，即要有购买能力。如果消费者有卫生服务需要，不管是个人还是医疗专家判断的卫生服务需要，没有相应的支付能力，就不能形成消费者的卫生服务需求，只能称之为愿望。反之，消费者有购买卫生服务能力，没有卫生服务需要，也同样不能形成卫生服务需求。

卫生服务需求是居民对卫生服务实际发生有支付能力的利用。卫生服务需求来自健康需要，但不同于患者自己认识到的卫生保健需求，也不同于卫生专业人员根据流行病学研究与健康普查判断的卫生服务的需求，更不同于卫生计划的管理人员根据卫生服务供求分析结果制订的卫生服务要求。卫生服务需求是消费者实际接受卫生服务的程度，即消费者不仅愿意，并且有能力（如经济能力）接受的卫生服务。卫生服务需求通常与卫生服务利用相一致，反映卫生服务需求的指标有：健康教育参与率、就诊率、未就诊率、人群住院率、未住院率、门诊两周就诊、两周内就诊次数、疫苗接种率等。

（三）卫生服务需要与需求之间的关系

卫生服务需要和卫生服务需求具有密切的联系。按照定义的解释应该是先有需要后有需求，有了需要还不一定产生需求，两者有时是一致的，有时是不一致的。但在现实中，还有可能产生其他的可能性。现就目前情况下的卫生服务需要和卫生服务需求之间的关系用图 2-2 来表示。

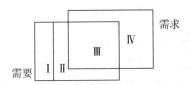

需求　Ⅰ：没有认识到的需要
　　　　Ⅱ：认识到的需要
　　　　Ⅲ：需要＝需求
　　　　Ⅳ：没有需要的需求

图 2-2　卫生服务需要和需求的关系

Ⅰ为没有认识到的需要，首先表明有需要，即根据医学专家的判定，身体已经出现健康问题，需要利用卫生服务来解决，但由于没有认识到或察觉到身体状况的变化，因而也就不会去利用卫生服务；Ⅱ为认识到的需要，同样有需要，同样的健康出现问题，并已被患者所认识或察觉，但出于各种原因没去就诊，最终也没有形成真正的需求，比如患者经济困难无法支付医疗费用而放弃就医等；Ⅲ为需要＝需求，恰好为消费者既有购买愿望，又有支付能力，当满足了需求的两个基本条件，自然而然的构成了真正的需求，这才是卫生服务利用的主体；Ⅳ为没有需要的需求，本来没有需要，即无任何健康问题，但却形成了需求，造成有限卫生资源的浪费和缺乏，比如由于医生的诱导而创造出来的需求。Ⅰ和Ⅱ为卫生服务的潜在需求部分，潜在需求水平在一定程度上反映了卫生服务利用障碍的大小，应采取措施减少潜在需求，使之转化为真正的需求，即第Ⅲ部分。Ⅳ由于属于过度需求部分，因此要坚决杜绝这部分需求的出现。

（四）卫生服务需要与卫生服务需求的政策意义

卫生服务需要与需求的研究意义在于它们可以作为卫生资源配置的依据。如果一个国家或者地区根据卫生服务需要来配置卫生资源，可导致卫生资源配置效率低下。原因在于：若估计的资源配置高于实际利用，居民卫生服务支付能力不足，导致配置的卫生资源利用不高，使得卫生资源过剩或者闲置；若估计的资源配置低于实际利用，就会出现资源配置不足。例如，美国20世40年代根据希尔–伯顿（Hill-Burton）公式来进行医院床位规划，其配置标准为每千人配置4.5张床，结果造成一些地区（经济落后地区）床位利用不足，而另一些经济发达地区床位不足，卫生资源配置效率不高。需要只是影响需求的因素之一，不是服务利用的唯一决定因素。

如果一个国家或地区根据卫生服务需求来配置卫生资源，可以提高卫生资源的配置效率。但是，一部分支付能力差的人群（如贫困或者低收入者），由于缺乏支付能力使其需要不能转化为需求，导致卫生服务分配和利用的不公平性，影响或者降低支付能力弱的群体健康。因此，选择根据卫生服务需要还是需求来配置卫生资源，本质上是选择通过计划手段还是市场手段来配置卫生资源。

二、卫生服务需求曲线及变动

（一）卫生服务需求曲线

卫生服务需求是有支付能力的卫生服务需要，因此，凡是影响支付能力和卫生服务需要的因素，都会对卫生服务需求产生影响。如果把影响卫生服务需求量的所有因素作为自变量，把卫生服务需求量作为因变量，就可以用函数关系表述卫生服务需求量和这些影响因素之间的依存关系。

这个函数就是卫生服务需求函数：

$$Q_d = f(T,\ I,\ P,\ P_x、E\cdots) \tag{式2-1}$$

其中，Q_d 代表卫生服务的需求量，T 代表偏好，I 代表收入，P 代表该项卫生服务的价格，P_x 代表相关卫生服务的价格，E 代表消费者对未来的预期，还有其他影响因素等。

经济学认为，价格是影响消费者需求最主要的因素。因此，假如影响卫生服务需求的其他因素不变，只研究价格这一影响因素，则函数关系变为：

$$Q_d = f(P) \tag{式2-2}$$

其中，Q_d 表示某项卫生服务的需求量，P 表示该项卫生服务的价格。

卫生服务需求函数显示了随着价格升降而其他因素不变的情况下，某个体在每段时间内所愿意购买的卫生服务的数量。在某一价格下，消费者愿意购买的某一卫生服务的总数量称为需求量。在不同价格下，需求量会不同，需求函数表明了价格与需求量的关系。这说明在其他条件不变的情况下，卫生服务需求量与其价格之间存在反向的依存关系，即卫生服务需求量随着卫生服务价格上升而下降，随着卫生服务的价格下降而上升。这就是卫生服务需求规律，也称卫生服务的需求定理（the law of demand），这是经济学中需求规律在卫生服务领域的应用。

在卫生服务市场中，卫生服务需求量与卫生服务价格之间的这种一一对应关系，如果用图示法表示出来，就可以得到一条曲线，这条曲线就是卫生服务需求曲线（demand curve）。需求曲线可以是直线，如图2-3（1）所示（纵轴 P 表示卫生服务价格，横轴 Q 表示卫生服务需求量，曲线 D 就是卫生服务需求曲线）。需求曲线也可以是曲线，如图2-3（2）所示。直线还是曲线则由价格与需求的关系决定。需求曲线是一条自左上方向右下方倾斜的曲线，斜率小于零，这是需求曲线的基本特征。

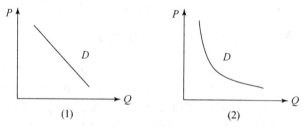

图 2-3　卫生服务需求曲线

（二）卫生服务需求的变动

卫生服务需求的变动包括两种含义：需求量的变动和需求的变动。

卫生服务需求受多种因素的影响。当其他影响因素不变，卫生服务价格变动引起的需求数量的变化，称为需求量的变动。需求量的变动在图形上表现为在一条既定的需求曲线上点的位置移动。如图2-4（1）所示，假设其他条件不变，在需求曲线 D 上，随着卫生服务价格的变动，点 a、b、c 之间的位置移动，即为卫生服务需求量的变动。

当卫生服务本身价格不变，由于其他因素的变动引起的需求数量的变化，称为卫生服务需求的变动。需求的变动在图形上表现为整条需求曲线的移动。如图2-4（2）所示，假设卫生服务本身的价格保持不变，由于某种因素使原来的需求曲线 D_0 右移至 D_1，表示卫生服务需求增加；需求曲线从 D_0 左移至 D_2，表示卫生服务需求减少。

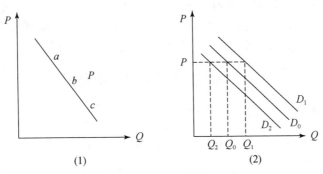

图 2-4　卫生服务需求的变动

（1）需求量的变动；（2）需求的变动

三、卫生服务需求的特点

（一）需求的被动性

消费者往往缺乏医学知识，难以了解自己所需的卫生服务，无法判断自己患了什么病，需要接受何种医疗服务，需要花费多少医疗费用，更无法判断自己所接受的卫生服务及其质量是否合理。因此卫生服务需求不完全取决于消费者的意愿和支付能力，很大程度上取决于医生对疾病初诊后做出的判断，是受医生决策产生的。也就是消费者无法控制卫生服务的种类、数量和质量，只能被动支付卫生服务费用。

（二）需求的不确定性

疾病的发生是突然的、不均等的，虽然整个人群的发病率可以预测，但就个人而言，疾病是不可知的。同时是否需要卫生服务并不以消费者个人的主观愿望为转移，而是取决于消费者的健康状况。由于疾病的发生具有不确定性、随机性和风险性，因而，消费者对卫生服务的需求同样具有不确定性，消费者无法知道自己何时何地患病，患何种疾病。这种不确定性使得卫生服务需求往往带有随机性，也为卫生服务需求的预测增加了困难。

（三）需求的外延性

个别卫生服务需求的满足会涉及其他人以至整个社会。卫生服务不仅能恢复、维持和增进患者的健康，而且可以解除家庭的困扰，促进美好和谐的幸福生活、稳定社会环境的作用；其中传染病和遗传病的有效预防，可以造福社会和子孙后代。同时满足卫生服务需求，也是维持劳动力再生产的需要，也关系到社会和国家的利益。

（四）需求的差异性

不同的季节好发的疾病有所不同，不同的地区又有不同的地方病，这种疾病发生在时间、地域上的差别导致了这类卫生服务需求有相对应的时间、地区差异。同时，由于需求者的年龄、性别、身体素质、民族、宗教信仰、生活习惯、经济水平、文化教育程度、患病种类的不同，在卫生服务需求的内容和数量上也必然产生差异。

（五）需求的发展性

随着经济条件的改善，卫生服务需求也在不断发展，从贫困时期"看病救命"的需求，发展到温饱时期"有医有药"的需求,再到小康时期"健康长寿"的需求,需求的层次在不断提高。除了满足消费者的基本医疗需求之外,非基本医疗、特需医疗也逐渐随着需求的增加而发展起来。尤其在经济发达地区和高收入人群中,这种需求变化更加明显。

四、卫生服务需求的影响因素

(一) 经济因素

卫生服务需求会受到卫生服务的价格、消费者收入、相关卫生服务的价格、医疗保障水平、消费偏好等因素的影响。

1. 卫生服务价格

当卫生服务价格上涨时,消费者的实际购买力减弱,相对收入下降,支付能力降低,因而会减少卫生服务需求。反之,当卫生服务价格下降时,消费者实际购买力增强,相对收入提高,支付能力提升,因而会增加卫生服务需求。

预期未来卫生服务价格的变化也会对现在的卫生服务需求产生影响。如预期未来一段时间卫生服务价格会上升,未来的医疗费用支出会增加,一部分卫生服务需求就会调整到当前。反之,如预期未来一段时间卫生服务价格会下降,未来的医疗费用支出会减轻,一部分卫生服务需求就会自然推迟,减少了目前对卫生服务的需求。

2. 消费者的收入

收入越高,消费者对卫生服务的支付能力越强,不仅对卫生服务消费需求总量有所增加,对卫生服务的质量和项目也将提出更高的要求,对卫生服务需求也越高;反之,收入越低,消费者对卫生服务的支付能力越弱,除了急救性的医疗服务消费还有所求之外,其他卫生服务则由于支付能力所限而常常被推迟或自我抑制,对卫生服务需求也越少。这些情况表明,人们对卫生服务的需求,受到收入水平的明显制约,并表现出不同的需求层次性。

消费者收入分配方式的不同也会对卫生服务需求有所影响。消费者对自己的收入往往有一个使用计划,一部分用于储蓄以备将来之需,一部分用于投资以期增值,一部分用于现期消费。所以,如果储蓄和投资所占的比例大,用于现期消费的资金就少,支付能力下降,对卫生服务的需求也会相应减少;相反,如果储蓄和投资所占的比例小,用于现期消费的资金就相对较多,支付能力提高,对卫生服务的需求也会相应增加。

3. 相关卫生服务的价格

相关商品之间存在两种关系:替代关系和互补关系。在效用上能相互替代的商品称为替代商品,如茶叶与咖啡;在效用上能相互补充的商品称为互补商品,如汽车与轮胎。

一般而言,卫生服务需求与其替代品价格成正向变动,即替代品价格上升,该卫生服务的需求量也会增加。例如,结石患者,通常用手术或药物解除病痛,当手术除去结石的费用上涨后,消费者支付能力受到影响,有些消费者就会寻求药物治疗而放弃手术治疗。卫生服务需求与其互补品价格呈反向变动,即互补品价格上升,该卫生服务的需求量将会下降。例如,注射器和注射液,如果注射器价格上涨,支付能力下降,消费者就会减少注射器的需求量,从而也减少注射液的需求量。

4. 医疗保障水平

有无医疗保障、医疗保障水平的高低直接影响着消费者的支付能力,进而对卫生服务的需求产生影响。消费者没有医疗保障意味着所有的医疗费用完全由个人承担,当然会加重消费者的经济负担,导致支付能力下降,可能会出现人为的缩短治疗时间、采取保守治疗方案甚至放弃治疗的现象,卫生服务需求随之减少;对于医疗保障水平高的消费者,由于个人支出占医疗费用总支出比例很低，甚至没有个人支出，支付能力影响很小，自然会充分地利用卫生服务，致使卫生服务需求增加。目前我们国家施行的城镇职工医疗保险、城镇居民医疗保险与新型农村合作医疗的保障水平有所不同，需求也受到不同程度的影响。

5. 消费偏好

消费偏好是指消费者对特定的商品、商店或商标产生特殊的信任，重复、习惯地前往一定的商店，或反复、习惯地购买同一商标或品牌的商品。属于这种类型的消费者，常在潜意识的支配下采取行动。消费者对各种卫生服务同样有自己的主观评价，这种评价一旦成为一种个人偏好，就会影响消费者对该卫生服务的需求。引起消费偏好的原因一是由于习惯；二是出于方便；三是追求品牌，同时还受文化因素、经济因素、社会因素和家庭因素等多种因素影响。例如，老年人和年轻人对中医和西医有着不同的消费偏好，老年人看中医的比例要比年轻人大，老年人患病后更相信中医的调理功能因此倾向于看中医，而年轻人更喜欢西医的方便快捷而更愿意利用西医服务。

对于卫生服务来说，消费者最大的偏好还是质量偏好。因为卫生服务关系到人的健康和生命，任何低质量或不适宜的卫生服务都可能影响人的健康，造成身体机能下降，疾病恶化，甚至危及生命。对于其他商品或服务，如果存在质量问题可以要求退换或得到经济赔偿，但低质量或不适宜的卫生服务对健康所带来的伤害可能是永久性的，甚至是不可逆转的，是致命性的。因为卫生服务一经提供是不可退换的，即使获得经济上的赔偿，但对健康的伤害是任何金钱所无法替代的，所以卫生服务的性质决定了消费者非常注重卫生服务的质量，在利用卫生服务的过程中，希望获得最高质量的卫生服务是消费者最大的偏好。

（二）人口学因素

人口学因素主要包括人口数量、性别、年龄结构、所处环境、文化层次、家庭结构等。

1. 人口数量

当人口的数量增加时，必将导致卫生服务的利用增加，即卫生服务需求随人口数量的增加而增加。反之，卫生服务需求减少。

2. 人口性别

性别对卫生服务需求的影响是不确定因素。从男性从事职业特点来看，有些危险性或有职业毒害的工作多由男性来承担，因此，男性遭受生产性灾害和职业病的机会较多。仅就住院率来看，一些研究结果表明，男性住院率高于女性，相对来说卫生服务需求应该更多。但从女性生理特点来看，生儿育女也会增加卫生服务需求，当然主要针对育龄女性。女性平均寿命比男性长，女性一生的卫生服务需求时间自然也会延长，因此，在其他条件不变情况下，女性潜在的卫生服务需求比较多。同时女性对疾病的敏感性较强，在同样健康状况下，会比男性需要利用更多的卫生服务。

3. 人口年龄结构

人口年龄构成比例中，不同年龄组的人，对卫生服务需求是有差别的。通常情况下，老年人和婴幼儿对卫生服务的需求比青壮年要多。老年人口在总人口中所占的比例越大，对医疗服务需求影响越大。这主要是因为人体的各项机能随年龄老化而相应衰退，机体抵抗力也相应下降，中老年人患病的频率较高、患病的种类以慢性病为主，因而对卫生服务的需求较多。我国的人口构成正快速向老龄化迈进，相应的卫生服务需求也会有较大增长。婴幼儿抗病能力弱，发病率同样高于青壮年，因此婴幼儿所占比重越大，对卫生服务需求也就越多。

4. 人口所处环境

在其他条件相同的情况下，通常地理人口分布密度越大的地区，卫生服务需求量越大。反之，卫生服务需求量就小。长期处在阴冷、潮湿、昏暗、嘈杂、脏乱的工作环境和居住生活环境下，人群的健康会受到很大危害，自然对卫生服务需求增加。相反，在温暖舒适、灯光明亮、安静、干净的环境下，人群健康就能得到一定保障，卫生服务需求就很小。

特定的地理环境和气候条件可能导致某些地方病和季节性疾病的发生，自然灾害可能引起传染病的流行。人口所处的自然环境，比如生活在城市和农村、南方和北方、内地和沿海、平原和山地等不同地域居民，面临的气候条件、环境污染程度及相应的生产生活方式和习俗等，具有明显差别，因而影响他们生存和健康的因素及所患疾病的种类也必然有所不同，从而导致卫生服务需求的内容和数量也有差别。有些自然环境较差的地区如气候条件恶劣或环境污染严重的地区，都会加大对卫生服务的需求。

5. 人口文化层次

这一因素的影响主要表现在对健康和疾病认识上的差异。文化层次较高的人，由于掌握了一定的文化知识，相关预防保健的常识有所了解，比较注重对身体健康的维护，通常有着良好的卫生生活习惯，自我保健意识和自助医疗水平都较高，因此不容易生病，平时对卫生服务需求相对较少；一旦身体出现不适时，根据自身掌握的医疗常识无法解决问题时，往往会主动及时求医，懂得有病早治的重要性，对卫生服务的需求会增加；相反，文化层次较低的人，对身体健康不够重视，没有养成良好的卫生生活习惯，因此比较容易生病，但由于缺乏基本卫生保健知识，对疾病的认识不足，出现一些疾病症状也不重视，平时对卫生服务的需求反倒不多。一旦症状明显、疼痛难忍时才不得不利用卫生服务，往往此时疾病已比较严重，对卫生服务的需求会大量增加。

6. 人口家庭结构

人口家庭构成情况包括婚姻状况和家庭人口状况，独身、鳏寡和离婚者比有配偶者的卫生服务需求量大，因为他们的身心多少都有过伤害，与有配偶者相比较更易发生身心疾病。另外，随着工作生活节奏的加快，工作压力的加重，人们在工作之余都希望有个轻松温暖的家庭环境，以此放松身心，在关系和谐的大家庭中生活的人，心情愉快，对卫生服务的需求也随之减少。

（三）科学技术因素

科学技术进步促使预防保健和医疗技术水平不断提高，高科技预防保健的应用保证了人群的身体健康，因此会减少对卫生服务需求。

而先进的医学技术的应用同时可以发现以前发现不了的疾病，治疗以前治疗不了的疾病，大大刺激了人群对卫生服务的需求。在其他条件既定的情况下，物质技术手段的拥有量和先进程度，对满足卫生服务需求的数量和质量具有重要影响。有些特需医疗服务需求，如医学美容、人工授精、器官移植等是随着物质技术水平的提高而产生的。

（四）时间价值因素

消费者的时间价值也是影响消费者卫生服务需求的一个限制因素。时间价值因素包括两个方面：一是消费者居住地与卫生机构之间的往返路途花费时间和到医疗机构后候诊就诊过程中花费时间。患者要想得到医疗服务就得花时间前往就诊和等候就诊，当人们的收入水平提高后，对价格的差别不太计较，而更重视时间的节约。所以在收费标准、技术水平、服务质量等方面都基本相同的情况下，消费者居住地与卫生机构往返路途所需时间越短，候诊和就医时间越短，卫生服务需求就越大。所以，尽量缩短消费者的路途往返时间和候诊就医时间成为卫生主管部门和医疗机构必须解决的问题。二是消费者时间的机会成本。消费者用在卫生服务的时间还可以被认为是对卫生服务的投入，因此具有机会成本。机会成本是指做一个选择后所丧失的不做该选择而可能获得的最大利益，也可以理解为在面临多方案择一决策时，被舍弃的选项中的最高价值者是本次决策的机会成本。利用卫生服务需要花费一定的时间，有可能因此而放弃收入、升职等机会，这就是卫生服务利用的机会成本。低时间成本的人比高时间成本的人更有可能接受卫生服务。卫生服务的机会成本越高，对卫生服务需求的影响就越大。

（五）供给因素

卫生服务供给因素主要指供给状况和供给者情况。

在其他因素不变的前提下，供给状况将会对卫生服务需求产生直接影响。卫生服务供给的类型、数量、机构、质量和费用等是否与消费者的需求相匹配，将直接影响卫生服务需求水平，供不应求和供非所求都会抑制人群对卫生服务的需求。

在卫生服务市场中，患者对于卫生服务的消费是由医生根据患者的经济情况来决定的。消费者是被动消费，主动权掌握在医务人员手中。所以，卫生服务需求直接受卫生服务供给者的影响。医务人员虽然会考虑消费者的利益和承受能力，但在中国目前卫生服务价格普遍偏低和卫生投入没有到位的大环境下，由于受经济利益的驱动，同时出于自我保护的需要，以避免因可能的误诊导致不必要的医疗纠纷，卫生服务供给者总是尽可能向消费者提供更多的检查治疗服务及药品，其中包含一定的诱导需求，导致卫生服务需求增加。

第二节 卫生服务需求的弹性

一、卫生服务需求的价格弹性

（一）卫生服务需求的价格弹性定义

卫生服务需求的价格弹性是指卫生服务中需求量变动对价格变动的反应程度。用需求的价格弹性系数来表示。

卫生服务需求的价格弹性系数＝卫生服务需求量的相对变动/卫生服务价格的相对变动＝卫生服务需求量变动的百分比/卫生服务价格变动的百分比

假如 E_d 为卫生服务需求的价格弹性系数，Q 和 ΔQ 分别为卫生服务需求量和需求量的变动量，P 和 ΔP 分别为卫生服务价格和价格的变动量，则卫生服务需求的价格弹性系数公式为：

$$E_d = \frac{\Delta Q/Q}{\Delta P/P} = \frac{\Delta Q}{\Delta P} \times \frac{P}{Q} \qquad \text{（式 2-3）}$$

这里面需要指出来的是由于计算的基础和出发点不同，会造成曲线上两点之间的弹性系数出现不同的结果，通常我们采用变动前后自变量和因变量的算术平均数来计算弹性系数，来表示曲线上某两点之间的平均弹性。这样造成弧弹性的公式与上面公式略有不同。

$$E_d = \frac{\Delta Q/[(Q_1 + Q_2)/2]}{\Delta P/[(P_1 + P_2)/2]} = \frac{\Delta Q}{\Delta P} \times \frac{P_1 + P_2}{Q_1 + Q_2} \qquad \text{（式 2-4）}$$

例如，某项门诊服务费用由 20 元/次下降为 15 元/次，门诊人次由 20 人增加到 40 人，这时，该卫生服务的需求价格弹性系数为：$E_d = \dfrac{\Delta Q/[(Q_1 + Q_2)/2]}{\Delta P/[(P_1 + P_2)/2]} = \dfrac{\Delta Q}{\Delta P} \times \dfrac{P_1 + P_2}{Q_1 + Q_2} = \dfrac{20 \times 35}{-5 \times 60} \approx -2.33$。

只要确定了需求曲线的形状，就可求出相应曲线上任何点的弹性系数。

例如，已知需求函数为 $Q = 100 - 10P$，则 $d_Q/d_P = -10$，代入式 2-5 中就可以求出任何价格水平下的弹性系数。

$$E_d = \lim_{\Delta p \to 0} \frac{\Delta Q}{\Delta P} \times \frac{P}{Q} = \frac{d_Q}{d_P} \times \frac{P}{Q}$$ （式2-5）

因为卫生服务需求量和价格的变动是反向的，需求曲线是一条向右下倾斜的曲线，所以，卫生服务需求价格弹性系数都是负值。为了便于说明，通常取其弹性系数的绝对值。比较各项卫生服务弹性大小的时候，也是以其绝对值为标准。

（二）卫生服务需求的价格弹性分类

对于不同的卫生服务，其需求量对价格变动的反应性是不一样的，有些卫生服务的价格变动不大就会引起该服务需求量较大变动，有些卫生服务即使价格发生较大变动，其需求量仍然变动不大。经济学家根据弹性系数的大小，将需求价格弹性分为以下五种类型。

1. $E_d > 1$，需求富有弹性

弹性系数大于1，表示需求量的变动率大于价格的变动率。价格每升降100%，需求量变动的百分率大于100%，如图2-5（1）所示。例如，医院自主定价的非基本医疗服务项目，其中价格昂贵的享受性服务、特需医疗服务多属于此类。

2. $E_d < 1$，需求缺乏弹性

弹性系数小于1，表示需求量的变动率小于价格的变动率。价格每升降100%，需求量变动的百分率小于100%，如图2-5（2）所示。如基本医疗服务项目。

3. $E_d = 1$，需求单位弹性

弹性系数等于1，表示需求量的变动率等于价格的变动率。价格每升降100%，需求量就相应减增100%，如图2-5（3）所示。特定情况偶然发生。

4. $E_d = \infty$，需求完全弹性

弹性系数无穷大，表示价格的微小变动都会引起需求量的无限变化。如图2-5（4）所示。这种情况只是一种可能性，在现实生活中极难发生。

5. $E_d = 0$，需求完全无弹性

弹性系数等于0，表示无论价格如何变动，对需求量没有任何影响。如图2-5（5）所示。这种情况在现实中同样很少发生。比较符合这种情况的如卫生领域中的特效药，因为关系到生命的存亡，所以价格变化有时对其需求无影响。

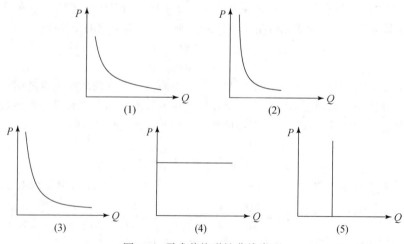

图2-5　需求价格弹性曲线类型

（三）卫生服务需求价格弹性与总收益的关系

卫生服务供给者获得的总收益（total revenue，TR）等于价格（P）乘以在该价格水平上消费者对该卫生服务的需求量（Q），即 $TR = P \times Q$。当某种卫生服务的价格变动时，该卫生服务的需求价格弹性的大小与提供该卫生服务得到的总收益变动密切相关。价格变动会引起需求量的相应变动，从而引起卫生服务提供者总收益的变动。卫生服务需求价格弹性处在不同类型状态下，价格变动引起总收益的变动也会不同。卫生服务需求价格弹性与总收益之间一般存在以下三种关系（表2-2）。

表 2-2　需求价格弹性与总收益关系

需求价格弹性	价格变化	需求变化	总收益变化	经济行为
$E_d > 1$，需求富有弹性	上升	下滑更多	减少	
	下降	上升更多	增加	薄利多销
$E_d < 1$，需求缺乏弹性	上升	下滑较少	增加	
	下降	上升较少	减少	谷贱伤农
$E_d = 1$，需求单位弹性	上升	同比例下降	不变	
	下降	同比例上升	不变	

1. 当 $E_d > 1$，卫生服务价格与总收益反向变动

即卫生服务属于需求富有弹性时，卫生服务价格升高，总收益减少，卫生服务价格降低，总收益增加。卫生服务价格升高，由于是需求富有弹性，需求量的变动率大于价格的变动率，导致需求量下滑的幅度大于价格升高的幅度，使总收益反而减少。相反虽然卫生服务价格下降，需求量上升的幅度大于价格下降的幅度，总收益除了能够弥补降价带来的损失外，销售量的增加使总收益仍然有所增加。经济生活中实施的"薄利多销"的销售策略就是这种情况。

2. 当 $E_d < 1$，卫生服务价格与总收益同向变动

即卫生服务属于需求缺乏弹性时，卫生服务价格升高，总收益增加，卫生服务价格降低，总收益减少。卫生服务价格升高，由于是需求缺乏弹性，需求量的变动率小于价格的变动率，导致需求量下滑的幅度小于价格升高的幅度，使总收益随着价格的升高而增加。相反卫生服务价格下降，需求量上升的幅度小于价格下降的幅度，总收益无法完全弥补降价带来的损失导致总收益随着价格的下降而减少。经济生活中出现的"谷贱伤农"就属于这种情况。

3. 当 $E_d = 1$，卫生服务价格与总收益无关系

即卫生服务属于需求单位弹性时，无论卫生服务价格如何变化，总收益始终保持不变。卫生服务价格升高，由于是需求单位弹性，需求量的变动率等于价格的变动率，导致需求量下滑的幅度等于价格升高的幅度，两者作用相互抵消，使总收益没有随着价格的升高而变化。相反卫生服务价格下降，需求量上升的幅度等于价格下降的幅度，总收益仍然没有随着价格的下降而变化。

对于卫生服务的供给者来说，了解各种卫生服务的需求价格弹性，根据需求价格弹性与总收益之间的关系，通过价格的不断变化可以获取更高的经济收益。然而对于政府卫生部门管理者来说，为避免基本卫生服务价格过高，影响消费者的最基本卫生服务需求，对需求缺乏弹性的卫生服务的价格实行一定程度的调节，对需求富有弹性的卫生服务的价格可以适当放宽调节。正确认识和研究卫生服务价格与需求之间的这种内在联系，对于卫生服务的供给者确定服务价格和政府卫生服务管理者制定价格政策具有着重要的现实意义。

（四）卫生服务需求价格弹性的影响因素

卫生服务是为了满足社会生活的基本需要，而多种情况下这种需求带有刚性，即它一般不会随着医疗价格的上涨而大幅度减少，也不会因医疗价格下调而大幅度增加，更不可能因此而发生"抢购"或"囤积"。因此大多数卫生服务属于需求缺乏弹性，其弹性系数一般在 0.2 ~ 0.7。但不同卫生服务，需求弹性不同。卫生服务需求弹性的影响因素主要有以下几个方面。

1. 卫生服务的可替代性

即某项卫生服务是否具有替代品且是否容易替代。如某项卫生服务可替代的服务越多，替代服务的功能和性质都很接近，且越容易替代，则该项卫生服务的需求价格弹性越大；反之，替代的服务越少，且越不容易替代，则需求价格弹性越小。例如，内科服务和外科服务相比，内科服务更容易找到替代性治疗措施，所以，内科服务的需求弹性较大；外科服务由于不容易被替代，需求价格弹性较小。

2. 卫生服务的需求强度

对卫生服务的需求强度越大，其需求价格弹性就越小；反之，需求强度越小，需求价格弹性越大。例如，急救服务和一般性的医疗服务相比，急救服务涉及患者的生死存亡，是患者所必需的，服务价格对需求影响很小，需求价格弹性较小；一般性的医疗服务不是患者所必需的，服务价格对需求的影响很大，需求价格弹性较大。

3. 卫生服务的个人支出占总收入的比重

对于高价格的卫生服务，通常占总收入的比重越大，因此需求价格弹性越大；反之，占总收入的比重越小的卫生服务，则需求价格弹性越小。例如，挂号服务和 CT 检查服务相比，同时提高挂号服务和 CT 检查服务的服务价格，由于挂号服务的支出占总收入比重较低，价格的升高对患者支付能力影响不大，看患者数降幅变化很小，因此挂号服务的需求价格弹性较小；而 CT 检查服务的支出占总收入比重较高，价格的升高会影响一部分患者的支付能力，CT 检查人数降幅明显变大，因此 CT 检查服务的需求价格弹性较大。

4. 卫生服务的持续时间长短

卫生服务的持续利用时间越短，消费者就很难在短时间内找到替代性卫生服务，其需求价格弹性越小。反之，卫生服务的持续利用时间越长，消费者有充足时间寻找替代性卫生服务，其需求价格弹性越大。例如，急性病和慢性病相比，急性病持续利用时间短，故需求价格弹性较小；慢性病持续利用时间长，需求价格弹性较大。

二、卫生服务需求的收入弹性

（一）卫生服务需求的收入弹性定义

卫生服务需求的收入弹性是指卫生服务中需求量变动对消费者收入变动的反应程度，用需求的收入弹性系数来表示。

卫生服务需求的收入弹性系数 = 卫生服务需求量的相对变动/消费者收入的相对变动。

假如 E_I 为卫生服务需求的收入弹性系数，Q 和 ΔQ 分别为卫生服务需求量和需求量的变动量，I 和 ΔI 分别为消费者收入和收入的变动量，则卫生服务需求的收入弹性系数公式：

$$E_I = \frac{\Delta Q/Q}{\Delta I/I} = \frac{\Delta Q}{\Delta I} \times \frac{I}{Q}$$

或

$$E_I = \frac{\Delta Q/Q}{\Delta I/I} = \frac{\Delta Q}{\Delta I} \times \frac{I_1 + I_2}{Q_1 + Q_2} \qquad （式 2-6）$$

（二）卫生服务需求的收入弹性分类

根据卫生服务需求收入弹性系数的大小，可以将需求收入弹性分为以下三种类型。

1. $E_I>1$，属于非必需服务范畴

需求收入弹性大于1，表明需求量的变动率大于收入的变动率。收入每升降100%，需求量变动的百分率大于100%。随着收入水平的提高，消费者对该种卫生服务的需求量大幅增加，这种服务为奢侈品类卫生服务，如图2-6（1）所示。

2. $0<E_I≤1$，属于必需服务范畴

需求收入弹性大于零而小于等于1，表明需求量的变动率小于等于收入的变动率。收入每升降100%，需求量变动的百分率小于等于100%。随着收入水平的提高，消费者对该种卫生服务的需求量也随之增加，但幅度不大，这种服务为必需品类卫生服务，如图2-6（2）所示。

3. $E_I<0$，属于低档服务范畴

需求收入弹性为负值，表明需求量和收入成反方向变动。随着收入增加，需求量反而减少。这种服务为劣等卫生服务，如图2-6（3）所示。

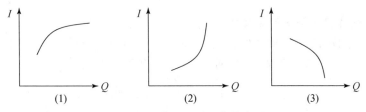

图2-6　需求收入弹性曲线类型

不同的卫生服务，需求收入弹性也不同。只要是 $E_I>0$ 的卫生服务，都属于正常服务。通常情况下，卫生服务均属于正常品或者奢侈品。从数据上看，大多数卫生服务的需求收入弹性大于1，说明居民收入增长后，卫生服务的消费需求增长幅度更大，这从我国近些年卫生总费用的增长速度明显快于经济发展的速度和收入增加的速度即可看出。

三、卫生服务需求的交叉弹性

（一）卫生服务需求的交叉弹性定义

卫生服务需求的交叉弹性是指一种卫生服务的需求量对另一种卫生服务价格变动的反应程度，用需求的交叉弹性系数来表示。

卫生服务需求的交叉弹性系数＝一种卫生服务需求量的相对变动/另一种卫生服务价格的相对变动

假如 E_{XY} 为卫生服务需求的交叉弹性系数，Q_Y 和 ΔQ_Y 分别为卫生服务 Y 需求量和需求量的变动量，P_X 和 ΔP_X 分别为卫生服务 X 价格和价格的变动量，则卫生服务需求的交叉弹性系数公式为：

$$E_{XY}=\frac{\Delta Q_Y/Q_Y}{\Delta P_X/P_X}=\frac{\Delta Q_Y}{\Delta P_X}\times\frac{P_X}{Q_Y}$$

或

$$E_{XY}=\frac{\Delta Q_Y/Q_Y}{\Delta P_X/P_X}=\frac{\Delta Q_Y}{\Delta P_X}\times\frac{P_{X1}+P_{X2}}{Q_{Y1}+Q_{Y2}} \tag{式2-7}$$

（二）卫生服务需求的交叉弹性分类

根据卫生服务需求交叉弹性系数的大小不仅可以确定两种卫生服务之间是否存在关联性，还可以明确两种卫生服务之间的关联程度。卫生服务需求交叉弹性分为以下三种类型。

1. $E_{XY}>0$，两种卫生服务存在替代关系，且数值越大，替代程度越强

需求交叉弹性系数为正值，说明一种卫生服务的需求与其替代卫生服务的价格成正向变动，一种卫生服务的价格上升（下降），另一种卫生服务的需求增加（减少）。例如，磁疗服务和按摩服务之间的需求交叉弹性大于0，两者是替代关系。磁疗服务的价格上升，按摩服务的需求量就会增加；相反，按摩服务的价格上升，磁疗服务的需求量就会增加。如图2-7（1）所示。

2. $E_{XY}<0$，两种卫生服务存在互补关系，且数值的绝对值越大，互补程度越强

需求交叉弹性系数为负值，说明一种卫生服务的需求与其互补卫生服务的价格成反向变动，一种卫生服务的价格上升（下降），另一种卫生服务的需求减少（增加）。例如，注射器和注射液之间的需求交叉弹性小于0，两者是互补关系，必须同时使用才能完成注射服务。注射器的价格大幅上升，注射液的需求量就会减少；相反，注射液的价格上升，注射器的需求量就会减少。如图2-7（2）所示。

3. $E_{XY}=0$，两种卫生服务无关联性

需求交叉弹性系数为零，说明两种卫生服务的需求与价格之间不存在关联性，两种服务既不是替代关系也不是互补关系，两者没有任何影响。如图2-7（3）所示。

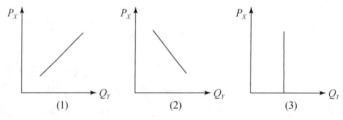

图2-7　需求交叉弹性曲线类型

需求交叉弹性可以为生产者制订价格决策提供一定依据。如果 $E_{XY}>0$，且弹性很大，当相关替代服务分别由不同的生产者提供时，一旦生产者企图提高其服务的价格，销售量就会大减，总收益就会减少，所以不敢盲目提价。如果 $E_{XY}<0$，且弹性很大，当相关互补服务由同一生产者提供时，降低一种卫生服务价格，不仅自身销售量增加，其互补卫生服务的销售量也会因此迅速扩大，会导致总收益增加，所以可采用这样的降价策略。

卫生服务需求弹性理论作为卫生经济学研究的重要理论，不仅为政府政策的制定提供重要依据，同时也是卫生服务机构进行服务定价、财务分析、收益平衡分析等的重要分析工具。

第三节　卫生服务消费者行为理论

一、边际效用分析

（一）总效用和边际效用

总效用（total utility，TU）是指消费者在一定时期内，消费一种或几种卫生服务所获得的效用总和。如果用 TU 表示总效用，用 Q 表示某种卫生服务消费量，则总效用函数可以表示两者之间的关系，即 TU = f（Q）。

边际效用（marginal utility，MU）是指消费者在一定时间内增加单位卫生服务所引起的总效用的增加量。如果用 MU 表示边际效用，用 Q 表示某种卫生服务消费量，则边际效用函数可以表示两者之间的关系，即 MU = f（Q）。

以某种卫生服务为例，卫生服务的总效用和边际效用与消费量之间关系，如表 2-3 所示。

表 2-3　卫生服务总效用和边际效用与消费量关系

卫生服务消费量 Q	总效用 TU	边际效用 MU
0	0	0
1	10	10
2	18	8
3	24	6
4	28	4
5	30	2
6	30	0
7	28	−2

以表 2-3 所示数据，用图形的形式表示画出总效用曲线和边际效用曲线，如图 2-8 所示。

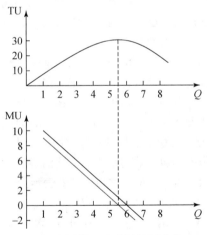

图 2-8　总效用和边际效用曲线

总效用与边际效用的关系是：当边际效用为正数时，总效用是增加的；当边际效用为零时，总效用达到最大；当边际效用为负数时，总效用减少；总效用是边际效用之和。

（二）边际效用递减规律

边际效用递减规律是指在一定时间内，在其他商品的消费数量保持不变的条件下，随着消费者对某种商品消费量的增加，消费者从该商品连续增加的每一消费单位中所得到的效用增量即边际效用是递减的。

边际效用出现递减规律的原因在于：第一，生理或心理的原因。人的欲望虽然多种多样、永无止境，但由于生理等因素的限制，就每个具体的欲望满足来说则是有限的。最初欲望最大，因而消费第一单位商品时得到的满足也最大，随着商品消费次数的增加，欲望也随之减少，从而感觉上的满足程度递减，以致当要满足的欲望消失时还增加消费的话，反而会引起厌恶的感觉；第二，物品本身用途的多样性。物品有多种多样的用途，并且各种用途的重要程度不同，人们总会把它先用于最重要的用途，也就是效用最大的地方，然后才是次要的用途，故后一单位的物品给消费者带来的满足或提供的效用一定小于前一单位。

边际效用递减规律具有以下几个特点。

（1）边际效用的大小，与欲望的强弱成正比。

（2）边际效用的大小，与消费数量的多少反向变动。由于欲望强度有限，并随着满足的增加而递减，因此，消费数量越多，边际效用越小。

（3）边际效用是特定时间内的效用。由于欲望具有再生性、反复性，边际效用也具有时间性。

（4）边际效用实际上永远是正值。虽在理论上有负效用，但实际上，当一种产品的边际效用趋于零时，具有理性的消费者必然会变更其消费方式，去满足其他欲望，以提高效用。

（5）边际效用是决定产品价值的主观标准。边际效用价值认为，产品的需求价格，不取决于总效用，而取决于边际效用。消费数量少，边际效用高，需求价格也高；消费数量多，边际效用低，需求价格也低。

（三）消费者均衡

由于边际效用递减，因而物品的边际效用的大小及总效用的增减，同物品数量有着密切的关系。这说明，在既定的收入和价格水平下，消费者对某种物品的消费并不是越多越好，而是有一个限度的问题，那么，消费者如何将自己有限的货币收入花费在各种不同商品的购买上以求得最大的满足呢？这就是一个消费者均衡的问题。

消费者均衡（consumer equilibrium）是指在既定收入和各种商品价格的限制下选购一定数量的各种商品，以达到最满意的程度。它是研究消费者把有限的货币收入用于购买何种商品、购买多少能达到效用最大，即研究消费者的最佳购买行为问题。消费者均衡是消费者行为理论的核心。

假定消费者只购买两种卫生服务 X 和 Y，由于收入和价格都是既定的，增加 X 的购买量就必须减少 Y 的购买量，购买量的变化必然引起它们的边际效用的变化。消费者均衡的条件是：消费者用单位货币所购买的各种卫生服务的边际效用都相等，即消费者所购买的各种卫生服务的边际效用之比等于它们的价格之比。消费者均衡的条件可用公式表示为：

$$\mathrm{MU}_X/P_X = \mathrm{MU}_Y/P_Y = \mathrm{MU}_M \qquad\qquad (式2\text{-}8)$$

式中 MU_X 和 MU_Y 分别表示 X、Y 两种卫生服务的边际效用，MU_M 表示每一元钱的边际效用（每单位货币带来的边际效用）。

二、无差异曲线分析

（一）无差异曲线

无差异曲线（indifference curve）是指在一定时间、一定资源和技术条件下，消费者消费不同组合的两种商品其满足程度相同的曲线。假定消费者接受两种不同的卫生服务 X 和 Y，消费者对 X 和 Y 的购买可以有不同的组合。如图 2-9 中的 I1、I2、I3 曲线。

无差异曲线具有以下特征。

第一，无差异曲线是一条向右下方倾斜的曲线。斜率是负的，表明为实现同样的满足程度，增加一种卫生服务的消费，必须减少另一种卫生服务的消费。

第二，距离原点越远的无差异曲线所代表的消费者的满足程度越高。在同一个坐标平面上的任何两条无差异曲线之间，可以有无数条无差异曲线。同一条曲线代表相同的效用，不同的曲线代表不同的效用。

第三，任何两条无差异曲线不能相交。这是因为两条无差异曲线如果相交，就会产生矛盾。只要消费者的偏好是可传递的，无差异曲线就不可能相交。

第四，无差异曲线通常是凸向原点的，这就是说，无差异曲线的斜率的绝对值是递减的。这是由于边际替代率递减规律所决定的。

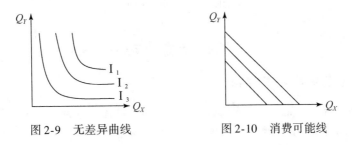

图 2-9　无差异曲线　　　　　图 2-10　消费可能线

（二）消费可能线

消费可能线也叫消费者预算线或者等支出线，是指在消费者收入和商品价格既定的条件下，消费者的全部收入所能够买到的两种商品的不同数量的各种组合。假定消费者在现有收入和卫生服务现有价格水平下，消费两种不同的卫生服务 X 和 Y，消费者所能购买到的 X、Y 两种商品数量最大组合。如图 2-10 所示。

消费可能线实际上是收入和价格一定时的消费的最大可能性曲线，一旦收入或价格改变，消费可能线也将相应改变。假设当收入和卫生服务 X、Y 价格水平分别升高时，消费可能线如图 2-11 所示。

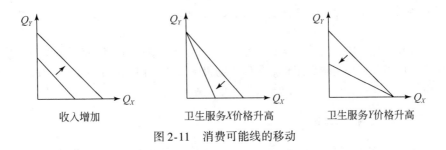

收入增加　　　　　　卫生服务X价格升高　　　　卫生服务Y价格升高

图 2-11　消费可能线的移动

（三）消费者均衡

从主观方面说，消费者可做出多种多样的选择以得到满足，这种选择由无差异曲线表示出来；从客观方面说，消费者又必然受到货币收入和价格的限制，这种限制由消费可能线表示出来。如何把客观限制和主观选择结合起来以求得消费的最大满足，这就是消费者均衡。当消费者可能线与无差异曲线相切时，如图 2-12 中的 E 点，消费者获得的效用最大，这个点称为消费者均衡点。在切点上所代表的两种卫生服务量就是消费者用一定的货币收入所获得的效用达到最大值的最优购买量的组合。

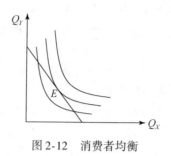

图 2-12 消费者均衡

三、健康需求理论

(一) 家庭健康生产需求理论

1972 年格罗斯曼 (Grossman) 首次构造了家庭健康生产需求理论。他构建了一个对"良好的健康"消费品的需求模型,该模型的核心部分在于健康被当作一种持久的资本存量,它可以生产出健康的时间。他强调了健康资本和其他人力资本的差异:一般人力资本会影响市场或非市场活动的生产力,而健康资本则会影响可用于赚取收入或生产消费品的总时间。也就是说,其他人力资本投资(如学校教育或在职训练)的回报是增加工资,而健康资本投资的回报是延长生命时间或增加健康的时间。

所谓健康的生产就是一个将健康生产的投入转换为健康结果的过程,表现为健康存量的增加。对健康生产投入的需求是因为生产健康结果而派生的需求,就像一般生产过程对生产要素的派生需求一样。格罗斯曼所提出的家庭健康生产函数,说明了消费者可以通过生产健康来补充健康资本的消耗,而消费者生产健康的主要生产要素是医疗保健服务。消费者在市场上购买各种医疗保健服务,并结合自己的时间生产健康,则家庭健康生产函数的一般形式为:

$$H = f(M,\ LS,\ E,\ S)$$ (式 2-9)

其中 H 代表健康,M 代表医疗服务,LS 代表生活方式,E 代表教育和环境,S 代表社会经济因素等。

提供医疗服务只是手段,消费者购买医疗服务的目的并不是需要医疗服务本身,达到健康才是最终目标,医疗服务只是消费者用于生产健康的投入要素。因此政府可以通过改变各种生产要素的相对价格,诱导消费者选择最低成本的生产要素组合。

(二) 卫生保健需求理论

该理论主要引用 1990 年 Gertler and Van der Gaag 构建的卫生服务需求模型。指出效用主要依赖于对健康和除医疗保健之外的其他商品的消费。当一个人患病或受伤后,它首先决定是否寻求医疗,消费医疗保健的目的是为了改善健康状况,同时由于医疗费用的开支会减少患者对其他商品的消费,因此患者在决定是否寻求医疗的同时,还要决定去哪一级别的医疗机构接受治疗。因为在他们面前有一系列可供选择的医疗机构包括自我保健,每个医疗机构都有其质量和对应的价格,其中价格包括货币价格和非货币价格诸如看病在路上和等待所花时间。这些机构对他们的健康有着不同潜在的影响,这个影响取决于患者的个人特征和一些反映医疗保健效验的随机项。所以患者在权衡不同医疗机构的信息和他们自己的收入后,选择一所使他们的预期效用达到最大的医疗机构就医。

让患者获得特定机构的医疗保健后的预期效用函数为:

$$U = U(H,\ Y - P)$$ (式 2-10)

其中，U 指患者在特定医疗机构获得治疗后的效用。H 指患者在得到治疗后的预期健康状况。$Y–P$ 在这里是指消费，即用患者的收入减去所支付的医疗费用。

式 2-10 代表患者到某一医疗机构接受治疗后得到的效用，假定某人面对 $J+1$ 个可行的备择医疗机构（当 $J=0$ 时是自我保健），他要从中选择一个能使其预期效用最大的那个，这样最大预期效用函数为

$$U^* = \max(U_0,\ U_1,\ \cdots,\ U_J) \qquad\text{（式 2-11）}$$

U^* 指最大效用，U_j 定义为

$$U_j = U(H_j,\ Y - P_j)\quad j = 1,\ 2,\ \cdots,\ J \qquad\text{（式 2-12）}$$

患者在综合各个机构的质量、价格和自己的收入后，选择一个能使其预期效用达到最大的那个机构。效用来自对健康和除医疗保健外的其他商品和服务的消费。换句话说，患者选择机构 i，当且仅当

$$U_i > U_j\quad j \neq i \qquad\text{（式 2-13）}$$

式 2-13 就是我们要估计的对不同级别医疗机构需求的决定因素，即分析影响就诊单位选择概率的因素。

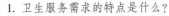

复习思考题

1. 卫生服务需求的特点是什么？
2. 卫生服务需求的影响因素有哪些？
3. 试述卫生服务需求价格弹性的分类和意义。
4. 试用无差异曲线分析卫生服务消费者均衡。

【案例分析】

全国卫生服务调查数据分析

第三次全国卫生服务调查数据分析发现，女性人口的比例、65 岁以上老年人比例对医疗服务需求有正向的影响，即这些变量的值越大，医疗服务需求就越多；15 岁以上文盲、半文盲的比例、农业人口比例和饮用自来水人口比例对医疗服务需求有负向影响，即这些变量的值越大，医疗服务需求就越少。

【问题】

结合案例分析卫生服务需求的影响因素。

【提示】

人口学因素。

（褚志亮）

第三章

卫生服务供给

 内容提要 卫生服务供给是与需求相对应的概念。本章主要介绍卫生服务供给的基本概念、卫生服务供给曲线及其变动、卫生服务供给的特点、卫生服务供给的弹性，以及卫生服务供给者行为理论和卫生服务供方诱导需求。

第一节 概 述

一、卫生服务供给的概念

在经济学中，供给（supply）是指某一特定时间里，在某一价格条件下，厂商愿意而且有能力提供的产品或劳务的数量。供给的水平取决于社会生产力的发展水平，它所反映的是价格和其相对应的供给量之间的关系。供给的构成包含两个条件：①生产者有提供产品或劳务的意愿；②生产者有能力提供产品或劳务。

在卫生领域中，卫生服务供给（supply of health care）则指卫生服务提供者在某一特定时间内，在某一价格下，愿意而且能够提供的卫生服务的数量。同样的，卫生服务供给也具备一般商品或劳务供给的两个条件：①卫生服务提供者必须有提供卫生产品或卫生服务的意愿；②卫生服务提供者具备提供卫生产品或卫生服务的能力。卫生服务供给分为个别供给和市场供给。个别供给是指单个卫生服务部门对某种卫生服务或卫生产品的供给；市场供给是指该项卫生服务或产品市场所有个别供给的总和，即与每一种可能的售价相对应的每一个卫生服务部门供给量的总和。

二、卫生服务供给曲线及变动

（一）卫生服务供给曲线

按照供给的定义，供给这个概念涉及两个变量：商品的价格及与该价格相对应的供给量。因此，供给实际上反映了厂商的供给量与价格这两个变量之间的关系。市场供给法则表明：商品的价格越高，其供给量越大；商品价格越低，其供给量越小。卫生服务供给同样遵循该法则。表3-1列出了某种产品或服务的供给情况。

表3-1 某种产品或服务的供给情况

价格数量组合	I	II	III	IV	V
价格（P）	2	4	5	7	8
供给量（Q）	0	100	200	350	500

　　从表3-1中，可以看出当价格低于一定水平的时候，生产者不愿意进行生产，当价格达到一定水平后，生产者组织生产，价格上升，生产者愿意生产的数量增加。

　　将价格和供给量的关系反映在几何图形上，就形成了供给曲线（supply curve）。供给曲线是表示产品供给量和价格之间关系的几何图形。与需求曲线相同，它也是一条光滑的曲线，如图3-1所示。在一般情况下，供给曲线是一条自左下方向右上方倾斜的曲线，它的斜率为正值，这是供给曲线的基本特征。该曲线上的每一个点都表示在该价格下，卫生服务供给者愿意且能够生产的卫生服务产品或服务的数量。

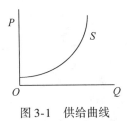

图 3-1　供给曲线

　　当供给量和价格之间的函数关系是一元一次函数时，供给曲线呈直线型；当供给量与价格之间为非线性关系时，供给曲线为曲线型。

（二）卫生服务供给变动

1. 卫生服务供给量的变动

　　当其他因素不变时，卫生服务产品本身价格变动所引起的供给数量的变化，称为供给量的变动。供给量的变动在图形上表现为在一条既定的供给曲线上点的位置移动。如图3-2所示，假设其他条件不变，在供给曲线 S 上，随着商品价格的变动，点 A、B 之间的位置移动，即为供给量的变动。

2. 卫生服务供给曲线的变动

　　当卫生服务产品本身的价格既定时，由于其他因素变动引起的供给数量的变化，称为供给的变动。供给的变动在图形上表现整条供给曲线的移动。如图3-3所示，假设卫生服务产品本身的价格保持不变，由于某种因素使原来的供给曲线 S_0 右移到 S_1，表示供给增加；供给曲线从 S_0 左移到 S_2，表示供给减少。

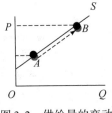

图 3-2　供给量的变动

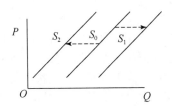

图 3-3　供给曲线的变动

三、卫生服务供给的特点

　　卫生服务是一种特殊的消费品，因此，它既有一般服务所具有的特点，也有其自身的特性，通常卫生服务供给具有以下特点。

（一）垄断性

卫生服务的高度专业性和技术性是导致卫生服务提供具有垄断性的主要原因之一，即由于其他人不能够代替卫生服务的提供者提供卫生服务，因而，卫生服务的提供者具有一定的特权。如果卫生服务提供者在一个地区拥有特权，就会产生地区性垄断，这不仅会导致卫生服务提供的低质量及低效率，还导致卫生资源不能够得到有效的利用及卫生资源的不合理配置。卫生服务的垄断性还表现为行业垄断，这是由于存在较严重的供需双方信息不对称所致。

（二）即时性

服务消费与产品消费不同。产品消费过程（生产—交换—消费）中，生产行为与消费行为在时间上和空间上是相互分离的，消费者可以有更多的机会了解信息，是否购买取决于需方，需方占有主导地位。而在服务消费过程中，生产行为和消费行为是同时发生的，在生产和消费之间没有时间上的间隔，没有独立的交换环节，即具有时空统一性。例如，在医生提供服务的同时，患者也在消费医生的劳动，这决定了卫生服务既不能提前生产，也不能够储存，只能在需求者消费卫生服务的同时提供服务，提供者提供卫生服务的过程，也是需求者消费卫生服务的过程。在此过程中，是否消费取决于需方，消费者可以根据价格信息和以往消费经验或他人的介绍、媒体宣传等效果信息来决定是否购买服务，但消费过程开始后，应获得多少服务、获得什么质量和成本效果的服务，则很大程度上取决于供方。此外，由于卫生服务提供的产品是无形的，是非物质形态的，消费者看到的是一种行为，而这种行为的结果往往又不是立即能够获得，因此，通常很难对结果进行评价。

（三）主导性

卫生服务的需求者因为缺乏足够的信息而不拥有主导地位，常常不能够做出理性的选择。所以，在卫生服务利用的选择上，卫生服务的提供者是需求者的代理人，处于主导地位，因而，卫生服务提供者的决策成为能否合理选择卫生服务项目的关键。如果多提供卫生服务可以增加利润，而卫生服务提供者又是利润提高的直接受益者，则他们就会在利益机制的驱动下，利用其自然的主导地位诱导消费者的需求，如多提供服务，提供高费用的服务，甚至提供不必要的服务，从而导致卫生服务供给量和需求量的增加。

（四）不确定性

由于存在着个体差异，同一个患者在不同时期患同样疾病，或者患同一种类型疾病的同质患者，在临床症状、体征、生理生化指标等方面都可能有所不同，再加上同一患者在不同时期，以及不同患者生理特征、健康状况、心理状况及生活环境的不同，使得疾病的表现非常复杂。因此，对同一类型的疾病，应根据患者的具体情况，采取不同的治疗方案或治疗手段，即使患者的病情及其他影响患病的因素基本相同，也应具体情况具体分析，提供服务时应因人而异、因时而异。所以，卫生服务不能像一般商品那样进行规范化的批量生产，也难以通过抽样检查产品的质量。这增加了对卫生服务质量管理的复杂性和难度。

（五）专业性和技术性

提供卫生服务需要有相关的专业知识和技术水平，只有接受过专门医学教育或培训并获得行医资格的人，才有资格提供某一类型的卫生服务。因此，卫生服务的供给受医学教育的规模、水平和效率的影响，也受到行医准入条件的限制，即在卫生领域存在着一定的进入障碍。这决定了对卫生人力的培养应有一定的预见性。卫生人员的培养数量过少，将会导致在较长时期内卫生服务的提供数量不足，医生或医疗机构的垄断性增加，服务的质量及效率均有所下降，居民的健康受到影响；相反，卫生人员的培养数量过多，则会在一定的时期内导致卫生服务的供给量大于需求量的局面，从而使诱导需求的现象加重。

卫生服务提供的专业性和技术性也导致需方很难掌握复杂的医疗信息，包括应该利用什么样的卫生服务，是否有必要利用这些服务，需要支付多少钱来获得这些服务，是否是成本效果好的服务等。结果导致供需双方信息不对称。

（六）无误性与高质量性

卫生服务的供给涉及人的健康和生命，其最终目的是为了维护和增进人们的健康，因而对卫生服务提供的准确性和提供质量应有一个较高的要求。由于任何低质量及不适宜的服务，都会给人的健康带来不良的影响，甚至危及生命，因而不允许提供这类服务。因此，要求卫生服务的供给首先应该准确无误，同时还应保证较高的质量。

（七）效益外在性

卫生服务的消费具有效益外在性，同样，卫生服务的提供也具有效益外在性，即提供卫生服务对他人造成了影响，但这种影响并没有从货币或市场交易中反映出来，提供者所获得的经济利益与提供该项服务所带来的总体经济利益是不相同的。卫生服务的效益外在性包括两类。

（1）当卫生服务的提供者所采取的经济行为对他人产生了有利影响，而自己却不能从中得到报酬时，便产生了卫生服务提供的正效益外在性。例如，对传染病患者提供治疗服务，可以控制传染病的继续传播，从而减少了因他人感染疾病所带来的费用。但是，为传染病患者提供治疗服务的卫生服务提供者仅从提供服务本身获得利益，并没有因此而获得额外收入或其他形式的补偿。因此，提供者认为传染病患者提供治疗服务中获得的经济利益小于提供该项服务的社会总经济利益。

（2）当卫生服务的提供者所采取的经济行为对他人产生了不利影响，使他人为此付出了代价，而又未给他人以补偿时，便产生了卫生服务提供的负效益外在性。例如，药物滥用给患者健康带来的不良反应及产生抗药性的负面影响。提供者虽然从药品服务中获得了经济利益，但并没有因对患者健康产生不利影响而支付费用或进行补偿，因此而导致健康损害的损失是由患者或政府、保险等来承担。因此，医生提供服务的社会总经济利益小于服务提供者直接获得的经济利益。

（八）非竞争性和非排他性服务供给的短缺性

在经济学中将产品分为私人产品和公共产品。私人产品在消费和使用上具有两个特点：一是具有竞争性，即如果某人使用了该产品，则其他人就不能再使用，增加消费者就要增加产品数量；二是具有排他性，即只有按该商品价格支付了货币的人才能够使用这种产品，不付钱者则不能使用。

在实际中还有许多具有非竞争性和非排他性特征的产品，称为公共产品，如公路，路灯等。一个人使用公共产品，其他人也能够使用，增加消费者的数量，不会引起产品成本的增加，即边际成本等于零，且该公共产品一经提供，出资者不能排斥其他人使用。由于出资者可以使用，不出资者也可以使用，且出资者无法阻止不出资者的使用，即这种产品一经提供，不论付费与否均可获益。所以，人们都会试图"免费搭车"，不付费而受益，因而个人对这类产品的需求很少，相应的提供者提供这类产品也不会获得理想的利润。因此，在市场机制的作用下，公共产品市场将会处于极度萎缩状态，甚至根本不存在。导致公共产品的提供数量远远低于所需要的数量。

许多卫生服务具有公共产品性质，如健康教育、疫区灭螺控制血吸虫病等，它们往往是一些最具成本效果的公共卫生和预防措施，但在市场机制下这些成本低效果好的卫生服务却没有人愿意提供，往往发生供给短缺。此时，政府作用应当加强，对于那些私人经济收益小于社会经济效益的服务，只有通过政府的投入才能有满足需要的供给量。

四、卫生服务供给的影响因素

一般商品供给的影响因素有商品自身的价格、其他商品的价格、生产技术和管理水平、生产要素价格、政策变化和厂商对未来的预期。卫生服务作为商品进行供给时也在一定程度上受到以上因素的影响。但卫生服务又有其特殊性，其供给的根本性决定因素是一个国家或地区的生产力发展程度及经济发展水平，此外，还有服务价格、提供者动机、服务技术水平、支付方式、卫生政策等其他影响因素。

（一）卫生服务价格

卫生服务价格与卫生服务供给量具有正相关关系，即在其他条件不变时，卫生服务价格上升，供给量增加。反之，则供给量减少。但相对于一般商品而言，卫生服务提供受价格的影响较小，因为卫生事业是带有一定福利性的社会公益事业，卫生服务不能追求利润最大化，因此供给量的变动不会在短期内因价格的变动而有很大变化。

（二）卫生服务提供者动机

卫生服务供给的数量和种类会因供给者的目标不同而有所不同。如果卫生服务供给者以利润最大化为目标。如营利性医疗机构，则该卫生服务提供者会尽可能多地提供高利润的卫生服务项目，减少或不提供低利润、无利润甚至亏损的服务项目；如果卫生服务提供者以社会效益最大化为目标，如各类非营利性医院，则该卫生服务提供者会尽可能多地增加卫生服务的供给量，而不在意是否有利可图；如果卫生服务提供者以研究开发高新技术手段为目标，比如医药研究机构，则该卫生服务提供者因为研发的需要，会以癌症、获得性免疫缺陷综合征等高难度疾病的检查和治疗为主要服务项目。

（三）卫生服务技术水平和设备设施条件

卫生服务中的生产要素，无论是人员要素还是物质要素都会影响到供给的数量。卫生服务供给本身就是卫生技术人员借助药品、器具、材料和各种相应的设施、设备等物质要素，运用自己的专业知识和特长，为患者提供卫生服务的过程。诊疗技术的提高，使得卫生服务的质量有所提高，也使卫生服务的提供数量得到增加；另外，还可以提高对疾病的诊疗效率，从而使卫生资源得到更有效的利用，实现了提供更多卫生服务的可能性。新的药品、医疗器具、设备也能方便卫生技术人员提供更多的服务。

（四）支付方式

卫生服务存在着第三方支付机构，不同的支付方式会对服务提供方的供给行为产生不同的影响。常见的支付方式有按总额预算付费、按服务项目付费、按人头付费、按病种付费等。例如，按服务项目付费，作为一种传统的后付制，按照服务项目的价格和提供的服务数量付费。已有多种证据证明该付费方式易产生诱导需求，会导致提供更多的卫生服务和更高的卫生费用。

(五) 卫生政策

在卫生资源总量既定的情况下，政府的卫生资源配置政策直接影响到卫生服务的供给数量和供给质量，如果政府卫生资源配置以城市医疗机构为主，则会使城市卫生服务供给数量增加、供给质量提高，边远农村地区则供给数量减少、供给质量降低。

第二节　卫生服务供给弹性

一、卫生服务供给弹性的定义

弹性是反映因变量变化对自变量变化反应的敏感程度的指标。供给的价格弹性是指一种商品（卫生服务）的供给量对其价格变动的反应程度。其弹性系数等于供给量变动的百分比与价格变动的百分比之比。它表示的是一种相对关系。以 Es 表示供给弹性系数，以 Q 和 ΔQ 分别表示供给量和供给量的变动量，P 和 ΔP 分别表示价格和价格的变动量，则供给弹性系数为：

$$Es = \frac{供给量的变动百分比}{价格变量的百分比} = \frac{\dfrac{\Delta Q}{Q}}{\dfrac{\Delta P}{P}} = \frac{\Delta Q}{\Delta P} \times \frac{P}{Q} \qquad （式3-1）$$

同需求的价格弹性系数的计算一样，供给弹性的弧弹性公式为：

$$Es = \frac{\dfrac{\Delta Q}{(Q1 + Q2)/2}}{\dfrac{\Delta P}{(P1 + P2)/2}} = \frac{\Delta Q}{\Delta P} \times \frac{P1 + P2}{Q1 + Q2} \qquad （式3-2）$$

点弹性公式为：

$$Es = \lim_{\Delta p \to \infty} \frac{\Delta Qs}{\Delta P} \times \frac{P}{Qs} \qquad （式3-3）$$

由于商品的供给量与价格的变动在一般情况下是同方向变动的，因此供给弹性系数为正值。

二、卫生服务供给弹性的类别

根据供给弹性系数的大小，供给弹性可分为五种类型。

1. Es=0，供给完全无弹性

供给曲线是与纵轴平行的一条垂线，如图 3-4（1）所示。极其稀缺、珍贵、无法复制的商品如土地、文物等属于这一类。

2. Es=∞，供给弹性无穷大

供给曲线是与横轴平行的一条水平线，如图 3-4（2）所示。只有在商品出现严重过剩时，才可能出现类似的情况。

3. Es=1，供给为单位弹性

供给曲线如图 3-4（3）所示，这也是现实中一种极少的情况。

4. Es<1，供给缺乏弹性

供给量变动幅度小于价格变动幅度，其供给曲线的形状比较陡，如图 3-4（4）所示。卫生服务的供给大多属于此类。

5. Es>1，供给富于弹性

供给量变动的幅度大于价格变动的幅度，其供给曲线形状较平缓，如图3-4（5）所示。

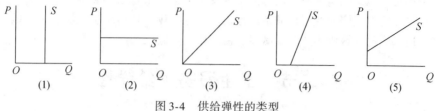

图3-4　供给弹性的类型

一般来说，不同类型的卫生服务，供给弹性有所差别。如劳动密集型服务，供给弹性较大，如体检；而资本密集型服务供给弹性较小，如 CT 检查。

例如，假设现有某项手术治疗价格为 100 元，供给量为 20 人；当价格上升为 150 元时，供给量为 40 人。计算弧弹性：$Es = \dfrac{40-20}{150-100} \times \dfrac{100+150}{20+40} = 1.67$。

计算点弹性：$Es_1 = 0.4 \times 100/20 = 2$；$Es_2 = 0.4 \times 150/40 = 1.5$。该项手术治疗的供给价格弹性属于富有弹性，价格增加 1%，而供给量增加幅度超过 1%。

三、卫生服务供给弹性的影响因素

（一）生产的难易程度

一般而言，在一定时期内，容易生产的产品，当价格变动时其产量变动的速度快，因而供给弹性大；较难生产的产品，则供给弹性小。卫生服务的供给具有专业性强的特点，进入卫生服务行业有一系列的资格认证，有进入壁垒障碍，因此供给量的变动速度很慢，供给弹性较小。

（二）时间

卫生服务的供给受到卫生人力和相关物质资源的限制，而卫生人力在提供卫生服务中处于主导地位，卫生人力的数量不是短期内能够改变的。故而在短期内，多数卫生服务不能够有效增加，所以供给弹性小。在较长时期内，卫生服务供给是富有弹性的。

（三）生产的规模和规模变动的难易程度

一般而言，生产规模大的资本密集型企业，其生产规模较难变动，调整周期长，因而产品的供给弹性小；而规模较小的劳动密集型企业，则应变能力强，其产品的供给弹性大。卫生服务属于技术密集型的生产部门，调整的周期相对较长，因此规模也较难变动。

（四）卫生服务的可替代性

如果一项卫生服务可以替代的数量越多，那么其供给弹性就越大，反之，则弹性越小。一般来说，某项卫生服务是不能完全由其他服务所替代的，如果该服务可替代的程度越高，那么其供给弹性就越大，反之，则越小。

第三节 卫生服务供给者行为理论

一、生产理论

(一) 生产函数

在生产中所使用的各类要素称之为生产要素，包括土地、劳动、资本、管理者才能、信息等。生产函数表示一定时期内，在技术水平不变的情况下，投入的生产要素的某种组合同它可能生产出来的最大产量之间的关系。如用 x_1、$x_2 \cdots x_n$ 表示第一、第二 …… 第 n 种生产要素的投入量，用 Q 表示产品的产出量，则该产品的生产函数的表达式为：

$$Q = f(x_1, x_2, \cdots x_n) \tag{式 3-4}$$

在经济学分析中，通常更关心劳动（L）和资本（K），所以生产函数常常被简化为：

$$Q = f(L, K) \tag{式 3-5}$$

在卫生服务中，产出的是健康，而健康难以衡量，因此常用卫生服务量指标来代替，如门诊人次、住院床日、住院人次、免疫接种覆盖率等。投入的生产要素即卫生资源，一般分为三类：劳动力，指医生、护士及其他卫技人员的数量；资本，指床位数、仪器设备数等；技术，指管理技术、医疗技术、设备使用技术等。

当生产函数中仅有一个变量时，即一种可变投入的生产函数。总产量（total product，TP）是在一定时期内一种可变投入所生产的产品总量。随着这一种可变投入的增加或减少，总产量也会随之变化。

一种可变投入的平均产量（average product，AP）是总产量除以为了生产这一总产量所使用的该可变投入的数量。即：AP=TP/可变投入数量。

一种可变投入的边际产量（marginal product，MP）是指当其他投入的数量不变，可变投入量每增加一个单位所带来的总产量的增加量。即 MP=Δ总产量/Δ可变投入量。

20 世纪 30 年代，美国经济学家柯布（Charles W. Cobb）和道格拉斯（Paul H. Douglas）根据历史资料，研究了两种投入生产要素：资本和劳动力对产量的影响，提出了著名的柯布-道格拉斯生产函数（Cobb-Douglas production function），其公式是：

$$Q = AK^\alpha L^\beta \tag{式 3-6}$$

Q 表示产出，在卫生领域，可以表示为卫生服务的产量，如可以计量的效益、门诊人次或住院床日等；L 表示劳动的数量，在卫生领域常常表示为卫生服务人力的投入量；K 表示资本的投入量，在卫生领域中即为卫生服务资本的数量；A 为技术水平系数，通常为常数或以时间为变量的函数；α、β 为生产要素的产量弹性系数，即在一定技术条件下，生产要素变动引起产量变动的幅度。

根据柯布-道格拉斯生产函数，可以对一定规模下的生产要素投入量和产出量做经济分析。

（1）$\alpha + \beta > 1$，表示规模收益递增（increasing return to scale），即卫生服务产量增长的幅度大于其投入量增长的幅度。这种情况下若增加卫生服务机构生产要素的投入量，可以提高资源的利用效率。

（2）$\alpha + \beta = 1$，表示规模收益不变（constant return to scale），即卫生服务产出量的增长幅度等于其投入量增长的幅度，这时卫生服务机构规模收益最佳。

（3）$\alpha + \beta < 1$，表示规模收益递减（decreasing return to scale），即卫生服务产出量的增长幅度

小于其投入量增长幅度，这种情况下不宜增加生产要素投入量。

例如：对某医院进行资金和人力的投入，具体数据如表3-2所示。

表3-2　对某医院的投入与产出

资金 K（百万）	劳动力 L（人）	产出 Q（百万）	边际产出（MP）	平均产量（AP）
0.45	600	1.85	–	–
0.55	600	2.16	0.31	3.93
0.80	600	2.66	0.50	3.33
1.31	600	3.46	0.80	2.64
1.70	600	4.68	1.22	2.75
2.00	600	5.84	1.16	2.92
2.29	600	6.79	0.95	2.97
2.49	600	7.45	0.66	2.99

从表3-2中可以看出，相对于不变的劳动力 L，逐渐增加资金 K 的投入，产出量 Q 一直在增加。但是注意到 MP 从最初的0.31增加到1.22后，没有再增加而是逐步递减，这符合边际产出递减规律。可以计算一下，该表格中，资金的增加幅度总是小于产出的增加幅度，所以该案例对于医院的投入处于规模收益递增的阶段。

（二）生产要素最优组合

柯布–道格拉斯生产函数提示在不同的规模收益情况下，需对生产要素采取增加或控制的不同手段。然而在现实中，生产者往往还面临着这样两类问题：①在既定产量下，选择以何种比例投入要素；②在既定总成本下，选择投入合适的比例获取最大产量。

1. 等产量曲线

等产量曲线（isoquant curve）是指在其他条件不变情况下，为保证一定的产量所投入的两种生产要素间的各种可能性组合。如图3-5所示。

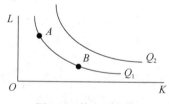

图3-5　等产量曲线

图3-5中 Q_1、Q_2 为两条等产量曲线，其中 Q_1 上的 A 点表示在生产要素组合为2个单位的 K 与3个单位的 L 的状态下的产量，B 点为达到同样产量的不同的生产要素组合，为3个单位的 K 与2个单位的 L。该曲线上任一点的 K 与 L 的组合产量相同。例如，假定某中医院的药房每天需要为30个患者代煎中药，有2个药锅与3个工作人员可以完成，或者有3个药锅与2个工作人员也可以完成同样的工作量。

等产量曲线有以下特点。

第一，曲线向右下方倾斜，所以在生产者的资源与生产要素价格既定的条件下，增加或减少一种投入，必然需减少或增加另一种投入。

第二，同一平面上有无数条不相交的等产量曲线，离原点越远表示产量越高。

第三，由于受边际收益递减规律（law of diminshing marginal return）作用，即在其他生产要素不变的情况下，仅增加某一种生产要素所增加的收益，必将出现递减现象，等产量曲线凸向原点。

第四，等产量曲线与无差异曲线相似，但等产量曲线两端若无限延长，在一定限度上向两坐标轴上方翘起。这表明任何两种生产要素不能完全替代。

2. 等成本曲线

等产量曲线上任何一点都代表生产一定产量的两要素组合，在生产过程中选择哪一种要素组合，它取决于生产这些产量的总成本。而成本还依赖于要素的价格，为此要讨论要素的最优组合，需要引入等成本线。

等成本曲线（isocost curve）是生产要素价格一定时，花费一定的总成本所能购买的生产要素组合的轨迹。假定以 Tc 表示总成本，L、K 分别表示护士和仪器的使用时间，P_L、P_K 表示单位时间护士和仪器的使用价格，则有：

$$Tc = P_L \times L + P_K \times K \qquad\qquad (式3-7)$$

等成本曲线如图3-6所示。Tc 线外的任一点 C 超过了成本范围而无法实现；Tc 线内的任一点 B 虽可实现，但它不是购买生产要素的最大组合。只有 Tc 线上的点，如 A 点，它才是既定成本下购买生产要素的最大组合。

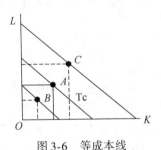

图3-6　等成本线

3. 生产要素最适组合

在制订生产计划时，为了追求利润最大化，把等产量线和等成本线结合在一起考虑，可以获得最恰当的组合。

当成本既定，那么此时有一条等成本线 Tc，如图3-7。图中 Q_1、Q_2、Q_3 为三条等产量线。显然，Q_1 与等成本线没有相交，生产者不能达到 Q_1 的产量水平。而 Q_2 和 Q_3 与等成本线均有相交点，也即生产者能够到 Q_3 的产量水平，例如，在 A 或 B 点的组合，但这种组合并未使产量最大化。沿着等成本线从 A 点或 B 点向 E 靠近均可在既定成本下获得更多产量，越接近 E，产量越大。E 点为等产量曲线 Q_2 与等成本线相切的一点，这一点即为生产均衡点。

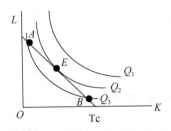

图3-7　成本既定时生产的均衡

当产量既定时，此时有一条等产量曲线 Q，如图3-8。要达到等产量曲线 Q 的既定产量，有三条不同的等成本线 Tc_1、Tc_2、Tc_3 进行选择。此时要求达到成本最小，Tc_1 固然成本最小，但是在该成本下无法达到所需要的产量 Q。Tc_3 能够达到产量 Q，它与等产量曲线 Q 有两个相交的点 A 和 B。但与 Tc_2 相比它的成本较高，不符合成本最小原则。只有 Tc_2 与 Q 相切的 E 点才是均衡点，是最佳投入要素的组合点。

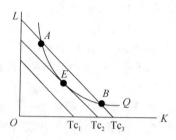

图 3-8　产量既定时生产的均衡

由此发现，只有当等成本线与等产量线相切时，E 点才是生产要素最佳组合点。因为两曲线相切于 E 点时，等产量曲线斜率 MP_L/MP_K 与等成本线斜率 P_L/P_K 相等，所以 $MP_L/MP_K = P_L/P_K$，即 $MP_L/P_L = MP_K/P_K$，P_L、P_K 分别为劳动力与资本价格；MP_L、MP_K 分别表示劳动力与资本的边际产量，它表示当每单位货币用于资本得到的额外产量等于每单位货币用于劳动力所得到的额外产量时，资源利用最有效。

二、成 本 理 论

经济学上根据投入要素变动情况，将成本分为短期成本和长期成本。短期成本是指在一定时期内，一定技术水平下，部分生产要素变动，而部分生产要素不变的成本。长期成本是指全部生产要素均可变动的成本。本节主要研究的是在既定条件下，如何寻求最优产出率即确定可变要素的投入数量或要素的组合比例，使得每单位产品的平均成本最低。一般用短期成本理论来研究。

（一）基本概念

短期总成本（short-run total cost，STC）是指一定时期内，为完成某项卫生服务所需购买生产要素的费用，它包括固定成本（fixed cost，FC）和可变成本（variable cost，VC）两部分，用公式可表示为：

$$STC = FC + VC$$

（式 3-8）

短期总成本、固定成本和可变成本三者的关系，如图 3-9 所示。

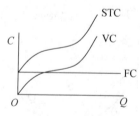

图 3-9　短期总成本、固定成本和可变成本

短期平均成本（short-run average cost，SAC）是指一定时期内，单位服务量所消耗的成本，公式表示为：

$$SAC = STC/Q$$

（式 3-9）

短期边际成本（short-run marginal cost，SMC）指短期内每增加一单位产量所增加的总成本，公式表示为：

$$SMC = \Delta STC/\Delta Q = dSTC/dQ \qquad\qquad （式3-10）$$

SMC 曲线是 STC 曲线上各点斜率值的轨迹。

短期平均成本和短期边际成本之间关系如图 3-10 所示。

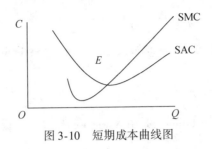

图 3-10　短期成本曲线图

（二）短期成本曲线特点

第一，SMC 与 SAC 曲线呈 U 型，这是因为受边际效益先递增后递减影响的结果。

第二，SMC 曲线与 SAC 曲线相交于 SAC 的最低点，即当边际成本小于平均成本时，每增加一个边际成本其带来的结果是使平均成本下降，当边际成本大于平均成本时，每增加一个边际成本则会使平均成本上升，只有当边际成本等于平均成本时平均成本降至最低。

因此通过平均成本与边际成本的分析可知，要控制卫生服务成本最低，则应选择卫生服务的生产要素投入量使边际成本与平均成本相等，这时可获得最优产出。

三、医院行为模型

在医院行为理论中，主要是对非营利医院行为的研究。其中，影响最大的是利润最大化模型和效用最大化模型。

（一）利润最大化模型

利润是总收益减去总成本剩下的部分。在经济学上，利润是决定企业进退的指标。利润最大化模型假定医院与企业的性质相同，即谋求利润最大化。从经济学理论中我们得知，利润最大化的原则就是产量的边际收益等于边际成本的原则，即 MR = MC。如果 MR>MC，那么医院每多提供一个单位的服务其收益大于提供该单位服务的成本，仍然有利可图，因此医院会进一步增加产量。为了谋求利润最大化目标的实现，医院应选择的价格在需求曲线上，即边际成本曲线与边际收益曲线相交点的价格。

按照上面的分析，在图 3-11 中，MR 和 MC 的交点所对应的产量 Q_1 就是利润最大化原则下的产出，该产出在需求曲线上所对应的价格 P_1 是利润最大化原则下的相应价格。Q_1 与 P_1 的乘积即为最大利润。利润最大化模型显示，随着需求的增加，或者投入要素价格的增高，医院都会提高服务的价格。并且，该模型提出医院在追求利润最大化的同时，还谋求成本最小化。即医院不仅是一个最大的利润谋求者，还追求其成本最小化。

但是提供卫生服务不能以追求最大利润为目标，同时也不能完全遵循成本最小和产出最大的原则。一些西方经济学家认为，医院虽然不完全等同于以追求利润为目标并遵循成本最小化原则的企业，并且生产理论在卫生服务领域的应用上还具有一定的局限性。但是在竞争的环境中，一所医院为了自身的生存与发展的需要，应确立自身的经营目标。这意味着医院或者选择最节约的成本，即成本最小化；或者选择产出最大化。

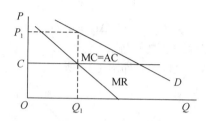

图 3-11　利润最大化原则下的价格和产出

（二）效用最大化模型

效用最大化（maximization of utility）是由 Newhouse 于 1970 年提出的，主要用于阐述非营利生产者行为。

Newhouse 的效用最大化理论认为，医院决策者追求两个目标：服务产量与质量的最大化。医院的效用函数可以用产量和质量的某种组合表示。他把服务质量与医院的声誉联系起来，并将其取代利润作为医院决策者的目标。所以医院的目标其实就是选择一个效用最大化的产量和质量组合。假定随着服务质量的提高，卫生服务需求增加，但也有可能成本上升的幅度大于消费者愿意为之付出的代价，从而表现出成本上升，而服务的需求减少。将在不同成本价格下的产出连成线，最后就会找到一个数量和质量的边界线，在该边界线上，决策者寻找效用最大化的一点。此时，医院的决策具有效用最大化模型：

$$U = U(Q,\ q) \tag{式 3-11}$$

式中，Q 为服务数量，q 为服务质量。医院可以产生任何水平的他们所期待的质量，但是质量越高成本越高，因为要聘用技术更高明的医生，购买更先进的仪器。在 Newhouse 的模式中，医院生产目标是产出服务的数量与质量的综合。不同的人对产出有不同的衡量标准，一些医院的决策者对服务质量很看重；还有一些人则关注所提供服务对象的关爱程度与同情的质量。

图 3-12 呈现了医院数量与质量的权衡。在该模式中，医院决策中将选择效用最大化，即 E_1 点。这个模型也阐述了医院对服务质量与数量的权衡。假如医院的目标仅为提供更多数量的卫生服务，那么，医院决策者会选择曲线中 E_2 点进行生产；而假定医院目标仅为提高服务质量，医院的决策者会选择曲线中的 E_3 点进行生产。

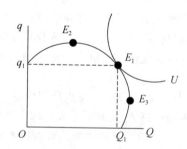

图 3-12　Newhouse 效用最大化模型

（三）医生控制模型

医生作为患者疾病的管理者，负责决定用于患者治疗的各种投入，由于他们的专业权威性，往往对医院的行为起主导作用，因此实际是医务人员控制医院。在医疗服务提供过程中，医生希望医疗的投入与增加个人收入或产出相关联，往往倾向于提供费用较高的医疗服务，以获取较高的个人收入。

如图 3-13 所示，生产函数中包括两种投入要素，即医生人数和医疗服务量。初始，所生产的医疗服务量以等产量线 Q_1 表示，医生和医疗服务的数量组合是 $A(H_1, L_0)$。当所提供的医疗服务量提高到等产量线 Q_4 时，医生人数和医院劳务量可呈现为等比例增加。但是，如果保持医生人数不变，而医院服务量增加至 Q_4，此时更符合医生的利益，即图 3-14 中 $B(H_4, L_0)$。

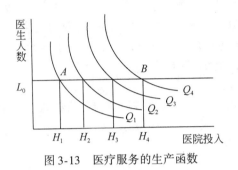

图 3-13 医疗服务的生产函数

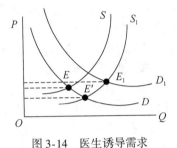

图 3-14 医生诱导需求

四、卫生服务供给模式

根据政府和市场在医疗服务供给中的作用，卫生服务的供给模式可以分为政府主导型、市场主导型和混合型三种模式。

（一）政府主导型

政府主导型是指卫生资金主要由国家财政提供，卫生服务供给由政府进行计划性配置，把卫生服务视作为全民的福利，强调公平性原则和政府的主导作用。采用这种模式的代表国家是英国、瑞典、丹麦、芬兰等北欧国家和加拿大、澳大利亚等英联邦国家。政府主导型卫生供给覆盖面广，为大多数居民提供免费的卫生服务，有较好的普遍性和公平性，有利于保障全体社会公民的基本卫生服务需求。存在的主要问题是：筹资渠道单一、国家财政负担重，市场起不到调节作用，医疗服务效率低，难以满足居民不断提高的卫生需求。再加上个人不付费或自付水平低，消费者缺乏费用意识，过度利用卫生资源，造成浪费。为了提高政府主导卫生供给的效率与卫生资源的配置与利用效率，政府主导型卫生供给开始进行"内部市场"的改革，实施权力下放、"管"、"办"分离等措施，卫生服务供给的主体由政府直接提供卫生服务向政府购买卫生服务转变。因此，政府主导型卫生供给又可以分为政府直接提供卫生服务和政府购买卫生服务两种类型。

1. 政府直接提供卫生服务

政府直接提供卫生服务是指由政府直接举办医疗卫生事业，组织并提供卫生服务，供给的主体——卫生机构为国家所有，医院等卫生机构经费由财政划拨，卫生资金和卫生服务供给实行计划管理。

英国的国家卫生服务体制具有典型的计划管理特征，卫生资源按照计划方式进行配置，卫生服务的提供以公立医院为主。1948 年英国建立"国家卫生服务体系（NHS）"，这个体系分三个管理等级，地段家庭医生服务机构、地区医院服务机构和中央医疗服务机构，分别对应初级和二三级医疗服务机构。其中社区诊所提供最基本的医疗保健服务，并由全科医生向居民提供免费医疗。这些全科医师所开的诊所是私人机构，政府通过合同的形式采购其所提供的全部医疗服务，并对其进行监督。二三级医疗服务的供给主体则是公立医疗机构，主要由地区医院提供综合和专科医疗服务，中央医疗服务机构负责疑难病症并承担科研任务，由政府实行计划管理。在英国的"国家卫生服务体系中"，二三级医疗服务机构的卫生供给就属于政府直接提供卫生服务的模式。

我国在计划经济时期卫生服务供给就属于此种类型，医院等卫生机构实行收入和支出"两条线"，资金使用和财务管理没有自主权，只强调其福利性，忽视其生产性和经济性。形成了以大型医院为中心，以中小型医院为主体的国有城市卫生服务体系，和县医院、乡镇卫生院及村卫生室的三级农村卫生服务体系。在资金投入上以政府为主，资源的分配由政府统一规划，卫生服务的组织与管理归口政府行政部门。在当时卫生资源有限的情况下，保证了绝大多数居民得到最低限度的基本医疗卫生服务，居民健康水平得到迅速提高。

2. 政府购买卫生服务

政府购买卫生服务是指政府或由其委托的第三方机构通过与公立或私营卫生机构谈判，并签订合同为居民购买卫生服务，但其本身不能直接提供卫生服务。卫生服务供给方是与政府签了卫生服务合同的公立、私立卫生机构。

近年来，政府购买卫生服务在国内外均有着广泛的实践。英国政府为了提高"国家卫生服务体系（NHS）"的绩效，一直致力于建立内部市场，努力将卫生服务的购买与提供分开。英国政府的改革建议于1989年提出，1990年通过"国家卫生服务于社区保健法案"加以实施。通过改革，由政府指定卫生服务的购买者负责与卫生服务机构谈判并以合同形式进行购买。同时公立医院的管理权由政府委托给公司。这些医院管理公司之间在市场上相互竞争，以获得服务购买者的合同，从而极大地提高了卫生供给的效率，避免了浪费。

我国自2002年就有地方开始试点政府购买基本公共卫生服务于社区卫生服务。政府购买卫生服务的模式具体包括：①卫生服务券模式。卫生服务券是政府补助卫生服务需求方的一种方式，消费者在市场上自由选择受补贴的服务，服务提供者凭回收的服务券向政府兑换相应的资金。浙江、重庆等分地区就在向儿童计划免疫、老年保健、孕产妇保健等公共卫生服务的供给方面采取了该种方式；②内部合同为主的购买模式。内部合同购买模式即政府在社区卫生服务机构内部，引入市场机制，将购买与提供分离，按绩效付款；③合同外包为主的购买模式。合同外包模式是政府将社区公共卫生服务外包给非政府举办的民营的医疗卫生机构。2007年初，苏州市卫生局与39家社区卫生服务机构（其中公立卫生服务机构2家、民营37家）签订合同，开始实施政府购买社区公共卫生服务的模式。

（二）市场主导型

市场主导型的卫生供给是由私人部门筹集卫生经费、购买和提供卫生服务，即以市场机制为基础运行的卫生服务体系，并且依靠市场机制调整卫生服务价格及供求关系。何时提供、为谁提供及提供什么样的卫生服务均由市场机制来主导。卫生服务的供给主要以营利为目的，营利性的医院在医疗体系中占主导地位，所有医院基本实行管办分离。这种供给模式最突出的问题是不公平现象严重，不同收入群体的卫生服务利用水平差别较大。市场机制对卫生资源的配置效率较低，大量资源为满足医疗高消费而投入到高水平的医疗服务，导致医疗费用的快速增长。具有公共产品属性的公共卫生服务的供给和需求都严重不足，影响居民公平享有基本医疗卫生服务。

美国是发达国家中唯一没有全民保险制度的国家，想获得卫生保健服务，必须参加健康保险或自己直接掏钱看病。美国的这种由市场主导的卫生供给模式在公平和效率方面都存在重大问题，亟待改革。一方面，作为全球第一大经济体的美国在奥巴马医改之前始终没有提供真正意义上的全民医保，而且其原有的医保体系十分割裂，政府、雇主和个人投保的商业保险各自为政。另一方面，原本的医疗供给体系投入产出效率低，卫生投入占GDP的17.9%，而居民健康水平仅位列全球中上水平。美国自 2009 年以来开展了提高保险覆盖率、控制医疗服务成本和提高医疗服务质量三个方面的医疗改革。根据美国凯撒家庭基金会的数据显示，2013 年美国医疗保障的覆盖率仅为 87%。究其原因，与其市场主导型的卫生供给密切相关。美国的医疗卫生服务体系是以市场机制为基础运行的私营医疗保险计划，并且依靠市场机制调整医疗卫生服务价格及供求关系。不仅公立和私立医院在市场上竞争，而且卫生筹资也是主要通过商业的保险公司来运作。美国的卫生服务供给主要由私人医生和医院服务两部分组成。在初级医疗服务体系中，美国的绝大多数医生是私人开业，独立于医院之外。医院明显以私有制为基础：私立非营利性医院为主体，政府所属医院次之，私立营利性医院也有相当规模。医疗服务的提供主要是以市场为主，政府只充当担监管者的角色。

（三）混合型

卫生服务供给的混合型模式是指卫生供给既包括政府的计划管理，又包括市场机制引导的卫生服务的提供。卫生服务体系由公立和私立双重系统组成。公立系统由公立医院和社区卫生服务中心或联合诊所组成，私立系统由私立医院、民营医院和开业医师（私立诊所）组成。根据卫生服务需求的特点对医疗服务提供进行分工。

例如，新加坡卫生供给中的初级卫生保健主要由私立医院、开业医师、公立医院及联合诊所提供，而住院服务则主要由公立医院提供。我国新一轮的医疗卫生体制改革中也指出要进一步完善医疗服务体系，坚持非营利性医疗机构为主体、营利性医疗机构为补充，公立医疗机构为主导、非公立医疗机构共同发展的办医原则，建设结构合理、覆盖城乡的医疗服务体系。在卫生服务供给上以政府为主导，充分发挥市场价格机制和竞争机制的作用，不断提高卫生资源配置和利用效率，提高居民健康水平。

第四节　卫生服务供方诱导需求

一、卫生服务供方诱导需求理论

诱导需求理论（induced demand theory）是 20 世纪 70 年代首先由美国斯坦福大学 Tuchs 教授和加拿大 R. G. Evans 教授研究提出。该理论认为，卫生服务市场有需求被动和供方垄断的特殊性，供方医生既是患者的顾问同时也是卫生服务的提供者，对卫生服务的利用具有决定性作用，能左右消费者的选择。由于供需双方存在着信息不对称，而医生提供的卫生服务关系到他自身的经济利益，所以有可能向患者提供额外的服务，例如，多开检查单、大额处方等。假设患者拥有同样的信息，或者医生完全无私仅关注最有利于患者的治疗方案，那么就不存在诱导需求这一行为了。

在完全竞争市场上，商品的需求量与供给量相等时的价格为均衡价格。在其他条件不变的情况下，当供给增加时，均衡价格就会下降。但卫生服务市场并非完全竞争市场，同时由于患者缺乏有效信息，因而医生对卫生服务的提供具有决定权。卫生服务需求供给曲线相交于 E，当供给增加时，供给曲线由 S 右移至 S_1，如在一般市场上，则 E' 为新的均衡点，如图 3-14 所示。医生作为供给者面临着价格的下降和收入的减少。此时医生必然会关注到自身利益受到影响，从而为了保障自身利益，利用其在卫生服务市场的垄断性，通过向患者推荐额外服务，创造新的需求，从而使需求曲线由 D 右移至 D_1，结果使得需求与供给曲线再次均衡于点 E_1。医生保持了其经济收入，甚至有所提高，而需求量亦随之增加。

一般情况下，通常认为医院的病床越少，使用率越高。毛正中教授针对我国诱导需求数量的估计中指出，在医疗价格和人口结构不变的情况下，每增加10%的病床，居民的住院服务利用增加6.1%；每增加10%的医生，门诊服务利用就会增加3.6%。诱导需求会带来两种结果：一是提供有益的服务；二是提供一些不必要的甚至能带来严重后果的服务。不论如何，它终将导致的是卫生服务利用的不合理和低效益。

二、卫生服务供方诱导需求模型

(一) 价格刚性模型

价格刚性是指价格不会随着需求或供给的变化而变化的现象，即缺乏弹性。价格刚性模型阐述的是在一定价格水平下，供给增加时，医生为了维持原有的价格水平而诱导患者对卫生服务的需求。

假定某卫生服务市场上，需求与供给均衡，价格为P_1供给量为Q_1，如图3-15。由于某种原因供给增加，新的供给曲线为S_2，此时如果需求没有变动，则S_2与D_1相交产生新的均衡点，价格为P_3，产量为Q_3。虽然供给数量增加了，但是价格水平却降低了。医生为了维持原有的价格水平，会因此而产生诱导需求的行为。需求增加，需求曲线向右平移，如平移至D_2，卫生服务的价格有所回升，变为P_2。

诱导需求的能力取决于给医生的诱导行为提供机会的代理人职责。然而，这种能力的动因和程度取决于对额外提供中的相对收益与额外诱导活动中的成本的权衡等因素。除了直接成本，还将发生时间成本（劝说患者需要花费更多的服务时间）。

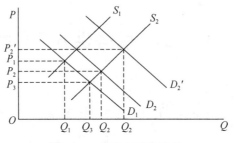

图3-15 供给者诱导需求

因此，尽管需求最终会向右平移，但在理论上并不能决定会到右侧的何处，还有可能平移至D_2'。这取决于沉没盈余与沉没诱导成本之间的关系。如果沉没诱导成本相对较大（严重损害了医生的声誉），那么，我们就可以判断几乎没有或少有诱导。如果易于劝阻患者消费更多服务，并且，专业上和伦理上的限制很少，则需求的变化可能会较大。

(二) 供给诱导需求的目标收入模型

供给诱导需求的目标收入模型经常被用来解释20世纪60~70年代间医疗服务收费迅速增长的现象。在假设医生有目标收入的前提下，医生人数增长并不导致更低的收费标准和医生个人收入，相反，它导致了更高的卫生服务价格。因为高收费才能维持医生个人收入不变。

在20世纪70年代末，卫生服务价格受到控制时，费用的增长率控制在2.5%以内。因此，该事实证明了医生拥有目标收入的假定。此外，研究者还发现，在卫生服务价格受到控制的情况下，卫生服务的利用率有上升倾向，符合目标收入模型。例如，赖斯（D. P. Rice）1983年的研究发现，当城市医生收费的相对下降时，外科手术、辅助性检查、内外科保健服务数量增加。

埃文斯（R. G. Evans）将医生看作追求效用最大化的服务提供者，其效用函数为：

$$U = U(Y, W, D) \qquad \text{（式 3-12）}$$

式中，Y 是净收入，W 是工作时间，D 表示自行改变需求的能力。根据其理论，医生并不偏好于诱导需求，因为随着诱导行为的增多，其边际不愉快感增强；只有当这种不愉快感被获得的收入所抵消时才存在诱导需求。但是当竞争造成收入下降时，医生可能会增强诱导行为以补偿收入的损失。

1. 卫生服务供给的概念是什么？有何特点？
2. 卫生服务供给的影响因素有哪些？
3. 试述卫生服务需求价格弹性的分类和意义。
4. 试析在什么条件下可以达到卫生生产要素最佳组合？
5. 如何理解卫生服务供方诱导需求？

【案例分析】

N 市推进城市公立医院医药价格综合改革

2015 年 8 月，某省物价局会同卫生计生、人力资源社会保障和财政部门出台了《城市公立医院医药价格综合改革的指导意见》，指导该省各地全面推进城市公立医院医药价格改革。2015 年 10 月该省 N 市城市公立医院医药价格综合改革正式启动，包括部队、部省属、市属 57 家医院同步实施药品零差率销售和医疗服务价格综合改革。有关价格改革的内容如下。

（1）所有药品零差率销售。所有医院取消药品加成（中药饮片、医院制剂除外），实行零差率销售。通过取消药品加成，破除以药补医机制，将公立医院补偿由服务收费、药品加成收入和政府补助三个渠道改为服务收费和政府补助两个渠道。

（2）提高诊察、注射、护理及临床各系统诊疗、手术项目等体现医护人员技术劳务价值的服务项目价格，进一步理顺医疗服务项目之间的比价关系。设立诊察费（挂号费、急诊挂号费项目包含其中）。经过调整，三级医院的普通门诊、副主任医师、主任医师的诊察费分别为：12 元、22 元、35 元；二级医院相应等级的门诊诊察费分别调整为 10 元、15 元、25 元。提高部分病理检查和部分临床各系统诊疗、手术项目价格。其中，为鼓励高等级医院开展疑难复杂手术，小儿心脏手术等四级手术提价幅度达到 75%，六岁以下儿童手术项目加收 20%。

（3）降低检验和大型设备检查项目价格。降低 2006 年以来新增的检验项目、国产试剂可以替代进口试剂的部分检验项目及业务量大的部分常规检验项目价格；取消磁共振扫描（MRI）、X 线计算机体层（CT）扫描、彩色多普勒超声检查指导价格上浮 15% 的规定；降低伽玛刀治疗、正电子发射计算机断层显像（PET）的价格。取消螺旋 CT 超层、透射显像衰减校正加收、使用回旋加速器加收、甲基转移酶检测等医疗服务项目价格。

【问题】

请分析 N 市实施公立医院综合价格改革后，该地区公立医院的供给的行为有何变化？为什么？

【提示】

从影响医疗服务供给的因素、供给者诱导需求理论等方面进行分析。

（覃朝晖 黄晓静）

第四章
卫生服务市场

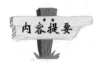本章从市场经济的基本理论出发，主要介绍卫生服务市场及卫生服务产品的内涵、分类及特征，并对卫生服务市场失灵进行阐述，分析卫生服务市场失灵的表现及原因。

第一节 概 述

一、市 场

从现代意义上讲，市场（market）包括两层概念。狭义的市场指商品交换的场所和领域，只要具备一定的地点、买卖双方当事人和供交换的商品就可以构成市场。这里所说的场所，不仅包括有形的固定场所，而且包括无形的流动场所。广义的市场指商品交换关系的总和，是不同的生产资料所有者之间经济关系的体现，即市场可以看成是由多种要素通过商品交换关系而形成的一个整体。

市场的基本要素主要有五个：①可供交换的商品及交换场所，可供交换的商品既包括有形的物质产品，也包括无形的服务，以及各种商品化的资源要素，如资金、技术、信息、土地、劳动力等；②商品交换的媒介，即货币，是买卖双方得以实现交易的媒介手段；③市场需求和供给；④以价格为核心的各种市场信号，即指市场自身运转的信息系统，内容上包括商品的价格，以及各种生产要素商品（资本、劳动力、技术等）的价格信号；⑤市场活动主体，即商品的提供者和消费者。

二、市 场 机 制

市场机制（market mechanism）是市场上的各种要素相互联系、相互作用、相互制约所构成的经济运行的内在机理，是商品经济条件下社会经济运行和资源配置的基础性调节机制，是商品经济的普遍规律即价值规律的具体表现和作用形式。一般情况下，市场机制是指在任何市场经济中都存在并发生作用的机制，主要包括价格机制、供求机制、竞争机制和风险机制等，如图4-1所示。

价格机制（price mechanism）是指市场供求与市场价格之间的有机联系和运动，是价格的形成、运行过程和作用体系。价格机制是市场机制中最基层的机制，是市场机制的核心。价格机制的基本功能是信息传递功能，价格以其自身变动的方向和幅度，传递市场商品供销等经济信息，有利于提高决策的效率。同时，价格机制也是竞争的有力工具，并在调节资源配置、调节收入上有重要作用。

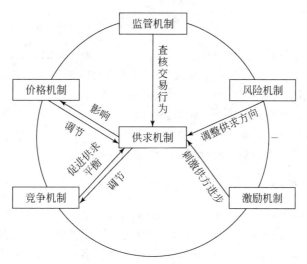

图 4-1 市场机制各机制间相互关系

供求机制（supply and demand mechanism）是指在市场交换活动中供给和需求之间相互影响、相互制约的关系，是调节市场供给与需求矛盾，使之趋于均衡的机制。供求机制和价格机制在功能和作用上是一致的，可以调节商品的价格，调节商品的生产与消费的方向和规模，供求结构的变化还对生产结构和消费结构的变化起调节作用。

竞争机制（competitive mechanism）是商品经济最重要的经济机制，指竞争同供求关系、价格变动、各生产要素流动等市场活动之间的有机联系和功能。竞争机制对市场经济的运行和发展具有重要作用，竞争机制是实现资源有效配置的重要环节，也是推动生产力发展的强大动力，可以促使生产者改进技术，改善经营管理，提高劳动生产率，促使生产者根据市场需求组织和安排生产，使生产与需求相适应。

风险机制（risk mechanism）是市场主体流动同盈利、亏损和破产之间的相互联系和作用。在市场经济条件下，任何一个经济活动主体，都面临着盈利与亏损、成功与失败的可能性，都必须承担相应的利益风险，这是商品经济运行中一种最重要的强制力量。市场风险主要来源于市场竞争，其大小主要取决于市场竞争的规模、激烈程度和竞争方式。风险机制涉及处于不同层次的经济活动主体在以经济利益为主要动机的条件下，在风险和机会之间的权衡抉择。

监管机制（oversight mechanism）主要是对供求双方在交易过程中的行为进行检查、控制和管理，防止交易行为与已采用的计划、指示、指令、原则等相抵触。其主要目的是发现交易过程中的缺陷和错误，以便采取有力措施加以改进，使市场行为与目标相适应。在市场经济中，监管机制蕴藏于整个市场机制中。

激励机制（motivate mechanism）是通过有效的刺激、奖励等措施激发系统内成员，以达到系统目标的运行机制。激励机制对供求关系的影响主要表现在对生产者进步的影响作用上，它是促进企业技术进步和创新、提升产业素质、调整产业结构的有效机制，促进企业不断发展自己、完善自己，从而焕发出更大的活力以适应不断变化的市场需求。

这些机制不是彼此孤立的，而是互相制约、互相作用，统一在市场机制这个机体内，通过市场上各种价格的变动、供求关系的变化及生产者之间的竞争，来推动经济的运行和实现资源的配置。

三、市 场 结 构

经济学上按照四个主要特征来区分市场结构。其一，参加交易的买卖双方数量（包括法人），特别是卖方的数量；其二，产品是否具有同质性，即产品的性能、外观等的差别程度；其三，进入市场的难易程度；其四，买方和卖方对市场价格的影响程度。

根据以上四个特征，可以把市场分为两大类：完全竞争市场和不完全竞争市场。不完全竞争市场又可进一步分为垄断竞争市场、寡头市场、垄断市场。这样，可以把市场结构分为四种：完全竞争市场、垄断竞争市场、寡头垄断市场、完全垄断市场。

（一）完全竞争市场

完全竞争市场（perfectly / fully competitive market）是指竞争充分而不受任何阻碍和干扰的一种市场结构。这种市场类型必须同时具备四项条件：①买卖人数众多，任何个人所占比重极小，个人的经济行为不能影响市场价格，只能是市场价格的接受者；②市场中所有厂商生产出来的同种产品，在性质和质量上都没有差别；③市场中所有的生产资源都可以任意流动，即当市场调节发生变化时，所有生产要素都可以随意进入或推迟某种产品的生产；④信息充分，即市场中所有的消费者、资源拥有者和生产者对当前及未来的产品价格和成本都具有充分的信息和知识。

（二）垄断竞争市场

垄断竞争市场（monopolistic competition market）是指一种既有垄断又有竞争，既不是完全竞争又不是完全垄断的市场，是处于完全竞争和完全垄断之间的一种市场。根据张伯伦理论，垄断竞争市场的假设条件有：①每一种差别产品均是由许多厂商生产出来的，在同一产品类型中，它们是可以互相替换的；②由于厂商众多，各厂商竞争力微不足道，采取竞争措施时易受其他厂商报复；③生产同类产品的所有厂商所面临的需求曲线和成本曲线都相同。

（三）寡头垄断市场

寡头垄断市场（oligopoly market）是介于垄断竞争与完全垄断之间的一种比较现实的混合市场，是指少数几个企业控制整个市场的生产和销售的市场结构，这几个企业被称为寡头企业。寡头垄断市场结构既包含垄断因素，也包含竞争因素，但相对而言，更接近于垄断的市场结构。寡头垄断市场上的厂商极少，往往只有一个以上的少数几个，各厂商相互依存，任一厂商进行决策时，必须把竞争者的反应考虑在内，厂商生产的产品可以是同质也可以是异质的，并且市场中进出不易，其他厂商进入相当困难，原有厂商休戚相关。

（四）完全垄断市场

完全垄断市场（perfect monopoly market）指在市场上只存在一个供给者和众多需求者的市场结构。完全垄断必须符合以下三个条件：①市场上只有一家厂商生产和销售某种商品；②该厂商所销售的商品没有非常类似的替代品；③任何一家新厂商都不可能进入这个市场中参加竞争。市场上产生完全垄断的主要原因包括：某厂商可以控制全部原料供给、拥有产品专利权、政府特许和自然垄断。

以上四种不同类型市场的特征见表4-1。

表 4-1　市场结构类型划分及特征

市场类型	厂商数量	产品差异	对价格的控制程度	进出难易	市场举例
完全竞争	很多	完全无差别	没有	很容易	农产品
垄断竞争	很多	有差别	有一些	比较容易	零售业
寡头垄断	几个	有差别或无差别	相当程度	比较困难	钢、石油
完全垄断	唯一	唯一产品无替代品	很大程度，但常受管制	很困难，几乎不可能	公共事业

第二节　卫生服务市场

一、卫生服务市场的内涵和分类

（一）卫生服务市场的内涵

广义的卫生服务市场（health service market）是指卫生服务产品按照商品交换的原则，由卫生服务的生产者提供给卫生服务消费者的一种商品交换关系的总和，由三个相关市场组合而成的，即卫生筹资市场、卫生服务市场、卫生服务要素市场，如图 4-2。

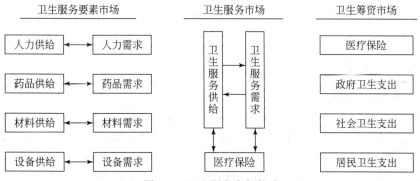

图 4-2　卫生服务市场构成

狭义的卫生服务市场是指这三个市场中的第二个市场。卫生服务的相关市场指的是卫生筹资市场和卫生服务要素市场。这三个市场是相互联系、相互制约的关系，其中卫生服务市场是核心，卫生筹资市场是前提，卫生服务要素市场是基础。

健全的卫生服务市场主要表现在以下几个方面：①卫生服务的生产和供给必须面向多层次的卫生服务需求；②卫生资源的配置要适应卫生服务供需关系的变化，体现资源优化配置原则；③卫生服务的价格不但要反映卫生服务的成本，还要充分体现出卫生服务高技术和劳务的价值；④卫生服务数量和质量的评估主要由消费者做出评价，接受市场检查。

（二）卫生服务相关市场

1. 卫生服务要素市场

卫生服务要素市场即卫生服务投入市场，主要包括卫生人力市场、药品市场、材料市场和仪器设备市场等。这些市场和卫生服务活动紧密相关，又和整个社会经济大环境密不可分。其市场的供给方是医药企业或学校，需求方是卫生部门。卫生人力市场是卫生人力实现就业的市场，卫生人力市场的供方主要为医学教育机构，需方主要为医疗卫生机构、医学教育和科研机构等，市场中的交换对象即卫生人力资源。2000 年世界银行报告将卫生人力资源（HRH）定义为所有参与到促进、保护或改善人民卫生状况的个人的集合。这个定义不仅包含了卫生技术人员，还包括了其他一系列职业群体，如管理人员、经济学家、会计师等。药品市场、材料市场及设备市场三个卫生服务要素市场在市场构成和运作机制上较为相似，其供方为相关医药企业，需方主要为医疗机构和患者。我国卫生人力市场受计划经济影响，受管制的程度较大，相比而言药品市场、材料市场和设备市场与一般商品市场较为相似，主要由市场机制调控。

2. 卫生筹资市场

资金筹集的渠道、方式及各渠道来源资金的投入方向，都将影响卫生服务需求者和供给者的行为，影响卫生服务供给者各个生产要素的可得性。我国卫生筹资市场尚在培育和完善之中，卫生支出除政府外，已纳入了社会、居民及商业保险部分。2009 年新医改以来，我国通过大幅度增加财政卫生预算投入和建设覆盖全民的医保体系，使卫生筹资市场发生了根本性转变。经过改革，我国形成了以基本医疗保险和城乡医疗救助为主体，其他多种形式的补充医疗保险和商业健康保险为补充的多层次医疗保障体系。基本医疗保险由城镇职工基本医疗保险、城镇居民基本医疗保险和新型农村合作医疗构成，分别从制度上覆盖城镇就业人口、城镇非就业人口和农村人口。在综合考虑各方面承受能力的前提下，通过国家、雇主、集体、家庭和个人责任明确、合理分担的多渠道筹资，实现社会互助共济和费用分担，满足城乡居民的基本医疗保障需求。城乡医疗救助是我国多层次医疗保障体系的网底，主要由政府财政提供资金为无力进入基本医疗保险体系及进入后个人无力承担共付费用的城乡贫困人口提供帮助，使他们能够与其他社会成员一样享有基本医疗保障。补充医疗保险包括商业健康保险和其他形式补充医疗保险，主要是满足基本医疗保障之外较高层次的医疗需求。

（三）卫生服务市场的分类

1. 按卫生产业职能分类

卫生服务市场按卫生产业职能可分为卫生防疫服务市场、预防保健服务市场、医疗康复服务市场和医教科研服务市场四类。卫生防疫和预防保健服务市场的职能主要是对人类生态环境、自然灾害等进行监控和调节，对严重危害健康的各种地方病、传染病进行预防和防疫，主要以福利性卫生消费形式向全体公民提供服务，同时也向消费者提供公益性健康保健服务。医疗康复服务市场为消费者提供公益性的治疗、保健、康复、护理、整形及美容等卫生服务，同时也为部分特殊消费者提供福利性卫生服务，并对危害严重的传染病、流行病等疫情进行监控，以保障人们的健康。医教科研服务市场则是培养卫生人才和进行医学科学研究的重要市场。

2. 按地域划分分类

卫生服务市场按地域划分可分为农村卫生服务市场和城市卫生服务市场。一方面，我国幅员辽阔，人口众多，无论城市还是农村都是一个相当庞大的市场；另一方面，20 世纪 50 年代以后，中国逐渐形成了特有的城乡隔离的社会结构，城市与农村、工业与农业、工人与农民人为隔离，造成城乡之间断裂，资金、技术等生产要素不能在城乡之间自由流动，城镇居民与乡村人口在发展机会和权利保障上不平等。至今，我国城乡二元结构依旧明显，城市与农村卫生服务市场互相联系又互相区别。

3. 按卫生消费层次分类

卫生服务市场按我国特殊的经济状况和卫生消费层次可分为必需基本卫生服务市场、必需非基本卫生服务市场和特需卫生服务市场。

必需基本卫生服务市场为满足所有公民基本医疗卫生需求的市场。必需基本医疗卫生服务主要包括两部分，一是公共卫生服务范围，包括疾病预防控制、计划免疫、健康教育、卫生监督、妇幼保健、精神卫生、卫生应急、急救、采血服务及食品安全、职业病防治和安全饮水 12 个领域；二是基本医疗，即采用基本药物、使用适宜技术，按照规范诊疗程序提供的急慢性疾病的诊断、治疗和康复等医疗服务。

必需非基本卫生服务市场是与必需基本卫生服务市场相对应而存在的，两者提供的服务均为必需的卫生服务。但从发病情况角度分析，必需基本卫生服务在疾病病例中的占比较高，而必需非基本卫生服务相对较低。从成本效果角度分析，前者成本效果好而后者成本效果较差。我国的基本医疗保障制度主要针对的是必需基本卫生服务，在我国当前的经济水平和居民卫生消费水平情况下，尚不能将后者全部纳入医疗保障范围内，因此，后者的保障程度相对前者而言较低，如大病种、罕见病的医疗。必需基本卫生服务和必需非基本卫生服务的项目会不断变化，如随着社会经济水平的提高，医保支付能力提高，一些原来划分为必需非基本卫生服务的项目会转入到必需基本卫生服务中而得到较高程度的保障。

特需卫生服务市场是围绕满足群众的特需医疗需求展开的市场，提供非必需的卫生服务，其需求方主要是对卫生服务有特殊需要的患者。这类市场中需要特殊的仪器设备乃至医护专家的特殊服务。

二、卫生服务产品的类型和特性

(一) 卫生服务产品的类型

1. 公共物品

公共物品（public good）是可以供社会成员共同享用的物品。萨缪尔森曾把纯公共物品的概念定义为"每个人对这种产品的消费，都不会导致其他人对该产品消费的减少"，即公共物品具有非竞争性和非排他性。萨缪尔森举出的例子有社区和平与安全、国防、路灯、天气预报等。所谓非竞争性，是指某人对公共物品的消费并不会影响别人同时消费该产品及其从中获得效用，即在给定的生产水平下，为另一个消费者提供这一物品所带来的边际成本为零。所谓非排他性，是指某人在消费一种公共物品时，不能排除其他人消费这一物品（不论他们是否付费），或者排除的成本很高。为做出准确的划分，此处的公共物品指纯粹的公共物品或服务，就是那种提供给全社会成员共同享用的而且不具有消费竞争性和受益排他性的物品或服务。由于公共物品的这两种特殊性质，所以一般认为，公共产品只能由政府来生产或提供。

在卫生服务领域，大多数公共卫生项目都是公共物品，称为纯公共卫生产品，如疾病与健康监测、传染病监测、重大传染病的控制与预防、突发公共卫生事件的处理、公共卫生课题的科学研究和健康教育等。公共卫生产品在经济学上同时兼具非竞争性和非排他性，其消费人数的增加一般不会导致成本的增加，而一经供给就有众多的人享受，所以从社会角度上考虑，公共物品具有很高的经济效率。如 2012 年中东地区首次出现中东呼吸综合征（MERS），2014 年 4 月，该疫情再次在中东地区流行，之后在全球暴发，形成全球性传染病疫潮，引起社会恐慌。国家乃至全球均采取了一切可采取的措施预防和控制疫情，最终出资者和未出资者均享受到安全和健康的生活。但是在市场经济条件下，此类公共物品无利可图，不可能有更多卫生服务的供给者愿意提供，也不可能有更多消费者愿意单独消费。

2. 准公共物品

准公共物品（quasi-public good/semi-public good）是指具有有限的非竞争性或有限的非排他性的公共产品，它介于纯公共产品和私人产品之间，如教育、政府兴建的公园、拥挤的公路等都属于准公共产品。相对于纯公共物品而言，它的某些性质发生了变化。如有的准公共物品是公共的或是可以共用的，一个人的使用不能够排斥其他人的使用。然而，出于私人利益，它在消费上却可能存在着竞争。

卫生服务领域中具有正外部效应的产品或服务叫做准公共卫生产品。以传染病的治疗服务为例，如果某人患甲型肝炎接受治疗并痊愈，这个人不仅利用该传染病治疗服务使自己得以康复，同时他周围的人（家人、邻居、同事等）也由于该患者的及时治疗而避免了被传染的可能性。这种一经提供，使得接受和未接受卫生服务的人均受益的卫生服务产品即为准公共卫生产品。具有正外部效应的准公共卫生产品的经济学特点是，准公共产品的直接消费者的个人效益之和远远小于社会效益。在自由市场机制下，由于消费者个人效益之和远远小于社会效益，因而消费者对具正外部效应的准公共产品的需求量总小于社会最佳需求量。准公共卫生产品的外部效应没有在市场价格中完全反映出来，不可能在市场中得到应有的补偿，因此社会对准公共卫生产品的需求不足，供给也不足，所以准公共卫生产品通常也是由政府组织和提供，但根据不同的卫生服务项目，有些需要个人适当支付部分费用。

3. 私人产品

私人产品（private good）是指那些具有效用上的可分割性，消费上的竞争性和收益上的排他性的产品，即一旦物品被人消费，则其他人将无法再消费该物品。私人产品可以分为必需品和特需品。

必需品是指满足基本生活需要所必不可少的商品，其需求量随着消费者收入的增加而增加。但在该类消费品上的支出占消费者收入（或总支出）的比重则随着收入的增加而下降。卫生领域中的必需消费品是指那些被认为是患者应该得到并且不可缺少的卫生服务。它的明显特点是具有排他性。从经济学角度看，个人消费产品时，他人无法从中受益，其价格弹性较小，服务价格的变化不会显著影响需求量。必需性基本卫生服务一般具有疗效明确、成本效果好的特点，如接生、阑尾炎手术等。

特需品是指那些被大多数人认为可有可无的卫生服务，根据人们的消费能力和偏好可自由选择。从经济学角度看，特需卫生产品的需求价格弹性大，卫生服务的价格变化会导致需求的明显变化。而且，这类卫生服务一般也没有确切的治疗和防病效果，成本效果不好，如美容手术等。

综上所述，卫生服务产品各有其特性，为了更好地探讨卫生服务中市场机制与政府干预的引入，按产品类型形成了如表4-2所示的卫生服务分类与卫生服务产品矩阵。

表4-2　卫生服务分类与卫生服务产品矩阵

		公共物品	准公共物品	必需品	特需品	
	预防服务	公共预防产品	准公共预防产品	必需预防产品	特需预防产品	市场作用增强↓
政府作用增强↑	保健服务	公共保健产品	准公共保健产品	必需保健产品	特需保健产品	
	康复服务	公共康复产品	准公共康复产品	必需康复产品	特需康复产品	
	医疗服务	公共医疗产品	准公共医疗产品	必需医疗产品	特需医疗产品	

（表头）←政府作用增强

（表底）市场作用增强→

（二）卫生服务产品的特性

1. 即产即销

卫生服务商品是一种劳务商品。劳务商品与一般商品的不同之处在于，一般商品是具有物质形态的，是有形商品，其生产和消费是两个过程，可以储存，也可以异地销售。而劳务商品是无形商品，其生产和消费的过程合二为一，医生替患者治病的过程，同时也就是患者消费的过程，产品生产停止，消费也随之结束。

2. 受时空限制

卫生服务是以服务形态存在的劳动产品，其生产和消费具有时间和空间上同一性。这使它不能像其他商品那样通过运输、流通等环节异地销售，也不能储藏、保存。因而，其生产和消费受到地理范围的影响和限制，其市场范围受接受服务的方便程度的影响，如就诊的距离等。随着科学技术的发展，运用"互联网+"思维和技术，通过移动服务、远程服务等方式可以在一定程度上提高卫生服务优质资源的可及性。

3. 产品价格形成的特殊性

在一般商品市场，价格是在供求影响下通过市场竞争形成的。而在卫生服务领域，其产品大多是无形产品，消费者又存在很大的个体差异，造成同类医疗服务供给的异质性和不可比性。特别是在强调卫生服务公平性的社会里，卫生服务作为具有一定福利性的公益性产品，不纯粹以营利为目的。所以，卫生服务的价格往往只能通过有限的市场竞争形成，即在卖方竞争的基础上，由政府领导下的各类专业人员组成的机构协商定价，或由同行议价，或由医疗保险机构作为消费者的代理人与医疗机构谈判定价。

4. 产品性质的不确定性

如本章所述，卫生服务产品具有不同的层次或类型，包括纯公共卫生产品、准公共卫生产品和私人产品。然而，卫生领域纷繁复杂，一方面，疾病具有特殊性，不同国家、不同种族、不同性别的人群面对的疾病有所不同；另一方面，随着时代变迁、科技进步，医疗技术不断提升，医药产业日新月异，我国乃至世界疾病谱都发生着重大变化。因此，卫生服务产品的范围不是一成不变的，也不是绝对的，它具有一定的灵活性和可选择性。某些准公共产品可能因丧失了某些特征变成了纯公共产品或私人产品，某些纯公共产品和私人产品也可能因各种原因获得了准公共产品特征而加入到准公共产品的行列中来。随着居民卫生服务的需求不断提高和政府改革的日趋深入，国家基本公共卫生服务项目不断规范，政府加大对基层的投资力度，进一步扩大服务覆盖面，提高服务质量，提高居民满意度。例如，2011 年卫生部印发了《国家基本公共卫生服务规范（2011 年版）》（以下简称《规范》），该《规范》涵盖了城乡居民健康档案管理、健康教育、预防接种、0~6 岁儿童健康管理、孕产妇健康管理、老年人健康管理、高血压患者健康管理、2 型糖尿病患者健康管理、重性精神疾病患者管理、传染病及突发公共卫生事件报告和处理，以及卫生监督协管服务规范 11 项内容，这与《国家基本公共卫生服务规范（2009 年版）》相比，服务范围增加，将 0~36 个月的儿童扩大到 0~6 岁的儿童，而在《规范》颁布前，3~6 岁的儿童进行预防接种和健康管理等都是坚持自愿自费的原则。

三、卫生服务市场的特征

卫生服务市场除了具有与一般商品市场所共有的性质外，还具有以下一些自身的特征。

（一）卫生服务产品的特殊性

如本章所述，在卫生服务产品中有大量产品具有公共产品和准公共产品性质。具有公共产品和准公共产品性质的卫生服务，不具有排他性和竞争性。我国卫生事业是政府实行一定福利政策的社会公益事业。卫生服务市场的产品提供，不仅要追求经济效率的提高，更要追求卫生服务利用的可得性、可及性与健康的公平性。卫生服务产品还具有即产即销、时空受限和价格形成特殊的特性。因而，卫生服务产品具有特殊性。

（二）卫生服务市场经济主体的特殊性

在一般商品市场中，生产者和消费者是市场的经济主体，在传统的卫生服务市场中，卫生服务调控的经济主体主要由卖方医疗机构和买方患者构成的。随着社会经济发展，卫生服务市场又多了一个经济主体"医疗保险机构"，市场拥有三个经济主体，使得传统的卫生服务市场中的双边交易关系变成了医疗机构-医疗保险机构-患者的三方交易关系。医疗保险机构的介入，打破了医患双边关系，变成交换需要通过医疗保险机构进行的间接的、三方的商品交换活动。医疗价格的变动在这里对供需双方的调节不灵敏，特别是医疗消费者对价格的变化反应迟钝，价格对消费者的约束变弱。

（三）供需双方信息不对称

卫生服务市场存在信息不对称。在卫生服务市场里，消费者由于缺乏医疗保健知识，往往不能完全判断是否需要医疗服务，以及医疗服务的数量和质量。而由于疾病的不确定性，患者不能根据自己的经验重复使用治疗方法，也不可能像购买其他商品那样可以根据个人的经验、商品的说明和广告信息等来判断医疗服务的质量。由于卫生服务领域中患者和医生间委托代理关系的存在，决定医疗服务数量和质量的是掌握专门知识的医生，即卫生服务的提供者。这种供需双方信息不对称，使得消费者处在一种被支配的地位，使卫生服务产品的交换双方不是处在平等的地位。

（四）存在垄断与诱导需求

卫生服务市场具有垄断性。根据市场结构分析，卫生服务市场既具有完全垄断市场的特点，受政府管制程度较高，又具有垄断竞争的特点，医疗机构间存在竞争。卫生服务市场具有的垄断性主要有两种：法律限制造成的垄断和技术权威造成的垄断，因而，服务供给必然受到医学教育程度的制约和行医许可制度的法律限制。另一方面，由于供需双方信息不对称，医疗服务的提供者在代表消费者做出医疗服务消费的选择时，可能会受到自身经济利益的影响而产生诱导需求。垄断和诱导需求造成的服务低效率，使卫生服务市场价值规律遭到破坏，将会刺激卫生服务规模的不合理膨胀，造成社会资源分配与利用的低效率。

（五）卫生服务需求弹性小，需求和供给具有不确定性和紧迫性

医疗消费虽有许多层次，但是在总体上属于维护生命健康权利的基本消费。价格变动对于医疗需求，特别是对基本医疗需求的调节不灵敏。众所周知，人的生、老、病、残、死是一种客观存在，带有偶然性，难以对个人的突发性疾病和意外伤害进行预测。而且，在具体的卫生服务中，一方面疾病治疗的方案也有很大的差异，导致卫生服务的供求存在不确定性；另一方面由于个体差异，即使有相同病症的人，获得的医疗服务后的服务效果也有很大的不同。另外，卫生服务涉及生命健康，面对一些危重疾病、急性伤害时，必须立即得到处理和治疗，这就使医疗服务需求表现出紧迫性。

（六）提供者目标多元化

按照市场经济理论，商品或服务的提供者是追求利润最大化的，把商品的成本降到最低限度。但是卫生服务提供过程不满足上述假设。正如上文所述，我国卫生事业的性质是实行一定福利政策的社会公益事业，卫生机构不能以追求利润为纯粹的目的，而是把社会效益、救死扶伤放在首位。即使是营利性卫生服务供给单位也不能单纯追求利润最大化，在满足消费需求时必须考虑社会公众利益，体现出以人为本的社会效益。因此卫生服务提供者目标是多元化的，主要表现为一

方面是体现公益性的社会效益目标，一方面是体现资源使用经济效率的经济效益目标。

（七）政府导向作用突出

根据市场机制的作用特征，在资源配置中市场机制与政府导向结合在一起。卫生服务市场与居民健康乃至社会安全相连，应当是具有福利性和公益性的，因此在卫生服务市场中的政府导向作用尤其突出。在强调市场机制对卫生服务市场的基础作用的同时，还必须重视政府对卫生服务市场的调控作用。政府在卫生服务市场的作用主要表现在规范卫生服务市场、提高卫生资源效率及公平和稳定等方面。

四、影响卫生服务市场的因素

（一）政治对卫生服务市场的影响

任何一个国家卫生体制的改变和卫生服务部门的组织形态都受到政治因素的影响。而政府对医疗事业制定的发展规划、建立的医疗体制、确定的医疗发展目标、构建的医疗服务组织形式等，对一个国家医疗服务体系的形成、性质、面貌、发展方向起着决定性的作用。

（二）经济对卫生服务市场的影响

经济发展状况和经济发展水平会影响医疗服务的发展状况和水平。总体上说，当一个国家的整体经济发展良好、经济发展水平较高的时候，医疗服务也会相应得到发展，因为一个国家的医疗服务是不可能脱离国家的整体经济实力而独立发展的。经济水平的变化、整体生活水平的提高将对需求者的医疗消费心理、需求收入弹性和就医行为发生影响。居民收入的增加，医疗服务的支付能力增强，居民对医疗服务提供者的要求也更高，从而促进医疗服务提供者加强医疗服务管理和改善医疗服务质量，致使供需达到新水平上的平衡。经济体制的改变也直接影响医疗服务市场。随着我国经济体制的市场化进程，卫生服务领域也开始了放权搞活、关注市场需求、允许多种所有制并存、引入市场机制等改革，医疗体制发生了与经济体制相适应的转变。

（三）社会对卫生服务市场的影响

社会环境的变化会影响社会人群对卫生服务利用的数量和质量，从而对卫生服务市场产生影响，如健康水平、人口年龄结构、疾病谱、饮食结构、生活习惯的改变。例如，当前我国已进入人口老龄化快速发展阶段，着力推动养老服务业发展不仅是积极应对人口老龄化、保障和改善民生的重要举措，也将成为扩大内需、增加就业、推动经济转型升级的重要支点。此外，面对人民群众不断增长的健康服务需求，不仅仅是养老服务业，包括医药医疗、健康保健、健身养生在内的整个中国健康服务业发展空间和潜力都将有大规模提升。

（四）相关市场对卫生服务市场的影响

除了政治、经济和社会环境因素外，卫生服务市场还直接受相关市场的影响和制约。

卫生人力市场的影响。其作用主要体现在卫生人力资源是卫生服务供给的主要影响因素之一，卫生服务人才市场的发展影响卫生人力资源的数量和质量，进而影响卫生服务的供给。目前我国卫生服务人才市场发展初具规模，卫生人力供给和需求不再完全服从国家计划，供需双方双向选择的程度加大，卫生人力资源的流动性逐渐加强，其对医疗机构及相关组织卫生人力的获得产生较大影响，不同程度地影响着卫生服务的供给和需求。

药品市场、材料市场和设备市场的影响。它们是保障卫生服务供给和满足需求的物力资源的市场，例如，药品的供给直接影响临床用药治疗的效果，也会影响居民的药品需求；医疗技术的开展和使用需要有相应的材料和设备的支持等。目前我国药品市场、材料市场和设备市场的市场竞争激烈、市场规模不断扩大，促进了卫生服务的供给和需求。与此同时，研发不足、体系不健全等问题也十分突出，对卫生服务供给和需求会产生一定的制约。

卫生筹资市场的影响。筹资市场的发展影响着用于卫生服务的资金的提供，从而影响卫生服务供给的数量和质量，也影响着卫生服务消费者的支付能力，进而影响卫生服务的需求。目前我国卫生筹资市场筹资方式多样，资金来源广，除政府筹资外，已经纳入了社会、居民及商业保险部分，从而进一步保障卫生服务的供给，刺激了卫生服务需求。

第三节　卫生服务市场失灵

一、市场失灵

市场机制在调节社会资源配置过程中起着重要的作用，但是市场机制并不是万能的，市场机制发挥其优化配置资源的作用是有条件的，在不能满足这些条件的情况下，市场机制不仅不能够使资源达到有效配置，还会产生负作用，导致资源配置状况的恶化。

市场失灵（market failure）又称"市场失效"、"市场缺陷"，就是指市场机制不能实现资源最优配置的情况。市场失灵理论认为，完全竞争的市场结构是资源配置的最佳方式，但在现实经济中，完全竞争市场结构只是一种理论上的假设。理论上的假设前提条件过于苛刻，现实中是不可能全部满足的。由于对垄断、效益外部性、信息不完全和公共物品等领域调节能力弱，仅仅依靠市场机制来配置资源无法实现帕累托最优，就会出现市场失灵。

二、卫生服务市场失灵的表现

（一）卫生资源利用率不足

卫生资源利用率低是卫生服务市场失灵的主要表现之一，指卫生资源的浪费和不合理使用。具体来说，主要有两个方面。

其一，主要指医疗卫生领域存在的过度医疗现象，包括过度治疗和过度检查，这是当前卫生服务市场普遍存在的问题。一方面是医生为逃避医疗责任或迎合医疗机构要求创造自身收益而开大处方，进行重复检查，滥用医疗器械，滥做高消费手术；另一方面，患者医疗卫生知识有限，对病情过度紧张，要求住院、开贵药、做检查。

其二，医疗卫生机构存在过度消耗资源的情况。一方面，卫生人力集中在大城市、大医院，行政后勤部门人浮于事，办事效率不高，造成卫生人力资源的浪费；另一方面，医疗机构管理不善，日常浪费多，为求"面子"，过度追求医院形象建设，过度引进仪器设备。

（二）公共卫生服务供给不足

卫生服务关系到公民的生命健康，多数卫生产品具有准公共产品甚至纯公共产品的特性，如前所述，在自由市场机制下，此类产品的供给极度缺乏或供给不足，社会卫生资源受市场机制影响大多流向经济效益较好的私人产品，公共卫生服务产品的供给始终无法满足社会的需要。

（三）卫生事业发展结构性失衡

市场机制的作用只会扩大地区之间的不平衡现象，一些经济条件优越，发展起点较高的地区，发展也越有利。随着这些地区经济的发展，劳动力素质、管理水平等也会相对较高，可以支付给被利用的资源要素的价格也高，也就越能吸引优质的各种资源，以发展当地经济。那些落后地区也会因经济发展所必需的优质要素资源的流失而越发落后。

卫生服务市场失灵也会带来卫生事业发展的结构性失衡，我国可以作为典型代表。我国卫生事业发展存在几大失衡：①区域性结构失衡，我国东中西部地区卫生事业发展能力差异大；②城乡结构失衡，受我国固有的城乡二元结构影响，城乡卫生发展同样存在很大差距，大医院、高水平人才大多集中在城市；③不同级别医疗机构发展失衡。卫生资源在不同级别医疗机构之间呈"倒三角"配置，即卫生资源的总体配置出现了高层次卫生机构的资源多于中层次，中层次卫生资源配置又多于基层资源配置的状态，而这与居民的"正三角"型卫生服务需要结构不相匹配。

（四）卫生服务市场公平性缺失

市场机制不能解决贫富悬殊、不能兼顾公平和效率，这是市场机制的痼疾。市场交易原则上是平等的和等价的，但在市场经济条件下，由于人们的素质、所拥有的资源存在差异，因而收入水平会有所差别。市场的自发调节往往容易引起收入差距的扩大，从而影响到人们在支付能力上的差别。因此，市场机制在提高效率方面可以发挥其有效作用，但往往难以实现社会公平的目标。早在1979年阿拉木图宣言就提出"人人享有卫生保健"的口号，每个人都有获得基本卫生服务的权利成为全世界的共识。卫生保健是以公平原则占主导地位的保障服务，特别是老年人、丧失劳动能力的患者、妇女、儿童等脆弱人群。事实上，卫生服务市场中存在明显的不公平现象，区域间、城乡间差距明显，医患间诱导需求的道德风险突出，没有管制的卫生服务市场，是以支付能力和支付意愿为基础来配置资源的，这就可能导致卫生服务的利用、健康水平等方面的不公平性。

三、卫生服务市场失灵的原因

（一）市场机制存在自身缺陷

1. 市场机制对某些领域调节能力弱

市场机制并不是万能的，在某些领域市场机制调节的能力较为薄弱，主要有三种情况：信息不对称、效益外在性和公共产品。信息不对称影响卫生资源的配置和使用效率，而且可能带来道德风险和逆向选择问题。效益外在性即私人利益与社会利益之间或私人成本与社会成本之间的差异。在市场经济中，利润的诱惑和竞争的压力使企业与个人只根据私人利益和私人成本进行决策活动，这就很可能出现企业和个人把一部分私人成本打入社会成本，给社会或他人造成损害，如污染问题等。在公共物品和准公共物品领域，市场的自由选择原则和市场定价原则是行不通的，市场更不可能自发地有效地提供公共物品，市场机制在这里无法实现社会资源的最优配置，而这些公共物品对消费者往往又是不可缺少的，因此，市场机制调节的作用在此十分薄弱。

2. 市场调节具有滞后性

市场机制的供求机制和价格机制是一种事后性调节。从宏观角度来看，它对经济活动和社会发展的战略性问题缺乏敏感，对长远性的行为导向常无能为力，从而不可能及时解决运行中的市场失灵问题。具体来说从价格形成、信号反馈到调整产品的生产需要一定的时间，尤其是对于供给价格弹性较低的产品或服务，需要的时间就会更长。在卫生服务市场上供求反差很大，政府对卫生服务市场缺乏调控的情况下，价格机制和供求机制也会失去调节作用或调节作用很小。2013

年初北京持续雾霾，其中的主要成分 PM2.5（细颗粒物）受到大众关注，为保障身体健康，各类口罩备受追捧，即便 PM2.5 口罩的售价几乎较普通口罩翻了 10 倍，但仍供不应求。

3. 市场调节与社会经济利益不一致

一般商品市场上，市场机制的核心是利益驱动机制，实际上很多社会问题不能靠利益驱动得到根本解决。如基本卫生服务，由于它的社会效益大于个人效益，应强调救死扶伤，而不应以追求利润为目的。因此，如果完全让经济利益去驱动基本卫生服务的兴衰发展，那么它在不可能获得平均利润和存在风险投资的情况下，就会趋于萎缩，难于维继，更谈不上迅速发展了。另一方面，各经济主体的利益动机也不一定符合社会整体的经济利益要求，并根据全局的利益来决定自己的经济行为，而且他们自身的经济利益并不一定就符合社会整体的经济利益，甚至可能与宏观上的资源配置要求正好相反。例如，医院和医生为追求自身的经济利益而过度提供服务和提供不必要的服务，自身的利益虽然得到了满足，但对社会和患者的利益造成损害。

4. 市场机制无法解决宏观总量和可持续发展问题

凯恩斯理论提出后，现代经济学家普遍认为仅仅通过自由市场机制的自动反应不可能实现总需求与总供给的均衡。在卫生服务领域也是如此，不能指望依靠市场机制就能实现卫生资源的拥有量与卫生服务的总需求之间的总体均衡。这个总体均衡只有依靠政府制订区域卫生规划，由政府主管部门实现全行业系统管理来加以实现；另一方面，市场机制不能解决国民经济长期发展问题，市场机制不利于产业结构的调整，特别是不利于社会基础设施建设，不利于公共部门的发展，不利于卫生事业的结构优化。市场机制的自发性和滞后性不能与卫生服务领域长期发展的计划性相适应。所以，政府必须承担中长期卫生规划的任务。这个规划通常可以通过信息预报、项目预算、行业管理、立法控制、价格引导、实现区域性卫生规划等方式来实现。

（二）卫生服务市场的特殊性

1. 卫生产品的公共性导致市场供给不足

公共产品具有非抗争性和非排他性。出钱者可以用，不出钱者也可以使用，且出钱者无法阻止不出钱者的使用。所以，就有可能出现"免费搭车"的情况，即想办法不出钱而受益，因而消费者个人对这类产品的需求很少，支付意愿弱，相应的提供者提供这类产品也不会获得理想的利润。所以，在自由市场机制的作用下，公共产品市场将会处于极度萎缩状态，甚至根本不存在，导致公共产品的提供数量远远低于社会所需要的数量，资源没有配置到社会需要的地方。卫生服务产品具有公共性，因此在公共卫生服务的消费过程中，必然会产生"搭便车"现象，这就导致私人部门不愿意生产和提供公共卫生服务。如果单纯依靠医疗市场自发调节，市场机制便无法最优配置这种公共卫生资源，公共卫生服务的供给就会大大小于社会需求，供给不足。

2. 信息不对称不利于卫生服务的有效利用

卫生服务市场较于一般市场，其信息不对称问题更为突出。卫生服务消费是一种供方主导型消费，市场的供给方（医疗机构及医务人员）通常拥有比较完全的医护专业知识和信息，使其在卫生服务过程中占据主动地位，并且成为需求方的代理人。相反，需求方（患者及其家属）则处于相对信息劣势，导致其在医疗服务过程中存在被动性和盲目性，从而可能导致逆向选择和道德风险问题的出现，并使需求方搜索真实信息的成本增加，提高了市场交易费用，降低了卫生服务的可及性与可得性，降低了市场运行效率。

3. 垄断带来低效率和技术进步受限

市场竞争的一个显著特点是优胜劣汰，而一旦存在垄断，竞争将不存在或不完全，垄断者就能影响价格，并从中获得超额利润。垄断的存在会大大降低市场配置资源的效率，使整个经济处于低效率状态。卫生服务市场具有天然的垄断性，其垄断情况包括供需双方信息不对称、医疗技术垄断、卫生资源垄断等。由于卫生服务供需双方信息不对称，增加了患者的选择成本，限制了患者的选择范围，降低了市场运行效率。同时，卫生服务市场的垄断性，使卫生机构即便在低质、低效、低量的前提下运行，也能获得超额垄断利润，从而限制了市场竞争的作用，降低了市场配置资源的效率和卫生福利水平，致使市场竞争失效。

4. 效益外在性影响卫生资源配置的有效性

效益外部性分为正外部性与负外部性。正外部性即有利的外部性，指某个经济主体的经济活动使他人或社会受益。而负外部性指不利的外部性，即某个经济主体的经济活动使他人或社会受损，但并没有因此而承担成本。效益溢出所带来的收益或成本在市场交易中无法体现，因此一旦存在效益外在性就无法正确核定产品的供需。而卫生服务市场中存在普遍的效益外在性，这就可能导致卫生服务的供给出现错误。卫生服务的效益外部性会影响卫生资源的配置效率，不利于卫生服务市场运作，即具有正外部性的卫生产品（如公共预防）供给不足，而具有负外部性的卫生产品（如抗生素的使用）供给过度。

（三）我国卫生服务市场存在功能障碍

1. 卫生服务市场发育不完善

我国从 20 世纪 70 年代后期开始进行医疗卫生体制的改革，时至今日，卫生服务市场无论在结构上还是功能上还都不完善。卫生服务市场中，合理的卫生服务体系还没有形成，医患双方的利益还不能得到有效保障，社会基本卫生需求还得不到满足。其主要相关市场中的卫生筹资市场，尽管近年来国家一再加大卫生投入，但卫生投入不足的问题依然存在。而卫生要素市场中，如药品市场、人才市场缺乏良好的组织，卫生人才分布不合理、药品市场紊乱、卫生信息传播受限等问题也成为目前我国的改革重点。卫生服务市场的发育不完善，使得我国卫生服务市场本应具有的许多资源配置功能并未有效发挥。

2. 存在政府履行经济职能不适当现象

计划经济时期，我国政府在医疗卫生领域采取全包全揽的措施，随着医疗卫生体制改革的推进，我国政府一直在不断探索其合理职能，但目前在医疗卫生领域政府仍存在着越位和缺位现象。如本章中提到的卫生服务市场的垄断问题，垄断会破坏市场功能，但我国的卫生服务市场垄断主要不是由自由竞争演化而来的经济性垄断，而是由政府许可证制度、准入限制、地方保护主义等干预措施形成的行政性垄断，它严重影响着卫生服务市场的运转。

复习思考题

1. 试述卫生服务市场的内涵。
2. 卫生服务产品有哪些类型和特性？
3. 试述卫生服务市场的特征。
4. 卫生服务市场失灵的表现有哪些？原因是什么？

【案例分析】

救命血清一剂难求何以频发

1. 救命血清一剂难求

据报道，2014 年 8 月 19 日上午，北京市一名 16 岁男孩被眼镜蛇咬伤，情况危急，急需眼镜蛇毒血清救治，但北京医院普遍没有这种血清。后来其家属和媒体多方寻找，却被多地医院告知"已用完"。直到隔日，救命血清才从云南一医院送达北京相关医院。

查卫生部《国家基本药物目录》，抗蛇毒血清中抗眼镜蛇毒血清赫然在列。目前，我国只有上海赛伦公司生产抗蛇毒血清，别无分号。抗眼镜蛇毒血清自 2010 年停产，至 2013 年底再启生产，保质期至多3年，生产周期则要9个月，这也造成近年抗眼镜蛇毒血清频频告急。而短缺的更深层次原因，则在于被剧毒蛇咬伤毕竟属于偶发，赛伦公司在血清生产上长期处于单品亏损状态。由于需求量和利润都有限，涉事企业难免不感兴趣。而使用率偏低、保质期偏短、报废率较高、需在特定温度下才能保存，也会让医院选择弃用。

（资料来源：于立生．救命血清一剂难求，背后是"市场失灵"．新京报．http：//www. bjnews. com. cn/opinion/2014/08/20/330508. html. 2014-8-20）

2. 男子被蛇咬无抗毒血清，院方：不在采购目录内

2014年12月8日，海南省东方市市民杜昌忠在农田劳作时，左脚不慎被近3厘米粗的"竹叶青"毒蛇咬伤，不到一会儿，杜昌忠脚部被咬伤口周边皮肤及组织发黑并肿胀变形，40分钟后被家属送到东方市人民医院急诊室就诊。然而，在救治过程中，杜昌忠及家属被告知，伤者被毒蛇咬伤，病情较重，但东方市人民医院并无抗毒血清。8日当天，符先生及其家人在六个小时的时间内，联系东方市多家医院，均被告知没有抗毒血清。

"偌大一个东方市，数十万人的城市，市一级医院竟然找不到一家有抗毒血清？今后被蛇咬伤，又该如何及时诊治？"杜昌忠及其家属对此提出质疑。

急诊科主治医师陈医生介绍，几年前东方市人民医院曾经用过该药品，但抗毒血清在医院用得不多，目前，已经不在由政府规定的东方市人民医院药剂招标和采购目录之内。所以伤者被送到急诊室的时候，医院药剂科并无抗毒血清可用，今后是否予以采购也并不清楚。

（资料来源：石祖波．海南一男子被蛇咬无抗毒血清 院方：不在采购目录内．南国都市报 http：//www. hq. xinhuanet. com/news/2014/12/09/c_ 1113567546. htm. 2014-12-9）

3. 男子被眼镜蛇咬伤，网友连夜送血清

2014年8月15日，湖南益阳的黄成（化名）被自己养的眼镜蛇咬伤，被咬约六小时后，家人带黄成到中南大学湘雅医院治疗，但医生发现，毒素已经发作，医院却没有抗眼镜蛇毒素的血清。湘雅医院急诊科主任介绍，国内现在没有生产抗眼镜蛇毒素血清，而国外的抗眼镜蛇毒素血清必须卫生行政部门批准才能使用。

黄成家人通过微信微博寻求帮助，经过40多小时努力，17日上午，昆明"爱心之旅"的网友把求助消息发到"爱心之旅"QQ群，群内多位网友在昆明帮助找到这种救命药。17日下午，昆明网友刘先生经多方周转，将血清送到医院。但从千里之外拿来的并不是"抗眼镜蛇毒素血清"，而是一种综合性血清。使用后，效果并不明显。最终，黄成仍由于毒素扩散，错过了最佳治疗时机而离世。

（资料来源：王微，张曦戈．男子被眼镜蛇咬伤，昆明网友连夜送来救命血清．红网 http：//hn. rednet. cn/c/2015/08/18/3768503. htm. 2014-8-18）

【问题】

我国为什么会出现蛇血清一剂难求的现象？

【提示】

利用市场失灵的相关理论进行解释分析。

（王高玲）

第五章
卫生服务市场的政府干预

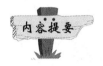本章主要介绍了政府在卫生服务市场中的职责和作用，政府干预卫生服务市场的依据、目标和形式，分析了卫生服务市场政府干预失灵的表现和原因，对如何矫正政府干预失灵进行了阐述。

第一节　政府在卫生服务市场中的职责和作用

一、政府在卫生服务市场中的职责

（一）制度供给

制度是指约束人们行为的一系列规则。制度一般包含三个部分，即正式制度、非正式制度与实施机制。其中正式制度是指由政府制定的影响经济交易的一系列政治、社会和法律的基本规则，包括宪法、法律、条例与文件等；非正式制度是指人们在长期交往中形成的伦理道德规范，主要包括价值观念、伦理道德、风俗习惯及意识形态等因素。实施机制是指保证规则实现的一套方法或机制。制度供给（system supply）则是指为规范人们的行为而提供的法律、伦理、经济的准则或规则。

俗话说：没有规矩，无以成方圆。在经济交往中，制度可为交易双方提供可靠的预期与有指向的激励，有利于交易各方做出合理的选择。在具有高度复杂性和很强不确定性的卫生服务市场中，如果没有制度，医患双方在施医与就医过程中将始终处于混乱状态，无法进行利弊得失的权衡，也就无法进行有效选择。因此，需要政府通过制度安排把医患双方的行为规范起来，以增加患者和医生对医疗行为的预期能力和选择能力。政府作为公共利益的天然代表，为市场交易提供法律、伦理和经济规则就成了其义不容辞的重要职责。

（二）筹资

筹资（financing）是指通过一定渠道、采取适当方式筹措资金的财务活动。卫生领域的筹资活动通常还包括卫生资金的分配和利用。

卫生筹资主要有现金支付、商业医疗保险、社会医疗保险和政府筹资等方式。各种筹资方式在体现微观效率与公平上各不相同，如图5-1所示，从左至右，向左微观效率更高，但公平性则较弱，向右公平性更强，微观效率则较低。通常而言，市场化筹资方式的微观效率更高，政府筹资公平性更强。从宏观卫生经济的角度来看，公平是政府所追求的目标之一。当市场化的筹资方式无法满足政府目标时，筹资就成了政府的职责。除此之外，政府筹资能够为维护公众健康提供长期、稳定和合理的资金投入，有利于筹资的稳定性，可持续性。

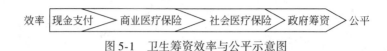

图 5-1　卫生筹资效率与公平示意图

政府筹资还可以避免医疗保险市场上的高交易成本，因此管理成本更低。例如，美国是运用商业医疗保险解决公民健康风险的典型国家，同时美国政府也开办了部分健康保险组织，这为比较政府筹资和私人筹资提供了很好的样本。据统计，美国联邦医疗保险的管理开支占总资金的2%左右，私人保险公司的这一开支约为15%。据麦肯锡全球学会的报告：在美国，包括保险公司成本与医疗提供者成本在内的管理成本，占医疗开支总额的31%，每年高达3000亿美元。显然，相对于私人保险，政府筹资的管理成本更低。

（三）监管

监管（take charge of）是指监督管理的意思。卫生服务市场中的监管主要是指政府对医疗机构、疾病预防控制机构、疾病康复机构、药品生产流通企业和患者等疾病诊治活动的参与者的行为进行监督管理。

亚当·斯密（Adam Smith）在《国富论》中曾提出了著名的"看不见的手"的理论，认为市场能够有效配置资源，但那是在严格的经济人假设前提下所实现的。现代经济实践并不满足严格的经济人假设，不仅需要政府制定市场规则，更需要政府监管落实，以保证交易双方履行契约义务，避免逆向选择和道德风险。正如约翰·洛克（John Locke）所言"政府乃是对自然状态的一种正当补救"。

在卫生服务市场上，医生的治疗行为常常对患者的生命健康有重大影响。若治疗得当，可能挽救患者生命，若稍有差池，也可能会给患者带来灾难性的后果。因此，为保证医生的治疗行为是一种审慎且以患者利益为中心的负责任行为，保证患者能够获得支付得起、质量可靠、方便可及的卫生服务，政府的监管责任无可推卸。

（四）医疗救助

医疗救助（medical assistance）是指政府通过提供财务、政策和技术上的支持，以及社会通过慈善行为，对患病且无支付能力的贫困人口及因支付数额过大而陷入困境的人群实施帮助和支持，使他们获得必要的卫生服务，以维持基本生存能力，改善健康状况的一种医疗保障制度。

健康权是公民的基本权利。联合国大会1948年12月10日通过的《世界人权宣言》中第二十五条就规定："人人有权享受为维持他本人和家属的健康和福利所需的生活水准，包括食物、衣着、住房、医疗和必要的社会服务；在遭到失业、疾病、残废、守寡、衰老或在其他不能控制的情况下丧失谋生能力时，有权享受保障。"1978年联合国《阿拉木图宣言》亦指出：每个国家都要实现"人人享有卫生保健"的目标。《中华人民共和国宪法》第四十五条规定："中华人民共和国公民在年老、疾病或者丧失劳动能力的情况下，有从国家和社会获得物质帮助的权利。国家发展为公民享受这些权利所需要的社会保险、社会救济和医疗卫生事业。"因此，当公民因故遭遇疾病而无支付能力时，政府有提供基本医疗卫生服务、支付全部或者部分费用以帮助贫困患者恢复健康的职责。

第四次国家卫生服务调查结果显示：我国两周内新发病例未就诊比例为38%，经医生诊断需住院而未住院比例为21%。虽然应就诊而未就诊及应住院而未住院的比例比2003年第三次国家卫生服务调查时显著下降，但是仍然存在着较多的"因病致贫、因病返贫"、"看病难、看病贵"等现象。因此，政府医疗救助职责仍然不可松懈。

（五）区域卫生规划

区域卫生规划（regional health planning）是指在一个特定的区域范围内，根据经济发展、人口结构、地理环境、卫生与疾病状况、居民卫生需求等多方面因素，确定区域卫生发展方向、发展模式与发展目标，合理配置卫生资源，合理布局不同层次、不同功能、不同规模的卫生机构，以满足区域内的全体居民的基本卫生服务需求，使卫生总供给与总需求基本平衡，形成区域卫生的整体发展战略。

在我国社会主义市场经济体制建立和完善的过程中，市场机制在优化资源配置、提高经济运行效率上发挥了重要作用。但并不能因此否认或放弃政府职责，政府仍然需要在市场机制无法发挥作用或者市场机制发挥作用的条件无法满足时承担责任。制定和实施区域卫生规划是政府应当承担的职责之一。

政府不仅要关注卫生服务领域效率，也要关注公平，甚至有的具体方面对公平的重视程度还应该要高于对效率的重视程度。不但要重视微观效率，更要重视宏观效率。区域卫生规划作为宏观调控的一种重要手段，能够协调卫生服务市场中微观效率与宏观效率的矛盾，实现卫生资源配置整体上的有效性。

区域、城乡发展不平衡的基本国情也决定了我国需要政府实施区域卫生规划。东部沿海经济发达地区和大城市，人们生活水平高，对卫生服务的需求也高，中西部地区特别是农村地区和边远山区经济落后，居民收入低，卫生服务需求难以得到满足，易因病致贫和因病返贫。实施区域卫生规划，既能够避免卫生资本投资和卫生资源过度集中于城市和发达地区，导致过度竞争和诱导需求，也能够为落后地区补充稀缺的卫生资源，满足广大居民的基本医疗服务需要。

二、政府在卫生服务市场中的作用

（一）提供信息

卫生服务市场是一个特殊的市场，信息不对称是其典型特征。医生与患者间、卫生服务机构与政府间、患者与医疗保险机构间均存在信息不对称，这也是导致卫生服务市场失灵、医生诱导需求和居民疾病负担居高不下的重要原因之一。相比而言，政府虽然与卫生服务机构间同样存在信息不对称，但是依然可以通过自身的特殊渠道和作为卫生服务机构主管部门的优势，为公众提供信息，这样既可保障公民知情同意权，又增加了患者获取信息的渠道，还可以改善卫生服务市场中信息不对称程度，减少市场失灵、抑制医生诱导需求、降低居民疾病经济负担等。具体而言，政府可以通过以下方式提供信息。

1. 强制性公开信息

作为卫生服务机构的主管部门和卫生服务市场的监管部门，政府有足够的权威要求卫生服务机构公开相关信息。2008年5月1日起施行的《中华人民共和国政府信息公开条例》第九条提出：行政机关对符合下列基本要求之一的政府信息应当主动公开：①涉及公民、法人或者其他组织切身利益的；②需要社会公众广泛知晓或者参与的；③反映本行政机关机构设置、职能、办事程序等情况的；④其他依照法律、法规和国家有关规定应当主动公开的。第十条又提出了主动公开和重点公开的政府信息：扶贫、教育、医疗、社会保障、促进就业等方面的政策、措施及其实施情况。2008年4月28日卫生部出台了《卫生部信息公开指南》。地方各级政府也相继出台了地方政府信息公开条例，这为公众获取、利用卫生服务信息提供了强有力的政策保障。

2. 发展信息技术

在新兴的网络和大数据时代，信息技术越来越发达，信息传递的渠道越来越畅通，信息传递的成本越来越低，信息传播的速度越来越快，范围越来越广，虽然单个个人或部门收集和处理复杂医疗信息的成本高昂，能力有限，但是借助于廉价的信息技术和网络的强大功能，能够极大地降低单一个人和部门获取信息的成本，信息共享能够显著提高信息使用的规模效应。总之，政府在信息提供上的作用可以降低卫生服务市场上各参与主体间信息不对称程度，部分纠正由此引起的市场失灵。

具体来讲，政府既可以自行研制开发信息技术，也可以通过资助、税收优惠等政府手段去激励企业、个人研发信息技术。

（二）宏观调控

市场在资源配置中起决定性作用并不意味着起全部作用，政府就无事可做。相反，政府可以发挥更好的作用，只是市场和政府的作用分工不同罢了。在微观领域和竞争性领域市场机制起决定性作用，在宏观上及市场机制无法充分有效发挥作用的领域，政府宏观调控作用就有了用武之地。

卫生服务市场是一个不完全竞争的市场，存在着信息不对称、契约不完备、垄断、缺乏公平等特征。在中国城镇，人口多，卫生服务需求规模大，卫生服务机构存在一定的规模效应，容易导致过度竞争和诱导需求，引起医疗高科技仪器竞赛（medical arms race，MAR），既耗费了大量卫生资源又引发了过度检查、过度治疗，大大增加了患者疾病经济负担。在我国农村地区及边远山区，人口稀少，卫生服务市场狭小，卫生服务供给短缺，无法满足居民医疗卫生服务需求，甚至连居民基本医疗卫生服务需求也无法充分提供。不仅居民看病难看病贵，也给游医药贩、假冒伪劣药品的存在带来了可乘之机，严重影响了居民身心健康。此时，政府可以通过总量控制、区域卫生规划等手段发挥宏观调控作用。

第二节　卫生服务市场政府干预的依据和目标

一、政府干预的依据

（一）市场失灵

卫生服务市场具有信息不对称、公共品、外部性、契约不完备等特殊性，因而存在广泛的市场失灵现象，无法通过市场机制调节卫生服务产品的供需和价格以实现优化资源配置的目标，因而需要政府对卫生服务市场进行干预以纠正市场失灵。

（二）公共利益理论

公共利益理论起源于 19 世纪末，当时在某些行业出现了卡特尔和托拉斯组织，加上 20 世纪初的经济危机，引起了人们对自由放任经济和市场机制有效性的质疑，许多学者由此意识到市场失灵的存在和危害，并在福利经济学的基础上，于 20 世纪 40 年代提出了公共利益理论。

公共利益理论认为：政府是公共利益的天然代表和善良的守夜人，是国家权威的化身。当促进竞争的策略难以纠正市场失灵时，行政干预则可以纠正市场偏差。卫生服务市场中部分产品属于公共品，且公平性也是政府追求的重要目标之一。因而，卫生服务市场中政府干预就显得理所当然了。

二、政府干预的目标

（一）提高宏观效率

如前所述，卫生服务市场是一个特殊的市场，也是一个不完全竞争的市场。从微观来看，要提高医疗机构的运营效率和经营效益，医疗机构就必须更多利用已经购买的医疗设备以降低单次使用成本，提高规模效益；医生就应该多看病，多开检查单、多开药、多做手术，把医生创收任务、手术任务、开单任务等指标纳入医疗机构绩效考核等。但是，就宏观效率而言，对国家、社会而言，最优的和最有效率的不是医生多看病，群众多生病，医院多卖药，患者多吃药，而是群众少生病，少吃药，甚至是不生病，不必吃药。最好的状态是大家都健康长寿。因此，当卫生服务市场中微观效率目标和宏观效率目标不一致甚至直接冲突时，政府干预可以起到提高宏观卫生效率的作用。具体而言，就是在宏观上使卫生资源的配置尽可能达到或接近帕累托状态。此时，无卫生资源浪费，无过度医疗，无诱导需求等。

（二）保障公平

从字面理解，公平（equity）是指公正、不偏不倚的意思。理论上，究竟什么是公平，学者们提出过多种理论，但到目前为止还没有一种公认的公平理论。世界银行 2006 年《世界发展报告》提出公平应当基于以下两个原则：一是机会公平；二是避免绝对的剥夺。

国际上比较流行的公平理论主要有盛行于 19 世纪，到现在仍大有市场的效用主义公平理论，其主要观点认为满足社会最大多数人的最大利益就是公平；约翰·罗尔斯（John Rawls）的《正义论》，提出了"无知之幕"下的极大极小原则的观点；自由主义的公平观，强调个人的财产权和人身权。我国著名经济学家厉以宁认为公平就是一种认同，当每个人对自己及他人的付出、才智、收入、地位等均表示认同时，这对整个社会而言就是公平的。

在卫生领域，疾病的发生不分贫富贵贱，当收入不足的人群患上重病需要花费高额医药费时，便会因病致贫，因病返贫。此时，政府有责任和义务为公民提供基本的生活和医疗保障以使其避免陷入极度的困境。因此，在卫生服务市场上，政府不仅要重视效率，更应该重视公平。任何公民，不论其身份、地位和财富如何，都应平等地获得基本医疗卫生服务。相应地，当市场配置卫生资源的结果偏离上述目标时，政府就要进行干预，保障所有公民平等地享有健康权，保证底线公平。

具体而言，包括以下几个方面：第一，所有公民能够平等地获得基本医疗卫生服务，享有基本的健康权；第二，卫生服务方便可及；第三，所有公民均不会因疾病而陷入财务困境。

（三）维护稳定

维护稳定既是社会经济健康发展的前提和要求，也是国家的政治需要。政府干预卫生服务市场以维护稳定，主要有以下两个方面的具体目标。

1. 健康状况的稳定

就目前的科学和技术水平而言，人类对疾病的认知仍然十分有限，人类在与疾病的斗争过程中，病毒、细菌自身也在不断重组和变异。人类始终面临着极大的疾病风险，而大规模的疾病流行和传播将可能给人类带来巨大的灾难。仅仅依靠市场机制显然无法应对突发性灾难。政府干预的目标之一就是当发生像非典、地震这样的大灾难时，能够短期内动员大量卫生资源，有效控制疾病的流行和及时治疗患者，促进居民健康。

2. 社会的稳定

卫生服务市场化下积贫积弱者由于无法获取及时有效的卫生服务而可能产生绝望主义行为。

通过政府干预给予一定的医疗救助以让他们摆脱医疗困境，有利于维护社会的长治久安。在疾病的治疗上，医生和患者存在共同的目标，但在经济利益上医生和患者之间又存在一定的矛盾。患者希望少花钱看好病，医生希望多挣钱，当医生利用专业知识诱导患者需求时，医患关系就可能发生变化，甚至引发暴力事件，这时政府就有必要干预，进行医患纠纷调处，协调医患双方的利益关系，避免暴力事件的发生。良好的医患关系是卫生服务市场稳定发展的必然要求。

三、政府干预的形式

（一）税收与补贴

1. 税收

在卫生服务市场上，政府征税主要是针对烟草等特殊领域。烟草作为一种成瘾性商品，其主要特征是随着吸食数量的增加，边际效用递增而不像普通商品那样边际效用递减。吸烟有害健康世人共知，据第七届世界卫生经济大会披露的数据，在美国，吸烟造成的损失占国内生产总值（GDP）的 0.6% ~ 0.85%。据估计，每年除了 470 亿美元的收入和生产力损失外，治疗吸烟相关疾病的公共卫生总开支每年约 500 亿美元。在澳大利亚和加拿大，据估计总花费分别占 GDP 的 0.4% 和 0.56%。在英国，每年治疗吸烟相关疾病的费用要花掉英国国民健康保险制度 14 亿 ~ 15 亿英镑，约占其 GDP 的 0.16%，其中仅肺癌一项就花费了 1.27 亿英镑。

吸烟的危害如此之大，但是世界控烟形势依然十分严峻。世界各国控制烟草消费的措施之一就是通过大幅征税提高烟草市场价格。高烟草价格并不能阻止烟民对香烟的消费，但是能够增加人们初次吸烟的成本，减少成瘾人数。

2. 补贴

某些卫生服务项目具有公共品及外部性属性。公共品具有非排他性和非竞争性特征，不能像私人物品那样在市场上自发而有效的生产，不能利用市场机制进行有效配置。外部性产品生产和消费的个人成本与社会成本不一致，私人往往不愿意生产或无法生产。此时，可由政府提供补贴，增加供给，提高卫生服务的可及性。

在我国农村地区或边远山区，人口稀少，卫生服务市场狭小，开办医疗机构成本高且无法通过规模效应来降低平均成本。在这些地方开办医疗机构要求收取的服务价格必然较高。但农村居民收入水平普遍较低，无力支付高昂的卫生费用，居民医疗卫生服务需求无法满足，只能"小病拖，大病扛，重病等着见阎王"。此时，政府通过向医疗机构提供补贴，保证医疗机构可部分补偿成本，以降低卫生服务价格，使居民能够获得价格可承担、质量可靠、方便可及的卫生服务。

（二）政府提供卫生服务

政府提供卫生服务（the government provides health services）是指政府直接举办医疗机构，免费或低价提供给居民或者患者按一定比例支付费用。

政府出资举办公立医疗机构，为国民提供医疗卫生服务，是世界上大多数国家的通行做法。不仅以前苏联为代表的社会主义国家政府举办了大量的公立医疗机构，以商业医疗保险为主且市场化程度相当高的美国政府亦举办了相当数量的公立医疗机构。比如美国公立医院与医疗体系联合会（NAPH），美国退伍军人医疗系统（VHA）。

由政府提供卫生服务主要具有以下优势。

1. 政府提供卫生服务更具公平性

健康权是基本人权，健康公平关系社会稳定和经济发展。因此，卫生服务提供的原则首先是公平。如果按照市场分配原则，卫生资源就会过度集中于城市或富人，农村地区或穷人就难以获得必要、及时的卫生服务。政府通过举办公立医院直接提供卫生服务，可以按照地域和居民卫生服务需要开设医疗机构，开展诊疗项目，实现医疗卫生资源分布和利用的公平性。

2. 政府提供卫生服务的交易成本更低

政府举办公立医疗机构提供卫生服务，统筹了卫生筹资和服务提供，减少了由市场配置卫生资源时保险机构与医疗机构之间的交易环节，既实现了交易契约的内部化、保险机构与医疗机构之间的激励兼容，又降低了整体交易成本，进而降低了卫生总费用。

3. 政府提供卫生服务可以保持政府对医疗体系的控制力

政府举办公立医院，构建公立医疗体系，在国家发生重大灾难时，能够把控大局，确保卫生系统的稳定性，集中精力动用资源救死扶伤，抗击灾难。如果由分散的私人医疗机构去救灾，当医疗机构和医护人员自身面临极大的生命财产安全和疾病风险时，即使政府、社会和公民个人愿意支付高价格，也难以凝聚人心，共渡难关。2003 年抗击 SARS、2008 年汶川抗震救灾等均充分地证明了这一点。

4. 政府提供卫生服务有利于保持医疗机构的非营利性

在我国目前非政府组织（NGO）还不发达的情况下，投资医疗机构的民营资本逐利动机较强。即使大多数民营医院在注册时将机构性质设定为非营利性，但其本质上仍然是为了获取政府税收减免优惠，而非提供真实的非营利卫生服务。由政府直接出资举办医疗机构，能够确保其经营的非营利性。

（三）规制

规制一词来源于英文"regulation"，日本学者把它翻译成规制，国内学者有时也把它翻译为"管制"或"监管"。规制是指具有法律地位的，相对独立的政府规制者（机构），依照一定的法规对被规则者所采取的一系列行政管理与监督行为。规制可分为直接规制和间接规制。直接规制又分为经济性规制和社会性规制。政府规制起始于 19 世纪中叶英、美等国政府针对铁路行业的监管。其后逐渐扩展到电力、电信、航空、自来水和邮政等具有自然垄断特征的行业和领域。在卫生服务市场中，政府规制的动因主要是患者信息的缺乏和医疗保险的大规模实施。

卫生服务市场政府规制的形式主要如下所述。

1. 价格规制

卫生服务价格规制（price regulation）是指政府规制主体对患者、保险公司和社保机构支付给医院的费用的监督与管理。政府价格规制一般包括政府直接定价、政府指导价和对物价总水平的控制。在卫生服务市场，政府价格规制还包括成本规制、利润率规制、参考定价规制、价格上限等。

中国政府对卫生服务市场价格规制的实践主要包含两个方面：一是对药品价格的规制。此前，我国对药品一直实行最高限价规制，从 2015 年 6 月 1 日起，国家取消了绝大部分药品的政府定价。仅对麻醉品和第一精神药品实行最高出厂价格和最高零售价格管理；二是对医疗卫生服务项目的价格规制。从 2002 年 1 月 1 日起，国家统一了医疗服务价格项目规范，改变了医疗服务项目由各省制定的混乱局面。但是，具体的医疗服务价格仍然由各省地方政府决定。目前主要有以下几种情况：第一，省级政府统一定价，如江西省，重庆市；第二，省级政府和地方政府各制定一部分价格，如四川省；第三，省级政府只制定最高限价，如上海市。

2. 质量规制

卫生服务质量规制（quality regulation）是指政府对卫生服务的可靠性、遵照标准的程度及其结果的一种约束或限制。由于卫生服务市场上医患双方信息高度不对称，医生可以利用自身的信息优势，通过提高或降低质量以获取更多的利润。因此，加强对医疗机构卫生服务质量的规制相当重要。政府卫生服务质量规制措施主要如下所述。

（1）准入规制。准入规制（access regulation）是指进入一个行业或目标市场需要达到的条件或标准及进入市场后需要遵守的相关规范。

为了保证卫生服务质量，世界上许多国家都对医生职业实行了高准入标准。比如在美国，要想成为一名合格的医生，大学本科毕业生需经过4年的医学课程学习，再经过至少3年的住院医师培训，总共要耗费少则7年，多则11～12年时间。这期间还必须通过一系列严格的考试才能拿到行医执照。

在我国缺医少药的年代，政府曾经通过简单的医学培训，培养了一大批乡村医生，解决了特殊时代我国农村缺医少药的问题。随着经济的不断发展和人们生活水平的日益提高，人们对于卫生服务质量也有了新要求。政府对于执业医师的准入条件也逐渐提高，继要求所有医师必须持证行医之后，2013年出台的《关于建立住院医师规范化培训制度的意见》（国卫科教发〔2013〕56号）又进一步提高了进入医师队伍的准入标准，完成5年医学类专业本科教育的毕业生，需在培训基地接受3年住院医师规范化培训，才能够真正成为一名执业医师。

（2）临床路径。临床路径（clinical pathway，CP）是指针对某一疾病建立起一套标准化治疗模式与治疗程序。

传统上医生诊治疾病主要依靠个人经验，缺乏科学合理的诊疗标准。临床路径以循证医学证据和临床诊疗指南为指导，能够大大提高诊疗的标准化和质量的稳定性。

美国最先实施临床路径管理，随后德国、澳大利亚等国也迅速推广临床路径。我国2009年开始实施临床路径管理试点，截止2012年年底，共制定下发22个专业431个病种的临床路径，其中包括74个县级医院版临床路径。中华人民共和国国家卫生和计划生育委员会在《卫生部关于"十二五"期间推进临床路径管理工作的指导意见》（卫医政发〔2012〕65）提出：到2015年年底，辖区所有三级医院、80%的二级医院应当开展临床路径工作。

（3）质量认证。质量认证（quality certification）也叫合格评定，是国际上通行的管理产品和服务质量的有效方法。质量认证可分为产品质量认证和质量认证体系。产品质量认证的对象是特定的产品，包括服务。质量认证体系认证对象是企业的质量体系，或者说是质量保证能力。

国际上的质量认证非常多，与医疗行业相关的主要有ISO900认证族、美国保健机构评审联合委员会（JCAHO），英国的健康质量服务机构（HQS）、澳大利亚卫生服务标准委员会（ACHS）等。质量认证管理中既有政府机构参与的认证，也有独立的第三方认证机构开展的认证。我国医疗机构在参与质量认证方面尚处于试探阶段，目前只有少量民营医疗机构参与了国外的质量认证。

（四）反托拉斯

托拉斯（trust）是垄断的一种形式，是指生产同类商品或相关商品的企业联合组成的一种股份公司。当企业参加了托拉斯，就不再是独立的企业法人，原企业产、供、销、人、财、物等由托拉斯统一管理，原企业所有者成为托拉斯的股东，按所拥有的股份分配利润。世界上最著名的托拉斯是由约翰·洛克菲勒（John D·Rockefeller）1882年组建的标准石油托拉斯（standard oil trust）。

托拉斯企业在利用行业及产品市场上的信息优势和市场势力，通过制订统一的价格政策来实现垄断低价和垄断高价。在企业生产要素的采购市场上，利用唯一买主或大买主的身份，压低供应商产品价格，在销售市场上，又利用唯一卖方或者主要卖方的机会及可调控的产量，从而影响甚至决定市场价格，以获取最大化利润。政府反托拉斯，既要对托拉斯进行严格管制，也要阻止托拉斯的形成。

在我国卫生服务市场中，卫生服务价格由物价主管部门决定且大多数医疗机构都是政府举办的公立医院。民营医疗机构虽然可以自主定价，但民营医疗机构无论是机构数量、床位数量、人员数量、诊疗人次数量上均远少于公立医院。因此，即使存在托拉斯组织，在由政府主导定价的制度下，医疗机构也不大可能利用垄断地位收取垄断高价。在中国卫生服务市场中，政府反托拉斯的主要目的为促进医疗机构间特别是公立医疗机构与私营医疗机构之间的竞争，力求避免医疗机构利用托拉斯地位开大处方、滥检查。

中国政府反医疗托拉斯主要需要从以下两个方面着手：一是在数量和市场份额上保持公立医疗机构与私营机构间一定比例；二是在市场份额上保持区域内大型医疗机构、中小型医疗机构、基层医疗机构间一定比例。保持公立、私营医疗机构之间适度竞争，特别是在具体的区域，应尽量避免公立或私营医疗机构占有绝大多数市场份额。避免在区域内，个别大型医院垄断市场，占有绝大部分市场份额的情况。医改过程中，一方面城市大医院人满为患，始终处于"战时状态"，另一方面，乡镇、社区医院门可罗雀，这种状况既加剧了大医院病房、医护人员的紧张程度，又浪费了基层卫生资源。据2013年中国卫生和计生事业发展统计公报显示，截止2012年年底，全国医院23 170个，基层医疗卫生机构912 620个；全国医疗卫生机构床位572.5万张，其中：医院416.1万张（占72.7%），基层医疗卫生机构132.4万张（占23.1%）；卫生人员：医院493.7万人（占54.1%），基层医疗卫生机构343.7万人（占37.7%）。因此，不难看出，公立医院虽然数量不大，但占据的市场份额却不少。因此，有必要引入更多的私营资本投资于医疗卫生服务市场，避免在区域内，个别大型医院垄断市场，占有绝大部分市场份额情况。2009年出台的"新医改"方案中提出了"保基本、强基层、建机制"的新思路，期望患者扎堆大医院的现象在新医改推进过程中能够有所缓和。

（五）政府购买

政府购买（government purchase）是指由政府财政出资，采购所需产品或服务并向公众免费或者低价提供。这是一种新型的政府提供公共服务的方式。主要通过"市场运作、政府承担、定项委托、合同管理、评估兑现"等方式进行具体操作。

世界卫生组织（WHO）在2000年的世界卫生报告——《改进卫生系统绩效》中，指出卫生服务应该从消极性购买，即简单的回顾性支付转移到战略性购买模式。战略性购买是指通过确定需要购买哪种服务、如何购买及从何处购买来持续地寻找能够最大程度发挥卫生系统功能的途径。这就意味着通过选择性签约及激励性方案来主动地选购服务，从而获取成本效益比最理想的卫生服务。

21世纪初，欧洲国家如瑞典、芬兰、西班牙、英国和意大利等大规模引进政府购买模式，通过建立内部市场，实现了政府职能转变，从直接提供转向政府只负责监管、签约和评价，其余都让市场去解决。我国江苏省无锡市较早开展了政府购买卫生服务尝试。无锡市2005年初将属于公共卫生事项的结核病防治交给了民营医院——上海安国医院打理。政府相关职能部门进行监督考核，并接受患者的严格评议，在此基础上拨付相关费用。一些地方政府开展了公共卫生服务券的政府购买新模式。由政府免费发放公共卫生服务券给居民，居民到公共卫生服务机构接收卫生服务后以公共卫生服务券支付，服务机构持券向政府部门兑付现金。

政府购买卫生服务具有如下优点。

1. 硬化预算约束，提高机构内部效率

与政府直接投入医疗机构相比，政府购买卫生服务有利于改变预算软约束，控制不断膨胀的卫生投入预算，并激励卫生机构通过提高内部效率来获取更多的利润。如果卫生机构服务成本过高、效率低下或者卫生服务无法通过验收，获得的合同资金无法补偿成本，将由卫生机构承担亏损。政府则可以在卫生服务市场上挑选高效率的机构签约，以实现较高的效率和预算控制。

2. 有利于卫生资源优化配置

政府公开从市场中购买卫生服务，打破了公立医院和民营医院之间的界限，使之成为平等市场竞争主体。医疗机构将不得不转变过去"等靠要"、"会哭的孩子有奶吃"的惰性思维，把主要精力放到如何提高机构内部运转效率、降低服务提供成本、提高服务质量上去，从整体上推进了卫生资源的优化配置。

3. 提高了政府投入的主动性

政府直接提供卫生服务，要养人养事，机构臃肿，效率低下，特别是在医疗机构事业单位身份的特殊背景下，医院想引进的人进不来，在医院工作能力差的人又无法淘汰。政府购买卫生服务是以合同的签订为基础，政府可通过选择性签约，大大提高政府投入的主动性。

第三节　卫生服务市场政府干预失灵和矫正

一、政府干预失灵

政府干预失灵也即政府失灵，又称政府失败或政府缺陷（government failure），是指政府活动并不像理论上所说或应该那样有效，而存在许多方面不理想的状况，作为卫生服务市场干预主体的政府与医疗机构之间同样存在信息不对称，存在发挥不了预定的经济调节作用的情况。

通常认为，政府干预能够一定程度上扭转市场失灵，保证卫生资源配置更加公平合理，但如同市场存在失灵一样，政府干预也不是万能的，政府干预也会出现利益集团、权力寻租和决策失误等问题，从而使得政府干预失灵，难以达到理想的效果。

二、政府干预失灵的表现

（一）过剩与短缺

市场机制调节下患者会根据卫生服务产品的价格、医疗机构等级和个人偏好等选择就医地点和医疗机构，医疗机构也可以通过提高或降低价格以排斥或吸引患者。当政府制定的干预价格不是均衡价格时，就会导致过剩和短缺现象。例如，在卫生服务价格受政府严格管制的公立大医院人满为患，而中小医疗机构的工作量并不饱和，甚至部分基层医疗机构门可罗雀。

（二）卫生服务机构效率低下

政府干预卫生服务机构，管制医疗卫生服务项目、价格、投资、人事和财务等，卫生服务机构经营自主权受到极大限制，缺乏提高机构内部效率的激励。对外则表现为卫生服务机构工作人员服务态度差，医护人员缺少与患者必要的沟通交流，患者排队候诊时间过长，存在着看病难、看病贵等问题。

三、政府干预失灵的原因

（一）政府决策无效

1. 信息不对称

作为干预主体的政府与卫生服务机构之间同样存在信息不对称，即使政府作为卫生服务机构的行政上级，有时也很难察觉到卫生服务机构的隐藏信息，虽然可以利用行政威权对卫生服务机构施加一定的压力，但是单纯依靠卫生服务机构上报的信息作为政府卫生决策的依据必然面临较大的诚信和决策风险，因为卫生服务机构可能选择性汇报，总是提交对自身有利的信息而尽力隐藏不利信息。卫生服务机构既有隐藏不利信息、报告有利信息的利益动机，也有实施具体行为的能力。因此，依据卫生服务机构上报的信息显然难以做出有针对性的决策。

2. 有限理性

有限理性（bounded rationality）是指介于完全理性和非完全理性之间的在一定限制下的理性。有限理性的概念最初由阿罗提出，他认为有限理性就是人的行为"既是有意识地理性的，但这种理性又是有限的"。政府决策的有限理性主要基于以下两个方面的理由：①政府部门制定一项决策，需要以大量的相关信息作为决策依据。然而，现实环境是复杂的和不确定性的，信息也是不完全的。在有限的决策时间内，往往无法获取决策所需的全部信息；②人们对信息的处理能力有限。即便能够获得决策所需的全部信息，人们对信息的计算能力和认知能力同样有限。因此，政府决策失误或决策失败就在所难免了。

3. 决策执行过程出现偏差

政府作为一个多层级的科层组织，决策的制定和执行是分离的。决策信息需要由上级政府一层一层向下传递，决策传递的链条越长，组织末端决策执行效果偏离原始决策目标可能就更远。下级政府还可能由于地方政府利益、个人利益、部门利益等利益冲突，发生"上有政策，下有对策"偏离决策目标的情况。

（二）寻租

寻租（rent-seeking）是个人或组织耗费稀缺资源，通过控制或影响资源分配的管制者，攫取额外的利益或好处的行为。因政府干预而导致的管制价格与市场价格的差值称为租。租金的根源来自对该种生产要素的需求提高而供给却因种种因素难于增加而产生的差价。寻租是一种非生产性寻利活动，这种行为本身并不具有生产性，亦不创造价值，这种额外的利益或好处是一种人为创造的财富转移。

政府管制行为往往会导致价格的二元制，即有一个管制价格，一个市场价格。当两者不一致时，寻租就有了可能。如临床必需的某种药品，政府认为价格过高，因而实行最高限价管制。当最高限价低于市场价格时，市场需求量大于均衡需求量，但厂商的产量无法增加或者因无利可图不愿生产。于是该药品在市场上就会出现供不应求，成为了一种稀缺资源，掌握药品销售权的个人或企业就有了寻租的机会。凡是那些给其额外好处或利益的个人或者组织就可以买到药品，而不给好处的人可能就买不到药品或者需要费很大的周折（如排很久时间的队）才能买到。无论是哪种情况，消费者为购买该药品付出的代价都将超过政府管制价格。

寻租行为造成购买者付出的代价高于政府管制价格且接近市场价格，并不能给消费者带来实惠，反而可能破坏市场竞争的公平性，扭曲市场机制，导致政府公信力下降，社会资源将更多地用于寻求非生产性利润，而不是创新。由于寻租行为的发生，政府希望通过强制性降低药品价格、减轻患者疾病经济负担的愿望落空，即为政府对卫生服务市场干预的失灵。

（三）机构间协调成本高

政府干预卫生服务市场时，具体的政策措施需要具体的职能部门制定和实施。决策部门在出台具体政策时，不仅会考虑到公共利益，也会考虑到部门利益甚至个人利益。当各部门的利益目标不一致时，就会导致在追求部门编制和预算最大化的政府各决策机构间达成一致意见困难重重，同时，参与协调的部门越多，机构间利益分歧越大，协调成本就越高昂。在不断的协调和妥协过程中，既可能丧失政策出台的最佳时机，也将导致高昂的协调成本。即便最终达成了一致的政策方案，也可能因为政策内容过于原则丧失实际可操作性，也可能变成一种折中方案无法真正达到政策目标，导致政策失败，还可能因为协调成本太高以至于政策干预的收益无法补偿协调成本而得不偿失。

当政府各决策机构间的利益分歧过大，协调成本过高时，政府干预就会出现失灵。以美国为例，1992 年克林顿当选美国总统后，为了遏制过快增长的卫生总费用和解决 4000 多万美国人的医保问题，提出了新的医改法案，费时费力，几经周折，最终却因共和党的激烈反对而夭折。2008 年，奥巴马当选总统后，利用经济危机和民主党控制参众两院的大好机会，重拾医改法案并惊险通过。但在具体实施过程中也因共和党反对进程缓慢且困难重重，甚至一度被共和党要求废除。

在我国也存在类似的问题。我国到目前为止并未形成统一的大卫生部，政府对卫生服务市场的监管呈碎片化状态，监管职能分布在多个部门之中，尚未形成合力。一个很重要的原因就是卫生改革涉及很多部门的利益而且难以协调。

（四）规制俘获

规制俘获（regulatory capture）是指作为规制主体的政府被利益集团收买，从而做出有利于利益集团的立法或裁决的现象。

规制俘获理论来源于对政府规制过程中的公共利益理论的反思。人们发现，政府理论上代表公共利益，但现实中政府机构本身就是一个利益集团，有自己的利益追求。当自利的政府机构与被规制的利益集团相互选择对对方有利的信息并通过政府规制机构之手法定化为政策时，规制俘获现象就产生了。

利益集团利用资源俘获规制机构，让规制机构实行一些有利于他们的规制政策，导致潜在的竞争对手进入目标市场的壁垒大大提高，进而减少竞争对手，弱化了市场竞争，政府规制的最终结果与最初的规制目的不一致，政府干预也就失灵了。

四、政府干预失灵的矫正

（一）政府、市场、非政府组织、个人共同治理

单纯的市场机制和政府干预在作用于卫生服务市场时都存在着失灵现象。实质上是过度夸大了市场机制或政府干预的作用。市场机制和政府干预既有自身的作用，又不可避免地存在弊端。解决的思路之一是市场机制、政府干预、非政府组织（NGO）和消费者个人共同治理。通过建立公私合作的伙伴关系，参与方各自发挥自身的作用以提高整个卫生系统的效率和公平。

市场机制可以在微观领域优化资源配置，政府干预通过制度供给、监管、区域规划、公共筹资等进行宏观调控。非政府组织不属于任何利益集团，不追求经济利益最大化而更具有公正性，更容易得到消费者的信任，也可以作为治理的主体。

消费者个人也可以贡献自己的力量。通过一定的制度安排，消费者在关注自身利益的同时也可以实现公共利益。比如我国医疗保险制度设计中的社会统筹与个人账户制度，由于个人账户内的余额既可以用于医疗保险事故中的个人付费部分，又可以在去世时作为遗产分配给继承人。因此，个人有少花费账户资金的激励。

（二）激励性规制和放松规制

政府干预容易导致卫生服务体系管理僵化，机构内部效率低下，行政成本高昂和干预政策滞后，亦存在着规制失灵所形成的规制俘获、寻租等问题，为提高卫生服务机构内部效率，广泛调动卫生服务提供者的积极性，激励性规制是一种选择。

激励性规制（incentive regulation）主要是通过设计合理的制度来克服政府规制存在的缺陷，给予被规制机构提高内部效率的激励，从而减少规制成本，同时提高机构资源配置效率。激励性规制主要有特许投标权制度、区域竞争、价格上限规制、社会契约制度等。在医保支付方式中，按病种付费（DRGs）即带有一定的激励性。由于各病种的支付金额一定，医疗机构有减少花费、提高内部效率的激励。

当市场失灵时，政府干预成为了一种必然选择，然而政府干预也可能出现失灵。此时，政府将面临着管还是不管的两难选择，当政府也管不好时，放松规制就成为了一种选择。

放松规制（deregulation）是指重新调整政府和产业的关系。放松规制并不是政府撒手不管，而是根据市场的发展，解除过多的规制政策，让市场更广泛地参与进来，充分发挥市场的作用。在市场能够实现有效率的竞争领域，政府少干预，在市场机制和政府配置均无效或低效时，就只能劣中取优或者进行制度创新。

（三）规制规制者

规制规制者（regulate regulator）是指对规制者的规则。在政府对卫生服务市场的规制活动中，由于规制者自由裁决权的存在，如果缺乏必要的监督措施，规制者可能为了满足自身的利益或者部门利益，滥用职权，不按社会福利最大化原则规范行事，而是选择自身利益、部门利益或者某一利益集团利益为目标，从而导致政府干预的失灵。为了促进政府干预卫生服务市场的有效性，有必要对规制者权力进行约束并进行有效的监督，以保证规制者不滥用权力谋取私利。

1. 加强法制建设，依法行政

通过制定相关法律法规，约束政府部门的行政行为，限制规制者过大的自由裁决权，把权力关进制度的笼子里。立法的过程本身是一个相当严谨的过程，它需要通过反复讨论修改并征求各利益相关者的意见。因此，一项政策如果上升为法律则其合理性与科学性大大提高。

由于行政行为涉及的领域广、变化快、内容杂，对行政行为的规范难以统一和有效控制，过去主要是依靠行政人员高尚的道德作为保障，现在则应该通过法律法规来保障。通过行政立法，既可以规范受规制者的经济行为，也可以规范政府的行为。因此，法律法规机制是对规制者实行规制的最有效的机制。

2. 引入外部规制者

在行业内部，规制者与被规制者之间往往有着千丝万缕的联系，规制机构在出台规制政策过程中，极易受到各种因素的干扰。引入外部规制者，既能够尽量减少外部干扰，又能够实现权力制衡。

3. 信息公开

信息公开不仅能够降低卫生服务市场上医患双方及医疗机构与政府之间的信息不对称程度，而且能够监督政府权力运行的"黑箱"。当权力运行在阳光下，可操作的空间自然就小了。

4. 明确权力与职责

明确规制部门的权力和职责，既是对公共利益的保护，也是对规制者自身的保护。权责明确还可以避免规制者缺位和越位，有权有利的事各部门抢着管、无权无利的工作就撂挑子的混乱现象。明确各部门的具体职责，既能够赋予部门足够的管理权限，又能够有具体的负责部门，出了问题也能够找到责任人。

时至今日，无论是在学术观点上还是在政策制定上，人们对于在卫生服务领域由市场机制主导还是政府主导的争议仍未停止，并因此在学术界分为了市场派和政府派。支持政府主导的观点认为：卫生服务市场是一个特殊的市场，是非完全竞争的市场，存在着严重的信息不对称、外部性、公共品和契约不完善等缺陷，仅仅依赖市场竞争会导致诱导需求，扭曲市场结构，严重损害卫生服务的公平性，形成医疗高科技竞赛，卫生服务市场的宏观经济效率并不高。因此，政府应该加强对卫生服务市场的干预以弥补市场失灵，对于卫生服务项目、药品、医疗器械、医疗人员工资等要素的价格及卫生服务质量均应严格管制，甚至有人提出政府还应该对药品实行政府专卖制度，由政府统一决定药品的产供销。主张市场竞争主导的观点则认为：竞争性市场的参与者会以一种可预见的和显著的方式来对价格变化做出反应。正是政府过度和不恰当的干预扭曲了市场机制，不仅引起了权力寻租、规制俘获等弊端，而且压制了卫生服务机构提高内部效率的激励作用，况且即使竞争在卫生服务市场中有缺陷，也优于有瑕疵的政府干预所带来的扭曲。

这种长期、激烈而且针锋相对的争议有时候是有利的，正所谓真理越辩越明，但是无休止的争论也给政策制定者、投资人和普通百姓带来了一定困惑。政府政策常常会因找不到前进的方向进而左右摇摆。在 2004～2005 年全国乡镇卫生院经营最困难的时候，民营化成了卫生领域一个时髦的话题，宿迁模式风靡一时，然而不久卫生部即表态：民营化不是医疗卫生改革的方向。在新医改方案的制定过程中，这种争论得以充分体现，最终，《中共中央国务院关于深化医药卫生体制改革的意见》（中发〔2009〕6 号）提出要强化政府责任。近年来，医院民营化又在不断地被提起，2013 年 12 月 30 日出台的《关于加快发展社会办医的若干意见》（国卫体改发〔2013〕54号）又为民营资本投资医院打开了政策之门。

对于在卫生服务领域究竟是市场竞争主导更好还是政府干预更好是一个智者见智仁者见仁的问题。从全世界范围来看，最具市场化特征的美国，同时也是药品价格最为昂贵、卫生总费用最高的国家，最具政府主导特色的英国是公认花费较少、制度效率较高的国家，然而在英国过度的排队现象也广招诟病。因此，到目前为止，全世界尚无任何国家能够提供一个较为完美的解决对策。也许，正如雅诺什·科尔奈（János Kornai）所说："卫生服务改革没有好与坏的选择，只有坏与更坏的选择。"

复习思考题

1. 试述政府在卫生服务市场中的职责和作用。
2. 卫生服务市场政府干预的目标和主要方式是什么？
3. 卫生服务市场政府干预失灵的原因是什么？如何矫正？

【案例分析】

我国控制乙肝成效显著

乙型病毒性肝炎（乙肝）是危害我国人民健康的重要传染病之一。在国家法定传染病报告系统中，乙肝报告病例多年来居所有法定传染病的首位，约占总传染病总数的 1/3。2006 年全国人群血清流行病学调查显示，1～59 岁人群乙肝病毒表面抗原携带率为 7.18%，估算全国乙肝病毒表面抗原携带者约为 9300 万人。

我国实际上已经成为世界上为乙肝、肝硬化和肝癌付出最多社会成本的国家。全球 3.5 亿的乙型肝炎病毒携带者，我国有近 1 亿人。在造成病毒性肝炎相关死亡的人群中，全球每年大约 70万人，我国占近 50%。我国不仅有近 1 亿人的慢性乙肝病毒携带者，每年乙型病毒性肝炎的新发感染者达 10 万之多。

我国实施新生儿优先接种乙肝疫苗的策略。1984 年血源性乙肝疫苗开始在中国应用；1992 年卫生部将乙肝疫苗纳入儿童计划免疫管理；2002 年将乙肝疫苗纳入儿童计划免疫，实现了疫苗免费；2005 年，国务院颁布《疫苗流通和预防接种管理条例》，实现了新生儿乙肝疫苗免费接种。从 2005 年起，在做好新生儿免疫的基础上，逐步开展新生儿以外人群乙肝疫苗预防接种工作，重点是 2002 年以后出生的儿童乙肝疫苗查漏补种工作。2009～2011 年作为国家医药卫生体制改革重大公共卫生项目，在全国范围内开展了 15 岁以下人群补种乙肝疫苗工作，共补种 6800 万余人。

接种乙肝疫苗是预防乙肝最安全、有效的措施。全程接种乙肝疫苗后，80%~95%的人群可产生免疫能力，保护效果可持续20年以上。由于乙肝病毒感染是导致原发性肝癌的主要因素，因此接种乙肝疫苗也可降低原发性肝癌的发生。丁肝病毒只有与乙肝病毒同时或在乙肝病毒感染的基础上才能发生感染，因而接种乙肝疫苗还可预防丁肝病毒感染。

20余年以来，新生儿乙肝疫苗全程接种率得到了大幅度提高。1999年全国接种率调查结果显示，全国乙肝疫苗全程接种率为70.7%，首针及时接种率仅为29%；至2010年，中国乙肝疫苗全程接种率提高至94%以上，首针及时接种率提高至88%以上。

2006年全国乙型肝炎血清流行病学调查结果显示：我国人群乙肝表面抗原携带率为7.18%，与1992年相比下降了26.36%，其中1~4岁儿童为0.96%，与1992年（9.67%）相比下降了90%；15岁以下儿童为2.08%，与1992年（10.52%）相比下降了80%。根据1992年和2006年两次血清流行病学调查结果估计，全国预防了8000万人免受乙肝病毒的感染，减少了近2000万乙肝病毒表面抗原携带者。

通过实施新生儿乙肝疫苗接种，我国有效地保护了儿童免受乙肝病毒的侵害，乙型肝炎防控效果显著。2012年5月，中国正式通过了世界卫生组织西太区的认证，已经实现了将5岁以下儿童慢性HBV感染率降至1%以下的目标。

2012年乙肝疫苗首针及时接种率为95.74%，3针全程接种率为99.67%。

2006年开展的我国人群乙肝血清流行病学调查结果显示，我国乙肝感染流行率为34.28%，HBsAg流行率为7.18%，推算我国目前感染过乙肝病毒的有近5亿人，HBsAg携带者9300万人。据统计，自1992年以来，全国约8000万儿童免受乙肝病毒的感染，减少了近2000万乙肝病毒表面抗原携带者。15岁以下儿童HBsAg流行率下降最为明显。5岁以下儿童携带率已降到0.96%，达到世界卫生组织西太区提出的下降到2%的目标。

［资料来源：中华人民共和国国家卫生和计划生育委员会网站 http：//www.nhfpc.gov.cn（本文有删减）］

【问题】

乙肝疫苗供给与需求由市场决定与由政府提供有何不同，政府免费提供乙肝疫苗的积极意义何在？

【提示】

政府在具有外部性属性商品提供上的作用。

（李永强）

第六章
健康保险市场

 本章首先介绍了风险的定义与特征、风险管理的主要方式，在此基础上介绍保险的本质特征与分类，健康风险、健康保险的定义与特征，我国健康保险体系；健康保险需求与健康保险供给的概念与影响因素。阐述医疗保险市场失灵的原因与表现，政府在医疗保险市场中的作用。

第一节 概 述

一、风险与风险管理

（一）风险的含义与特征

1. 风险的概念

风险是保险产生与发展的前提，也是保险研究的逻辑起点。保险产生与发展的过程表明，保险是风险管理的有效手段之一。

风险（risk）是指引致损失的事件发生具有一定的可能性。由于各类研究视角及实践中所需结果的不同，关于风险的定义，在国内外学术界尚无统一意见，本节仅从保险学的角度给出定义。

2. 风险的特征

（1）客观性。风险是一种客观存在，其发生与否不以人的意志为转移。人类社会面临诸如地震、海啸、飓风、泥石流、水灾、旱灾等自然风险，同时伴随经济社会的不断发展，也需要不断面临诸如汽车、飞机、高铁等交通工具带来的风险，市场经济运行中的企业经营风险、股市楼市甚至黄金市场带来的风险挑战，当然也面临环境污染，特别是当前急需治理的雾霾天气带来的疾病风险等。虽然随着科学技术的进步和生产力的提高，人们在识别、管理和控制风险能力方面不断提高，但是要想完全消除风险是不可能的。

（2）损害性。损害指价值的减少或灭失。实际上，风险不仅与损失相联系，也有可能带来盈利，如股票市场中股票下跌，空头可以从中获利，而多头则遭受损失。我们这里谈论的风险主要指风险事件的发生带来利益的减少，也就是说主要指不幸事件的发生。因此，从保险的角度，凡是风险都会给人们的利益带来损害。经济上的损害可以用货币衡量，而人身损害虽然不能完全以货币衡量，但一般表现为疾病带来的经济损失、劳动力下降带来的收入损失，当然精神层面上的损害无法用货币衡量。

（3）不确定性。风险的不确定性表现在三个方面：空间上的不确定性、时间上的不确定性和损失程度的不确定性。风险事件的发生地点、时间，发生后的损失程度显然无法提前预料。例如，火灾的发生地点不得而知，疾病发生的时间无从得知，地震发生后损失的大小更是具有不确定性。面对经济社会生活中的风险，人们只能改变风险存在和发生的条件，降低其发生的频率和发生后的损失程度，但是不能完全也不可能完全避免和消灭风险。由于风险的发生造成的严重损害后果，且具有不确定性，促使人们寻求应对风险的方式，从而促进了保险等风险管理方式的产生。

（4）可测性。就个别风险单位而言，风险是不可预知的，基本上是一种随机现象，而就风险总体而言，根据概率论与数理统计原理，这种偶然性或者随机性很可能服从某种概率分布。因而人们可以统计出某一类风险的发生频率，从而为保险机构设计保费提供了依据。例如，生命表，它根据一定时期的特定地区或特定人口的有关生命统计资料，整理、计算编制而成统计表，得出该地区各年龄段稳定的死亡率，从而作为确定人寿保险费率的依据。

除以上介绍的风险的基本特征外，风险还具有可变性与发展性，如人类疾病谱的发展变化，经济发展方式转变如正在试点的农村经营土地流转后带来的经营风险与金融风险，互联网金融发展速度加快带来的新的投资风险，抑或核电站带来的核污染等。总之，人类在发展生产力，不断推进社会进步的同时，风险也在不断变化与发展。

（二）风险的分类

按照不同的分类标准，风险可以划分为不同类别。在此，我们仅介绍常见的两种。

1. 按风险性质分为纯粹风险和投机风险

纯粹风险指只有损失机会而无获利可能的不确定性状态。纯粹风险所导致的后果只有两种：损失或者无损失。它并不会导致获利的可能性，如火灾风险、人身风险。

投机风险指那些既存在损失可能性，也存在获利可能性的不确定性状态。投机风险导致的结果有三种：损失、无变化、获利，如股票投资。

区分纯粹风险和投机风险是有意义的，一般来说，只有纯粹风险才是可保风险。

2. 按风险对象分为财产风险、人身风险、责任风险

财产风险指一切导致有形财产发生损毁、灭失和贬值的风险，如汽车在碰撞事故中受损，修理费用就是财产风险事故发生导致的直接经济损失。

人身风险指人们因死亡、伤残、疾病或年老无依无靠而遭受损失的不确定性状态，其损失的对象是劳动者自身。

责任风险指个人或团体因为行为上的过失，造成他人的财产损失或人身伤亡，依照法律、合同或道义应负经济赔偿责任的风险，如医疗事故造成患者病情加重或死亡，生产销售有毒有害食品给消费者带来损害，雇主对雇员在从事职业范围内的活动而致使身体受到伤害应付的经济赔偿责任。

（三）风险管理

风险管理指为实现一定的管理目标和策略，在全面系统及动态风险分析的基础上，对各种风险管理方法进行选择和组合，制定并监督实施风险管理总体方案的决策体系、方法与过程的总称。常见的风险管理方式有以下几种。

1. 风险规避

风险规避指人们从根本上消除特定的风险单位和中途放弃某些既存的风险单位。它是一种消极的处理技术。一般在某特定风险所致损失频率和损失程度相当高时或者在处理风险时成本大于其产生的收益。

2. 损害控制

损害控制指有意识地采取行动降低损害发生的频率或和减少损害的程度，包括损害预防和损害抑制。损害预防指努力减少损失发生的可能性；损害抑制指尽量减轻损害的程度。

在整个风险管理决策框架中，损害控制最重要，体现了积极主动的风险管理思维观，充分体现了人们在风险管理中的主观能动作用。

3. 损害融资

损害融资主要包括风险自留、风险转移两种方式。风险转移方式又包括公司组织、合同安排、购买保险、套期保值及其他合约化风险转移手段。

风险自留指风险的自我承担，这种方式适用于损失发生频率和程度低、损失短期内可预测及最大损失不影响企业或单位财务稳定的情况。

公司组织能够有效转移风险尤其体现在独资、合伙和股份制公司三种形式的体制比较上。在股份有限公司这种典型现代企业组织形式中，企业是独立法人，股东的个人财产与企业的财产是分离的，企业经营失败，股东仅就自身持股部分承担有限责任，显然将风险从股东个人转移到了公司。

合同安排指通过买卖合同中的保证条款来转移风险。目前许多家用电器都规定，如果消费者在使用产品过程中，出现质量问题而导致的维修费用由制造厂商来承担，实际上这种良好的售后服务已经成了企业竞争的优势要素之一。

购买保险指投保人向保险公司投保，以交纳保费为代价，将风险转嫁给保险人承担。当发生风险损失时，保险人按照合同约定责任给予经济补偿。

套期保值指将价格变动可能给他导致的损失转移给了交易对方。例如，一位农民为了减少收获时农作物价格降低的风险，在收获之前就以固定的价格出售未来收获的农作物。再如一个企业为了控制原材料成本，在生产前就与原材料供应商签订长期合同以避免原材料价格波动。

风险管理者可以根据对风险的定义、测量、评估来制订应对风险的策略，当然这几种常见的风险管理方式中，保险的作用非常突出，因而得到广泛应用。

二、保险的本质特征与基本分类

（一）保险的本质特征

理解保险的内涵，既要从保险经济现象自身的同一性和与其他经济现象的相异性，即保险的自然属性出发，又要从保险经济现象与其他经济现象的普遍联系着眼，从而把握保险经济现象发生、发展和变化的规律。所谓保险的本质，即多数单位或个人为了保障其经济生活的安定，在参与平均分担少数成员因偶发的特定危险事故所致损失的补偿过程中形成的互助共济的分配关系。

从保险人的角度，适合承保的风险应当满足以下要求：①可保风险必须是纯粹风险。保险的目的是分担损失，是对风险的管理而非投机行为，因此，可保风险必须是只有损失机会而无获利可能的纯粹风险。②经济上具有可行性，即损失的潜在严重性很大，但损失发生的可能性并不大。③独立、同分布的大量风险标的，损失的概率分布是可以被确定的，这样才能体现出大数定律所揭示的规律，保险人才能根据以往的资料，计算出正确的损失概率，合理收取保费。④损失的发生具有偶然性，严格来说，被保险人应对所投保的风险既不能加以控制，也无法施加影响，以规避道德风险，且大数定律的应用以随机（偶然）事件为前提。⑤损失程度适当，损失不能是特大灾难性损失，如地震、海啸、经济大萧条等，一般情况下，保险公司无力承保这类风险。

（二）保险的基本分类

根据保险标的、被保险人、实施形式、业务承保的方式、是否以营利为目的，我们将保险分类如下。

1. 根据保险标的分为人身保险、财产保险和责任保险

人身保险以人的生命、身体或健康作为保险标的。财产保险是以物或其他财产利益为标的。广义的财产保险包括有形财产保险和无形财产保险。责任保险是以被保险人的民事损害赔偿责任为保险标的。

2. 根据被保险人的不同分为个人保险与商务保险

个人保险是以个人或家庭的财产、生命、健康等作为保险标的；商务保险是以工厂、商店等经营单位的财产、责任等作为保险标的。

3. 根据保险的实施形式不同分为强制保险与自愿保险

强制保险又称为法定保险，它是由国家颁布法令强制被保险人参加的保险，如机动车交通事故责任强制保险（交强险）；自愿保险是在自愿协商的基础上，由当事人订立保险合同而实现的保险。

4. 根据业务承保方式不同分为原保险与再保险

原保险指保险人对被保险人因保险事故所致的损失承担直接的、原始的赔偿责任的保险；再保险是原保险人以其所承保的风险，再向其他保险人进行投保，并与之共担风险的保险。

5. 根据是否以营利为目的分为商业保险与社会保险

商业保险是以营利为目的的保险；社会保险不以营利为目的。

我们用表 6-1 对上述分类归纳如下。

表 6-1 根据不同标准进行的保险分类

标准	分类
保险标的	财产保险、人身保险、责任保险
被保险人	个人保险、商务保险
实施形式	强制保险、自愿保险
业务承保方式	原保险、再保险
是否营利	商业保险、社会保险

资料来源：孙祁祥 . 2013. 保险学 . 第 5 版 . 北京：北京大学出版社 . 42

三、健康风险与健康保险

（一）健康风险的定义与特征

健康风险是世间存在的若干风险中直接作用于人的身体、影响人体健康的一种风险，具体是指因自然、社会和人自身发展的诸多因素，导致人出现疾病、伤残及造成健康损失的可能性。健康风险一方面具有可保风险的共同特征，同时还具有区别于其他风险的特殊性。

1. 具有人身伤害性

健康风险的发生会导致人的身体健康乃至生命的损失，它不仅使遭遇者蒙受经济上的损失，同时也会带来身体上、精神上的痛苦和悲伤，这种损失是无法用货币计量的，也无法用金钱或经济补偿来替代。

2. 影响因素的复杂性

与其他风险相比，影响健康风险的因素不仅类型多样，而且类型之间存在交互作用。健康风险的发生不仅与个体生理、心理和生活方式有关，而且受自然、社会、政治和经济等多种因素的影响。

3. 外部性与社会性

健康风险不仅直接危害个人健康，同时由于疾病的外部性可导致对他人和社会整体利益的损害，比如某些流行病的暴发流行，这种健康风险的社会性危害远大于个人健康风险。

4. 补偿数额的不确定性和补偿方式的多样性

与其他风险发生后采取经济上的定额补偿不同，健康风险特别是疾病风险出险后不能完全采取定额补偿的办法，原因主要有：一是健康的损失难以用货币来衡量；二是在发生疾病风险后每个人在治疗过程中所花费的医疗费用由于个体差异和疾病的不同存在很大的不确定性。因此为了规避道德风险，降低医疗费用开支，疾病风险的补偿方式相比较其他风险更为复杂。

（二）健康风险管理

根据前述风险管理的一般原则与方法，结合健康风险的特殊性可以从医学角度和健康保险角度进行风险管理。

1. 公共预防

从医学的角度看，健康的生活方式、积极的预防保健和及时的治疗康复是降低和消除健康风险的最根本的措施。大量研究结果表明，健康对医疗服务的弹性要小于教育水平、生活方式及家庭收入水平，且在医疗服务的健康生产过程中，边际报酬递减规律依然存在。

2. 健康保险

采取了很多公共预防措施，仍然无法避免健康风险事故的发生。因此，健康保险作为风险转移的有效手段能够为一些单位和个人补偿因疾病或伤残死亡带来的直接和间接经济损失。

3. 健康管理

目前一些保险机构开始运用预防医学理论与方法积极主动降低健康风险，将保险与预防结合一起，形成健康管理，也就是对被保险人在保险期内开展健康宣传、健康教育、健康咨询、健康指导乃至实施一系列具体的预防和保健措施。健康管理的引入会使传统的健康保险发生革命性变革。

（三）健康保险的概念、特征

健康保险是以人的身体健康为标的，是对疾病或意外伤害所发生的医疗费用或因疾病或意外失能所致收入损失的保险，同时健康保险还包括因年老、疾病或伤残需要长期护理而给予经济补偿的保险。狭义上的健康保险仅仅指商业健康保险，广义的健康保险还包括社会医疗保险。

从广义角度上看，健康保险具有以下特征。

1. 健康保险以人的身体健康为保险标的

健康保险以人的身体健康为保险标的，以疾病、生育、意外事故等原因造成的医疗费用和残疾失能、死亡损失为保险事故。其中"疾病"是指必须由人身内部的某种原因引起的，区别于由外部、意想不到的偶然性因素造成的意外事故，而且是意外伤害保险所不承保的事故。这些是与人寿保险、意外伤害保险所不同的。但是仅就意外事故伤害而言，哪些应划到意外险，哪些应划为健康险，在理论上很难说清楚，只能由各国根据本国实践去定。

2. 健康保险的不确定性

健康保险的不确定性来源于疾病风险与医疗服务的不确定性。虽然每个人在每一个年龄阶段都可能遭遇疾病风险，可是具体到特定个人的特定时期，是否会生病及生病可能带来的身体与经济上的损失大小是不确定的。因而，健康保险提供的补偿也是不确定的、缺乏规律的，不像养老保险、失业保险等项目一样，提供有规律性的定额补偿。而且，由于疾病的发生是随机的、突发性的，健康保险提供的补偿也只能是短期的、经常性的。

3. 健康保险的相关主体关系复杂性

与一般的保险项目只涉及保险人、被保险人两方主体不同，健康保险中增加了一方重要的主体：医生、医院、药品供应商等，在这里我们将他们统称为医疗服务提供方。健康保险三方主体之间的关系比一般的保险项目更为复杂。由于医疗的专业性、技术性特点，普通的消费者与医疗服务提供方之间存在严重的信息不对称。医生处于信息优势地位，医疗服务提供的数量和水平在很大程度上取决于医生的决定。而患者在医疗消费中处于被动地位，很难真正通过市场手段来选择医疗服务的内容和数量。在保险人作为第三方支付人的情况下，患者也没有足够的动机去主动控制医疗费用支出，由此可能导致医生开"大处方"、"医患合谋"等行为的出现，导致医疗费用的不合理上涨。

（四）我国健康保障体系

从当前我国的制度设计来看，化解全民健康风险的保险体系已经形成了以基本医疗保险制度为主体，以各种形式的补充医疗保险为补充的多层次健康保险体系。同时，以医疗社会救助为底线构建起多层次健康保障体系的基本框架，见图6-1。

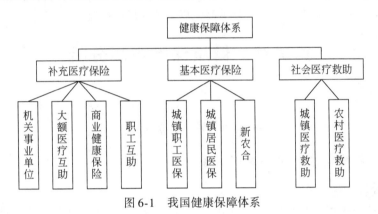

图6-1 我国健康保障体系

1. 基本医疗保险

基本医疗保险主要包括1998年针对企事业单位职工和灵活就业人员建立的城镇职工基本医疗保险、2003年针对农民建立的新型农村合作医疗、2007年针对非从业人员建立的城镇居民基本医疗保险。目前我国基本医疗保险逐渐打破城镇职工医保、城镇居民医保和新型农村合作医疗三分天下的局面，不断推进城乡整合并轨，并提高统筹层次。

2. 企业补充医疗保险

企业补充医疗保险是企业给予职工的医疗福利增量，一些效益好的企业在社会统筹基金与个人账户之间设置企业调剂基金，对于超过封顶线以上的医疗费用及个人负担部分的医疗费用实行医疗补偿，对困难者予以资助，可以有效地发挥企业功能，解决部分困难职工的医疗负担问题，也是增强企业凝聚力和职工对企业认同感的必要手段，政府应从政策上予以扶持。

3. 机关事业单位人员医疗补助

公务员医疗补助是国家为保障公务员医疗待遇水平不降低而建立的医疗补助，是对封顶线以上部分的医疗费、门诊医疗费个人账户支付不起的部分、统筹基金支付中个人负担过重的部分给予的补助。此外，根据国务院办公厅国办发〔2000〕37号转发的国家劳动保障部、财政部《关于实行国家公务员医疗补助的意见》规定，原享受公费医疗待遇的事业单位工作人员、退休人员，可参照国家公务员医疗补助办法，实行医疗补助。

4. 大额医疗费用互助保险

通过职工自愿筹措医疗基金，对超过封顶线的医疗基金实行风险补偿，其宗旨、性质、原则、经营方式和功能蕴藏着自愿、互助、民主与平等的可贵精神，我国应更多地运用市场经济的原则，借鉴国际互助合作联盟（JCIMF）的经验，结合中国国情建立起适应中国特色的互助合作医疗制度，减轻国家和企业负担，建立起充满生机和活力的与市场经济相适应的新型医疗体系。

5. 社会医疗救助

社会医疗救助是为保障城镇居民中享受最低保障待遇人员的基本医疗而设立，由于存在着市场失灵问题，医疗救助定位于特定的收入群体和特定的服务类型，并以一定的方式进行分配。

6. 商业性健康保险

商业性健康保险可以设计不同的保险品种，如健康保险、医疗费用保险、住院医疗保险、失能收入保险、长期护理保险等。2012年8月国家发展和改革委员会等六部委发布《关于开展城乡居民大病保险工作的指导意见》，明确针对城镇居民医保、新农合参保人大病负担重的情况，引入市场机制，建立大病保险制度，大病医保报销比例不低于50%，有效提高城乡居民的重特大疾病保障水平。截止到2015年第三季度，全国31个省（区、市）及新疆生产建设兵团出台推进居民大病保险工作方案并进行专项部署，全国84%以上地区启动实施。

第二节 健康保险市场分析

一、健康保险需求

（一）健康保险需求的概念及形成条件

1. 健康保险需求的概念

一种商品的需求是指消费者在一定时期内在各种可能的价格水平下愿意而且能够购买的该商品数量。同样地，健康保险需求是指在一定条件下（一定时期、不同价格水平）消费者有意愿并且能够购买的健康保险的服务量，即在不同价格水平下，健康保险机构提供的旨在补偿医疗服务成本及其他经济损失的保险金额。

健康保险需求相对于健康需求而言，属于间接需求。被保险人在健康保险资金筹集和健康服务消费过程中的行为影响健康保险基金运行效果。因此，对于医疗服务市场中医疗服务消费者与健康保险市场中的被保险人的需求特点与行为的研究，并采取适当措施，是保证健康保险系统良性运行，特别是健康保险基金的稳健运行的重要保证。

2. 健康保险需求形成的条件

（1）健康保险的消费意愿。健康保险需求是由健康需求派生的，源于人们对生命安全和健康保障的需要。当人们遇到无法预料的风险，如突发疾病和重大事故等，风险不仅对他们的身心造成伤害，也给他们带来经济方面的损失，影响其正常生活。出于规避或分散风险的考虑，人们会采取一些措施来力求将损失减小，而保险恰好可以在更大人群范围内分散个体遇到的各种风险。因此，大多数人会有购买医疗保险的愿望，这种购买意愿成为健康保险需求形成的首要因素。

（2）健康保险的支付能力。在市场经济条件下，保险机构和参保人之间是一种商品交换关系。如果人们想要获得健康保险，必须支付一定的保险费，而人们健康保险需要的满足受到其货币支付能力的限制。如果不具备一定的货币支付能力，健康保险需要是无法转化为健康保险需求的。因此，健康保险支付能力是健康保险需求形成的必要条件，就是在一定的保险费率下，由货币支付能力决定的健康保险需求的数量。

（二）健康保险需求的经济理论

1. 期望效用函数

20 世纪 40 年代，冯·诺依曼（Von Neumann）和摩根斯坦（Morgenstern）在公理化假设的基础上，运用逻辑学和数学工具，建立了不确定条件下理性人选择的分析框架。

冯·诺依曼和摩根斯坦认为，人们在面临风险时会追求期望效用的最大化。其中，期望效用可以通过以下方式计算。如果某个随机变量 X 以概率 p_i 取值 x_i，$i = 1, 2, \cdots, n$，而某人在确定地得到 x_i 时的效用为 $U(x_i)$，那么，该随机变量 X 带来的效用便是：

$$U(X) = E(u(X)) = p_1 u(x_1) + p_2 u(x_2) + \cdots + p_n u(x_n) \qquad （式 6-1）$$

其中，$E(u(X))$ 表示关于随机变量 X 的期望效用。因此，$U(X)$ 称为期望效用函数，又叫冯·诺依曼—摩根斯坦效用函数（VNM 效用函数）。

2. 风险态度

根据效用函数的特征，人们的风险态度分为风险规避（risk-averse）、风险中立（risk-neutral）和风险偏好（risk-seeking）三种情形。

对于风险规避者来说，其效用函数的特征为：$u'(X) > 0$，$u''(X) < 0$。期望效用与期望值的效用之间的关系为：$E(u(X)) < u(E(x))$。见图 6-2。

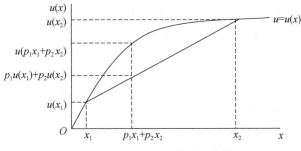

图 6-2　风险规避者的效用曲线

对于风险偏好者来说，其效用函数的特征为：$u'(X) < 0$，$u''(X) > 0$。期望效用与期望值的效用之间的关系为：$E(u(X)) > u(E(x))$。见图 6-3。

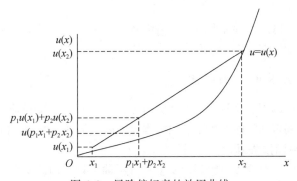

图 6-3　风险偏好者的效用曲线

对于风险中立者来说，其效用函数的特征为：$u'(X) > 0$，$u''(X) = 0$。期望效用与期望值的效用之间的关系为：$E(u(X)) = u(E(x))$。见图 6-4。

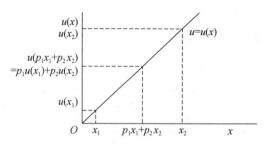

图 6-4　风险中性者的效用曲线

3. 健康风险自留与购买健康保险

一般地，大部分消费者均属于风险规避型态度，也就是说，人们对财富的偏好存在共性，财富带给消费者的效用服从边际递减原则。假定消费者追求最大效用。

假定保险机构按照"公平"的保费收取原则，即"纯保费"（纯保费 = 患病概率 × 因病带来的经济损失），那么风险规避型消费者会因缴纳保费后的期望值的效用大于期望效用，而选择缴纳保费将风险转嫁给保险机构。当然，保险机构除了收取纯保费外，还可以适当收取一部分附加保费，用来补偿保险机构自身运作的经营管理、设施购买等方面的成本。

下面以医疗保险为例，假设保险公司将全额赔付医疗费用损失。假设消费者拥有财富 x_2，疾病发生的概率为 p_1，健康不生病的概率为 p_2（显然 $p_2 = 1 - p_1$），疾病带来的经济损失为 $x_2 - x_1$，图 6-5 中直线 AB 表示消费者自留风险的期望效用大小，当疾病发生概率为 p_1 时，期望效用为 $p_1 u(x_1) + p_2 u(x_2)$，而购买保险需要缴纳的纯保费为 $x_2 - (p_1 x_1 + p_2 x_2)$，因此参加保险后的效用为 $u(p_1 x_1 + p_2 x_2)$。

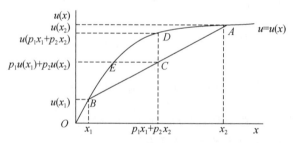

图 6-5　风险规避者的健康风险自留与转移

从图 6-5 中可以明显得出，参加保险可以给消费者带来更高效用。此外，还可以发现，保险机构可以收取的最高附加保费为 CE 段表示的财富大小。

（三）健康保险需求的影响因素

健康保险需求的影响因素较为复杂，除前文所述的购买意愿、支付能力和相应的经济技术条件外，在现实中，还受到包括疾病发生率、损失程度、风险偏好、保险价格等因素的影响。

1. 疾病发生的概率和损失程度

人们购买健康保险的主要原因是疾病的发生具有不确定性，因此疾病发生的概率对健康保险需求有重要影响。从图 6-6 来看，E 点表示预期效用水平，该点上纯保险费为 $W_3 - W_4$，由于疾病带来的损失很高，所以这部分保费较高，同时人们也会愿意支付 EF 这一段的附加保费，因为 E 点和 F 点所示的预期效用相同。任何大于 EF 的附加保费将使得消费者的自保预期效用大于购买保险。在 C 点，人们愿意支付相当于 CD 的附加保费，CD 比 EF 大，因为 E 点蒙受损失的概率更高。因此，当疾病发生的概率接近于 0 或 1 时，消费者愿意支付的附加保费越来越少。读者可以自行比较当疾病风险发生的概率接近于 1、0 和 0.5 时的附加保费大小。

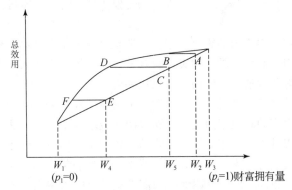

图 6-6　不同疾病概率下消费者愿意支付的附加费水平

资料来源：保罗·J. 费尔德斯坦：《卫生保健经济学》，费朝晖等译，

经济科学出版社 1998 年版，第 82 页

健康保险的需求强度是与疾病发生带来的损失成正比的，损失越大，人们购买健康险的积极性越高，愿意支付的保费也就相应增加，健康险的需求也就越大。反之，健康险的需求就越小。如图 6-7 所示，当预期损失相当大时，人们在未投保而患病时就会损失 $W_3 - W_1$；对于相对小的损失，如补牙等，就由 $W_3 - W_2$ 表示。大损失的预期效用曲线是 AC，小损失的预期效用曲线是 AB。$W_3 - W_1$ 之间的距离（预期效用线 AC）和 $W_3 - W_2$ 之间的距离（预期效用线 AB）代表相同发生概率的不同程度损失。实际效用曲线和预期效用曲线之间的面积在较大预期损失的情况下比较小预期损失情况下大得多。当消费者面临大小预期损失概率相等时，他们更倾向于支付更多的附加费来降低大笔损失的风险。所以，疾病的预期损失越大，消费者对健康保险的需求也越大。

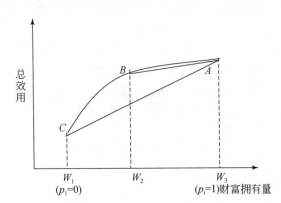

图 6-7　不同预期损失下消费者愿意支付的附加费水平

资料来源：保罗·J. 费尔德斯坦. 1998. 卫生保健经济学. 费朝晖，

李卫平，王相，等译. 北京：经济科学出版社.82

因此疾病发生的概率和损失程度是影响健康保险需求的重要因素。随着人口老龄化的加剧，疾病治疗模式和疾病谱的变化，医疗费用持续增长，人们对健康保险的需求也越来越大。

2. 健康保险的价格

健康保险的需求与价格是反向变化的。当健康保险价格较低时，消费者的财富拥有量足以支付保险费用，会刺激健康保险需求量的增加；当健康保险的价格较高时，消费者可能会由于经济收入和持有的财富有限，无力或不愿支付昂贵的保险费用而削减自己的健康保险需求。因此，制定更合理的健康保险价格，不仅能使健康保险机构达到平衡、维持机构的有效运营，还可以吸引大量的消费者参与到健康保险市场，实现较大市场规模所带来的市场福利。

3. 消费者的收入

收入水平是影响健康保险需求的重要因素。一般地，收入水平越高，说明消费者的购买力越强，相应的需求也会相对较高。但是在健康保险领域，收入较高和收入较低的消费者对健康保险的需求量并不大，而中等收入消费者的保险需求比两者更大一些。对高收入的消费者来说，疾病带来的经济损失和财富总量减少对其影响不大，所以购买健康保险对高收入群体的吸引力不大。对低收入消费者来说，财富的总效用曲线和预期效用曲线基本重合，消费者不能支出更多的附加费来购买健康保险，所以低收入群体对健康保险的需求也不大。对中等收入者来说，他们不仅具有支付保费的能力，同时也愿意支付一部分附加费来减少疾病带来的经济损失。因此，中等收入者对健康保险的需求相对较高。由于健康保险的需求量具有收入层面上的差异性，对健康保险机构来说，能否提供多层次的健康保险服务、满足不同收入水平消费者对保障的需求，将是扩大健康保险需求的关键。

4. 消费者的避险心态

对疾病风险来说，人们大部分是持避险心态的，并且有避险心态消费者的财富效用会呈现边际递减的现象。消费者对风险回避心态越重，边际效用递减速度会越快，对健康保险的需求也越大。反之，有些消费者的避险心态不重，甚至喜欢冒险，他们的财富总效用曲线是在预期效用曲线之下，并且边际效用递减趋势不明显，具有这样心态的消费者购买健康保险的意愿则偏低。

5. 医疗费用的负担方式

医疗费用的负担方式不同，人们的健康保险需求也存在差异。医疗费用的自付比例越高，消费者参保的积极性越低，反之亦然。如果健康保险规定的自付比例偏高，健康保险对疾病负担的补偿水平则会大大降低，这会抑制人们的健康保险需求。按照医疗费用的负担方式可以将健康保险（医疗费用保险）分为扣除保险、共付保险、限额保险和混合保险四种。不同的费用负担方式将会对健康保险需求者的行为产生不同程度的影响。

6. 其他影响因素

除上述列举的一些影响因素外，医疗服务的供给包括价格、种类及医疗服务提供者的服务质量和态度、健康保险供给的满意度等都会影响健康保险需求，此外还包括消费者的身体状况、年龄、性别、职业、受教育程度及社会文化对保险的接受程度等。

二、健康保险供给

（一）健康保险供给的概念及形式

1. 健康保险供给的概念

在健康保险领域，供给是指在一定条件（时间、价格）下的健康保险机构愿意并且能够提供的健康保险的数量。健康保险是健康保险机构向被保险人提供的一种承诺，也是健康保险机构和参保人之间签订的一种契约。被保险人一旦患病，健康保险机构就要根据之前的承诺、契约的内容为被保险人提供全部或部分的医疗费用。

2. 健康保险供给的形式

健康保险供给行为的主体是各类健康保险机构，健康保险机构实现供给的主要方式是通过医疗机构提供医疗服务，主要有以下三种形式。

（1）"补供方"。即健康保险机构直接与医疗服务机构发生财务关系，与医疗服务机构签订定点协议，将医疗费用直接支付给提供医疗的医院、诊所、医师、药品供应商，而与被保险人本身不发生经济和医疗费用的结算关系。

（2）"补需方"。当被保险人发生医疗行为时，由被保险人先行支付在医疗服务过程中的所有费用，然后再由健康保险机构对被保险人的医疗费用进行偿付。健康保险机构一般会按照先前合同规定进行偿付，偿付的范围主要是疾病治疗的医疗费用，或者按照协议规定对疾病造成的损失进行定额经济补偿。在协议的规定中，保险机构一般设有补偿的最高限额，或者根据保险机构专业人员制定的各项医疗服务费用表中的标准，对被保险人进行赔偿，以保证健康保险机构的运营成本和持续经营。

（3）医疗机构直接为被保险人提供医疗服务。健康保险机构还可以自行设立医疗服务机构，直接为被保险人提供医疗服务，或者健康保险机构与各类医疗组织签订契约，将其作为附属的医疗机构来提供医疗服务。在美国，健康维护组织（health maintenance organization，HMO）提供的管理型保健计划采用的主要是此种供给方式。自20世纪80年代以来，管理型保健组织出现在卫生服务领域，它是将筹资和提供医疗服务融为一体的组织，通过直接雇用医师、成立医疗机构或者与独立的医疗组织签订契约来为被保险人提供医疗服务。

总而言之，健康保险机构向需求方提供的医疗服务要以实际情况为依据，提供的服务种类也要因人而异。

（二）健康保险供给理论

一般而言，产品供给者的目标是追求利润最大化，在健康保险领域同样如此。在市场经济条件下，商业性健康保险机构向被保险人提供健康保险的最终目的同样是追求经济利润。

对一般产品来说，产品总收入与总成本之间的差额即为供给者的利润，总收入主要取决于产品的销售量和产品的销售价格，总成本取决于投入的各种生产要素的数量和要素的价格。因此，供给者的经济行为就是在既定条件下，为达到利润最大化而采取的行动。保险产品与一般的产品有所不同，供给者在追求利润最大化过程中会表现出一些特有的经济行为。

首先，在保险生产成本中，除了用于生产要素的支出成本外，很大一部分是用于补偿被保险人的医疗服务费用。健康保险供给者可以通过"风险选择"的方式，尽量将年轻、收入水平高和购买、支付能力强的人群吸纳到保险范围之内，而将身体状况较差、收入较低的那部分人群排除在保险范围之外，从而扩大保险费收入和对被保险人医疗费用补偿之间的差距，使利润达到最大化。这种"风险选择"也称为健康保险机构对保险需求者"摘樱桃"、"撇奶油"。

其次，健康保险市场和医疗服务市场是医疗保健系统中两个重要的主体，两者不可分割。在保险成本中，保险机构对被保险人所需医疗费用的补偿金支出的多少对保险机构的经营有重要影响，且补偿金的赔付主要取决于医疗服务供给的运行情况。在医疗服务市场介入之后，健康保险市场由原来的"两角"关系变为"三角"关系，即健康保险机构、医疗服务提供者和被保险人三方主体。在这种模式下，医疗服务提供者和被保险人的成本意识与保险机构的经营成本有直接联系，医疗服务供需双方成本意识下降将会导致保险机构偿付金的增加。因此，健康保险机构会采取多种方式来增强医疗服务供需双方的节约意识。比如，对医疗服务供方采取多种费用支付方式，对健康保险需求方采用共付费用偿付方式或设定费用的最高支付金额等，用以控制医疗费用的上升和机构成本的增加。

（三）健康保险供给行为的影响因素

1. 健康保险价格

健康保险的供给量与保险价格之间存在正向的相关关系，即价格越高，保险机构愿意提供的保险数量越多；反之则越少。它成立的两个重要前提是：一是在任何价格水平下，健康保险供给都能满足需求；二是保险价格下降到边际收益等于边际成本时，保险机构停止供给产品。值得注意的是，在第一个前提中，保险的供给量要受到保险公司承保能力和内容的限制。在第二个前提中，保险价格下降到边际成本和边际收益的临界点以下会受到保险机构融资水平和收益的影响。一般而言，保险价格制订越高，保险机构所收取的保费越多，会刺激保险机构增加保险产品的供给量。反之，保险价格越低，保险机构的收入减少，会抑制保险公司的供给数量。

2. 健康保险的成本

健康保险的成本是指对保险机构在承保过程中所有的货币支出，包括被保险人发生医疗行为的费用偿付、健康保险机构工作人员的工资、房屋的租金、机构设备和管理费用等。一般情况下，如果健康保险成本高，就意味着保险费率较高，在一定程度上会抑制参保人的积极性，影响参保人的需求。对保险机构自身而言，保险成本的增加就意味着偿付费率较高、各项开支如管理费用等较大，保险机构收入相应减少，自然会降低健康保险机构的供给数量。因此，健康保险的成本高低与保险供给量之间有直接联系。

3. 健康保险机构的承保能力

健康保险机构的承保能力即保险机构能够向需求者提供健康保险商品和服务，减轻疾病带来的风险的能力。影响承保能力的主要因素如下所述。

（1）保险经营资本。这是保险机构开展健康保险业务所必须的物质条件，包括机构房屋租赁、购买必要的设备和办公设施、行政费用和保险偿付的准备金等。资金的拥有量决定了保险机构的发展规模，对保险机构的承保能力有重要影响。

（2）纯保险费收入。纯保险费收入主要取决于参保人的缴费和购买能力。纯保险费收入的多少，在一定程度上决定了保险机构的成本和经营、运作的稳定程度。

（3）保险机构的分布数量和合理程度。一般而言，健康保险机构在一定地区内的覆盖范围是有限的，其承保能力也有限。因此，如果保险机构的数量过多，分布不合理，不仅不能保证该地区人群享受高水平的保险服务，而且会出现保险机构的恶性竞争，影响健康保险的供给量和保险行业的发展。

（4）健康保险机构从业人员的数量和质量。保险机构工作人员的数量和质量在很大程度上影响保险公司承办和运作效率。一般而言，高素质、专业化的人员队伍会提升机构的业务水平和服务质量，提高机构的承保能力，将更多需求者吸纳到保险范围之内，刺激保险机构的供给。反之，则会降低健康保险机构的运行效率。

（5）保险业的效率。指整个保险行业的运作情况。主要包括降低赔偿率和费用率，提高投资收益率和保险增长率等。

（6）健康保险机构的信誉程度。指被保险人发生医疗行为后，保险机构对其医疗费用的偿付速度和合理程度。若保险机构的偿付速度快且合理，其信誉程度就会相对较高，可能吸引更多的保险需求者来参保，健康保险的供给量也会随之扩大。

4. 医疗服务因素

健康保险的供给主要是通过向被保险人提供医疗服务的形式来实现的，因此医疗机构提供的服务数量和质量对健康保险的供给有重要影响。医疗机构或组织应向被保险人提供适当的医疗服务，即医务人员根据疾病严重程度进行有针对性的治疗，合理检查和用药，这样可以在一定程度上减少患者医疗费用支出，从而节省大量的健康保险基金，保证健康保险机构的运行成本和有效供给。反之如果医疗机构及医务人员诱导消费、过度提供医疗服务、浪费医疗资源，则会造成医疗费用开支失控，健康保险基金总量减少，降低健康保险机构的偿付能力，从而抑制健康保险的有效供给。

5. 政府行为因素

政府出台的相关政策、法律制度建设和宏观的经济发展等都在很大程度上直接影响着健康保险事业的发展。健全的法律法规不仅能够约束健康保险市场从业者的行为，还可以保证健康保险机构提供正常数量的保险产品和服务。此外，社会环境的安定和经济秩序的稳定，以及政府对健康保险市场有效的管理和监督、经济和政策的扶持都在一定程度上会扩大健康保险机构的供给规模，有利于健康保险市场的健康发展。

从上述分析可以看出，健康保险的供给比较复杂，包含政治的、经济等方面的关系和内容，这也在一定程度上使得健康保险的供给量受到多种因素的影响和制约。

三、健康保险需求与供给的均衡

（一）健康保险供给与需求均衡

一般商品与服务的供需均衡是指在一定价格水平上，这种商品或服务的供给量和需求量相等的状态，在健康保险领域同样存在这样的供需均衡。从经济学角度来分析，所谓健康保险供给与需求均衡是指在某一价格水平上，健康保险供给方所提供保险产品或服务的数量与健康保险的需求方的需求量相等。即在这一价格水平上，健康保险机构有意愿且有能力提供健康保险产品，被保险人的健康保险需求能够得到满足。

（二）健康保险供给与需求失衡

健康保险供给与需求均衡是一种理想的状态，但是这种均衡是暂时的。当健康保险供给量与需求量不相等时，如果保险需求方的需求量不能得到满足，健康保险机构无意愿和能力提供与保险需求相等数量的产品或服务时，这种均衡就会被打破。因此，在市场竞争中，需要采取一些措施和手段保证健康保险供给与需求达到新的均衡。

1. 健康保险供给大于需求

在一定时期内，某一价格水平上，健康保险的需求量保持不变或者逐渐缩小，而保险的供给量相对增大，打破了保险供给与需求均衡的状态。如果健康保险的供给与需求想要重新达到均衡的话，就要适当降低保险的价格。因为保险的价格与保险需求是负相关的，健康保险价格越高，人们参保的积极性越小，健康保险的需求量越少，就会出现健康保险供给过剩的现象。在健康保险供给大于需求的情况下，保险机构只有采取措施降低保险价格来刺激需求，才能在市场竞争中取胜，求得生存和持续经营。

2. 健康保险需求大于供给

在健康保险的供给量相对不变的情况下，健康保险的需求量增加也会打破健康保险市场原有的均衡状态，引起健康保险价格的上升。当保险价格较低时，在一定程度上会刺激保险需求，导致健康保险市场供不应求。当消费者的需求上升，保险机构提供保险产品数量未随之相应扩大时，意味着消费者的需求不能得到满足，甚至受到抑制。在健康保险的需求大于供给时，会出现"卖方市场"，保险机构可以适当提高健康保险价格。但是，保险公司不能为了追求利润最大化而任意提价，价格上涨要控制在一定范围内。否则，当健康保险价格超出消费者的缴费能力时，反而削弱其购买力和需求。

（三）实现健康保险供求均衡的措施

在健康保险市场的实际运行中，供给与需求达到均衡状态是非常理想化的。随着影响供给与需求的各种因素发生变化，保险供给与需求必然不断变化，均衡状态是在动态变化的。要实现保险供给与需求的均衡需求综合分析各种影响供给与需求的因素，通过科学的市场调研、预测，进而做出合理的决策，不断调整政策，通过微观市场行为的引导和宏观上加强行业监管、宏观调控等措施来实现保险供求均衡。需要重视的是，必须要加强政策的顶层设计与行业规划，实现健康保险层次的多元化，建立多种形式的健康保险组织机构，如社会医疗保险、商业健康保险、大病保险等多种形式并存，发挥各自优势，相互促进，共同发展，满足公民不同层次的健康保险需求，实现市场效率与社会公平的有效结合。

第三节 医疗保险市场失灵与政府干预

一、医疗保险市场失灵的原因及表现

（一）医疗保险市场失灵的原因

医疗保险被称为世界性难题，具有区别于其他险种的特殊性，集中体现为医疗保险机构"第三方支付"容易诱发医疗服务需方和供方甚至两者合谋的道德风险，也体现为医疗保险市场均衡受"上游"医疗服务需求和供给的制约。

福利经济学认为，在完全竞争与完全市场（无外部性）条件下，市场能够自动达到帕累托最优状态，实现社会福利的最大化。遗憾地是，在医疗服务与医疗保险市场，完全竞争市场条件几乎均不具备，因此，医疗服务与医疗保险领域的市场失灵在所难免。关于标准竞争市场与医疗市场的区别，斯蒂格利茨（Stiglitz）曾做出论述，见表6-2。

表6-2 标准竞争性市场与医疗市场的区别

标准竞争性市场	医疗市场
有许多卖者	医院的数量有限（除少数大城市以外）
商品具有同质性	商品不具有同质性
买者的信息是充分的	买者的信息是不充分的
公司的目标是利润最大化	大部分医疗不以营利为目的
消费者直接付款	消费者只支付一部分费用

资料来源：Stiglitz, J E. 1998. Economics of the public sector. New York：W. Norton & company. 290

1. 医疗服务市场失灵

（1）医疗服务供求双方信息不对称。在医疗服务市场上，供需（医患）双方基于医疗服务的专业技术性存在着严重的信息不对称。需方（患者）缺乏相关的医学专业技术知识，所采用的治疗方法及医疗费用水平在很大程度上由供方（医生）决定，而不是供需双方平等竞争的结果。因此，交易结果往往对供方（医生）有利，需方（患者）则处于弱势地位。

（2）医疗服务消费的外部性。从患者本人及家庭角度，医疗服务的消费可以减少患者本人及家庭的痛苦与负担，恢复身体健康。对社会来说，个体享受医疗服务，可以避免劳动力的损失，促进整个社会生产力的发展，保持经济稳定发展。医疗服务消费具有正外部性的典型例子是传染病的治疗。相反，假如个人不愿意付费进行疾病的预防和治疗，尤其是传染疾病，由此导致的私人成本（个人患病带来的损失和痛苦）远远小于社会成本（如传染病暴发）。这种个人行为将体现出明显的负外部性，市场机制无法正常发挥作用。

（3）医疗服务供给的垄断性。医疗服务市场的垄断表现在两个方面：市场进入障碍和区域垄断。前者主要由于医疗服务直接关系到身体健康甚至生命安全，各国一般对医疗供给设置较为严格的市场准入标准，如医生需具备一定的医学教育年限和实践经验，通过行医资格考试等，医疗机构的设置需要严格审批。后者区域垄断主要指管办不分行政干预造成的垄断，既包括医疗服务机构也包括医药产品批发供给商由于种种行政干预如不当的药品招标采购带来的垄断权利，从而限制了市场竞争机制的发挥。严格意义上说，这种垄断可以被界定为"寡头"或者"不完全竞争"，总之限制了市场竞争机制，从而有损效率。

2. 医疗保险市场的信息不对称

医疗保险领域的信息不对称错综复杂，主要存在四个相关利益主体：医疗保险机构、医疗服务提供者、被保险人和政府。四方主体之间具有不同的目标和价值取向，并且它们所掌握的信息也不是完全的、公开的和对称的。前面已经提到医患之间的信息不对称，实际上保险人与被保险人之间的信息不对称同样严重，被保险人掌握保险人所不知道的身体健康状况，可能会诱发机会主义选择倾向，产生逆选择现象。另外，这四个主体的两两对象均体现为信息不对称决定了医疗保险市场的复杂性。

3. 医疗保险的准公共产品性质

对医疗保险需求者来说，医疗保险是一种准公共产品，具有排他性但不具有竞争性。在被保险人参保后，任何人对医疗保险的使用都不会影响其他人的使用，也正是由于这种特点才决定了医疗保险基金有被过度使用的倾向，导致医疗资源越来越紧张。

（二）医疗保险市场失灵的表现

1. 医疗保险市场的逆向选择

信息不对称是导致逆向选择（adverse selection）的根本原因，它使整个商品市场不能实现帕累托最优，资源不能达到优化配置。在保险市场上，相对供方，医疗保险需求方总是知道更多的关于自身健康状况的信息。理论上，每个人参加保险的机会都是平等的，其享有的权利和义务也是对等的，身体状况较差的群体需要缴纳更多的保费，而身体健康的被保险人需要缴纳较少的保费。保险人由于无法将身体状况较差的群体（即高风险群体）与身体状况好的群体（即低风险群体）区分开来，只好假定所有被保险人面临相同概率的疾病风险，根据平均疾病风险水平和预期损失来计算保险费率。

实际上，不同风险人群所面临的疾病风险和预期损失是不同的，逆向选择也就产生了。根据相同疾病风险人群确定费率，高风险人群愿意购买保险，因为，根据平均风险所决定的保险费低于高风险所确定的保险费，而低风险人群不愿意购买，因为根据平均风险所确定的保险费高于根据低风险所确定的保险费，这一现象称为"逆向选择"。当高风险人群充斥保险市场时，医疗保险机构将面临较高的赔付率，医疗费用负担加重，经营风险随之增加，因此医疗保险机构会提升保险费率，继而造成更多的低风险人群退出市场，留下更多的高风险人群，如此恶性循环，将会使医疗保险市场趋于崩溃，医疗保险供给明显不足。

2. 医疗保险供给的风险选择

医疗保险机构为实现自身利润最大化，会进行风险选择（risk selection），通过体检等一系列手段将已经患病或者体弱多病的老、弱、病、残等人群排除在医疗保险范围之外，亦称"撇奶油"（cream skimming）或"摘樱桃"行为。出于对利润最大化的追求，商业保险机构必然会排除那些风险较高的群体，实际上，恰恰是风险较高的群体是最需要保险的。而且，即使只选择那些高收入且风险较低群体，保险机构也不能掌握每个参保者的基本健康信息，无法对每一个被保险人的风险水平进行判断和分析，因此会出现保险机构的信心不足，提供的医疗保险减少，从而不能很好地发挥医疗保险化解疾病风险的功能，医疗保险市场失灵。

3. 医疗保险市场的道德风险

（1）医疗保险中的道德风险及其表现。道德风险亦称道德损害（moral hazard），是市场失灵的一种形式，最早由 1972 年诺贝尔经济学奖获得者肯尼思·阿罗（Arrow）在医疗保险的分析中提出的。道德风险一般指一种无形的人为损害或危险，可以定义为从事经济活动的人在最大限度地增进自身效用的同时做出不利于他人的行动，或者说是当签约一方不完全承担风险后果时所采取的自身效用最大化的自私行为。

实际上道德风险普遍存在于现实生活中很多市场领域，如保险市场、装潢市场、汽车市场等。但是，道德风险在生活的不同领域中发生的可能性和作用程度是存在很大差异的。具体来讲，引起道德风险分布不均衡的条件有四个：一是相关利益主体的信息不对称程度。他们之间的信息不对称程度越高，道德风险发生的可能性就越大；二是在利益主体之间成本和收益的转移空间。成本和收益的转移空间越大，道德风险越有可能发生；三是委托—代理关系的复杂程度。委托和代理之间的关系越复杂，道德风险发生的机会越大；四是制度的约束机制。制度的控制力越强，道德风险越不容易发生。

医疗保险中的道德风险指在医疗保险市场，医疗服务的利益方利用自身掌握的信息优势造成保险费用不合理增长和医疗资源过度消耗的机会主义行为。医疗保险市场领域道德风险较为严重，具体表现为：①医疗服务需求方的道德风险。需求方因"第三方支付"而缺少价格敏感性，从而导致医疗费用成本意识下降，过度利用医疗服务资源以致医疗费用不合理增长；②医疗服务供给方的道德风险。医疗服务提供者利用信息优势，诱导患者过度医疗；③医患合谋产生的道德风险。医疗服务供方与需方互相串通，联合欺骗医疗保险机构；④参保单位的道德风险。如部分企业在缴纳医疗保险费的过程中刻意少报工资总额或少报参保人数等行为；⑤医疗保险机构的道德风险。医疗保险经办机构可能会出现监管不到位，甚至与医疗机构共谋、贿赂包庇，骗取医保基金等现象。

（2）医疗服务市场与医疗保险市场本身就存在严重的市场失灵，当保险机构介入医疗服务领域，必然会产生如上所述的各利益主体的道德风险。保险机构对医疗服务领域的介入割裂了医疗服务领域供给与需求双方之间的直接联系，把供需双方的关系变成医疗服务供给方、需求方与医疗保险机构之间的三角关系，从而降低了医疗服务供需双方对价格的敏感性，使医疗保险市场的运作机制更加复杂，市场失灵现象十分严重。

这里主要从医疗保险对医疗服务需求方影响的角度进行分析。如图 6-8 所示，在没有保险的情况下，当医疗服务价格为 P_1 时，消费者需求数量为 Q_1。假设消费者购买保险后，全额补偿医疗费用，则消费者实际支付价格为 0，此时医疗服务需求量为 Q_2。这里医疗服务的需求价格弹性决定了道德风险的程度，弹性越大，需求曲线越陡峭，道德风险程度越重。这种选择，满足消费者边际效用等于边际成本的原则，但从社会角度，道德风险造成了资源的浪费，降低了医疗费用使用的经济效率。因为 Q_2 单位的医疗服务的实际边际成本仍然等于 P_1，是高于消费者为 0 的边际效用的。

在具体实务操作中，保险机构往往采用自付额、共付比例、封顶线等方式来约束被保险人的医疗服务需求行为，但是往往由于制度设计不合理或者不够精细科学，损失经济效率。医疗保险作为疾病风险的有效应对措施，但是却进一步加剧了医疗服务市场中需方与供方的道德风险，甚至会引起需方与供方串谋。当然，医疗服务市场领域存在的严重信息不对称、市场供给垄断等也会使得医疗保险市场运行更缺乏经济效率，无法控制"上游"市场带来的高额医疗费用，再加上我国药品与医疗器械流通领域的种种环节极大加重了医疗服务成本，使保险机构作为"第三方支付"者，很难发挥作为众多被保险人的集体代言人购买合理医疗服务的职能。

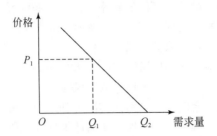

图 6-8 存在道德风险情况下的医疗服务

二、政府在医疗保险市场中的作用

（一）医疗服务领域

1. 直接提供医疗服务，对医疗服务供需双方进行补助

政府通过普通税收筹资直接为全体社会成员提供免费的医疗费用，医疗服务的供给来源于财政支出，医院是公立的、医生是政府的雇员。政府既是供给者（出资人）同时又是生产者（政府建立医院、雇佣医生）。该制度是一种普享制度，具有较强的再分配性，权利与义务之间的对等关系较弱。所有成员不论收入高低、疾病风险高低，都能获得基本的医疗服务，有效克服了逆向选择和信息不对称导致的医生诱导需求问题，同时也可以提供适量的医疗服务，满足社会边际收益等于社会边际成本的经济效率原则，克服医疗服务消费的外部性所带来的均衡数量不足的问题。但是这种方式会带来严重的道德风险问题，易造成效率损失。英国和我国在 20 世纪 50 年代建立的公费医疗制度均采用此种方式。

2. 对医疗服务需方的补助

不论是商业医疗保险还是社会医疗保险都要求权利和义务的对等，只有缴费了，才可以享有医疗保险保障。显然，通过保险的方式解决医疗费用问题，低收入者会被排除在医疗保险市场之外。对于这部分群体，政府一般采取医疗救助计划，通过医疗费用补助方式，以确保低收入人群基本就医需求得到保障。不过这里需要注意的是，对低收入人群，特别连基本的保费都无法支付的人群采用医疗救助的方式，不要纳入医疗保险体系，否则会造成"逆再分配"的不公平现象。

3. 对医疗服务供方的补助

"补供方"有两种方式：一种是直接对医疗机构进行财政补助，尤其是对公立医疗机构进行财政支出，这是实质性的补供方，几乎所有的国家都会对医疗机构进行补助，财政支出用于医院的基础设施和医生的工资。所以一般来说公立医院因为享受政府的补贴，所以能以比私立医院更低的价格提供相同的服务；另一种在形式上是补供方，实际上是补需方，如新加坡的医疗保障体系便有体现：政府补贴基本的门诊费用和低等级的普通住院病房。

（二）医疗保险领域

1. 建立社会医疗保险制度

与直接供给医疗服务不同，社会医疗保险制度的资金来源于雇主和雇员而不是政府财政，相对来说，政府财政压力较小，成员的权利和义务在一定程度上是对等的。因此，政府不是真正意义上的供给者，供给者是社会医疗保险制度本身。同时，生产者可以是政府也可以不是政府，这样医疗服务的供给弹性会增加，因为私人部门也可以提供医院和医生。

社会医疗保险与商业医疗保险最大区别在于，前者通过再分配追求社会公平。商业保险中，权利和义务直接对等，不同的风险适用不同的费率。而社会医疗保险则不同，参保者按照统一的费率缴纳医疗保险费，并享有相同的保险待遇。比如在德国模式中，再分配性很明显，无论参保者是一人家庭还是有许多赡养人口的家庭，只要工作人口参保，其他家庭人口都享同样的保障。这样，我们可以看到，商业保险是在同质风险的缴费人口中分散风险，而社会医疗保险则是在不同质风险的人口中、在缴费人口和不缴费人口中分散风险。

除再分配性外，强制性的社会医疗保险不仅排除了部分消费者"自我保险"的短视行为，还由于要求高风险人群和低风险人群都必须参保，从而还很好地克服了商业医疗保险市场上的逆选择和风险选择问题。

2. 保费补助

建立社会医疗保险的国家中，有些国家政府仅提供社会医疗保险的基本制度框架与法律规定，但不直接进行保费补贴，如德国；而有些国家则在建立基本制度、法律框架的基础上，政府还对部分参保者的保险缴费进行补贴。如我国的新型农村合作医疗制度，政府在医疗经费的筹集上承担了大部分责任。不仅中央财政与地方财政在农民的年人均补助标准上进行责任分担，而且对不同经济发展水平（东、中、西部）的地区实行不同水平的补助。

复习思考题

1. 健康风险有哪些特征？如何理解健康保险的定义与功能？
2. 健康保险需求和供给的影响因素有哪些？
3. 健康保险市场失灵的原因和表现有哪些？
4. 试述政府在健康保险市场中的作用。

【案例分析】

李克强：社会保障与商业保险结合是医改重大创新

"将社会保障的一部分资金用来购买商业保险，放大倍数优势，这是我们在医改上探索出的一条富有特色、卓有成效的新路径"。李克强总理在2015年7月22日的国务院常务会议上说。当天会议确定全面实施城乡居民大病保险。李总理指出："社会保障与商业保险相结合，是持续深化医改的重大创新。"

中国的大病保险探索出一种很有特色的方法

当天的常务会议上，国务院医改办负责人在发言中介绍，2012年以来，大病保险试点相关工作已在全国31个省份展开，其中16个省份全面推开，覆盖人口超过7亿人。试点中，大病患者实际报销比例在基本医保支付的基础上提高了10%～15%，从而大大缓解了城乡居民因病致贫、因病返贫的问题，基本医保制度的保障效应进一步放大。

李克强对此给予充分肯定。他说，无论在西方发达国家还是发展中国家，社会保障和商业保险一般是两套系统，但中国的大病保险却探索出一种很有特色的方法，将两者结合起来。

李总理表示，城乡居民大病保险是中国特色社会主义医疗保障体系的重要组成部分，"我们把大病保险做好了，就能把社会的'最低线'兜住，也就安定了民心。一定要让遭遇大病的老百姓接受正常的治疗，让他们有安定感"。

大病保险是整个社会的"稳定器"

李克强总理指出，我国的贫困人口中，因病致贫、因病返贫占了很大比例，通过大病保险给他们一个最基本的保障，这本身是"善事"，更是整个社会的"稳定器"。

"为什么当冲破社会道德底线的事情发生时，会引发全社会的广泛关切？因为每个人都担心，自己未来会不会也遭遇同样的问题。"总理说，"我们建立大病保险保障系统，就是要坚决避免类似情况再次发生！"

　　李克强说，将社会保障与商业保险相结合起来，开展大病保险，这是基层探索的产物，在各地推广试点的过程中取得了良好效果，因此要在全国普遍推广开来。

　　总理要求有关部门要进一步完善这种新型制度：对大病保险的运作要严格监督管理，对"大病"和"没有支付能力"要确定科学的界定标准。此外，还要允许商业保险部门进行核查，防止"漫天开药"、"漫天检查"的现象发生。

发挥好政府投入"四两拨千斤"的作用

　　李克强对与会者说，通过引入商业保险，医保的保障水平有了显著提高。各部门都应该从中受到启发：怎样让政府有效投入发挥"四两拨千斤"的作用？

　　"大病保险制度的探索，既包括社会保障体系构建，又包括把社会保障与商业保险相结合实现'兜底'，还包括织牢社会'安全网'，让老百姓安心就业创业。"总理说，"希望大家要有道德神圣感和事业宏伟感。把这件事办好了，办成了，功德无量。"

　　（资料来源：李克强. 社会保障与商业保险结合是医改重大创新. 中国政府网. 2015-7-24）

【问题】

　　以城乡居民大病保险为例，谈谈社会保险与商业保险如何结合，从而有效提高城乡居民的重特大疾病保障水平。

【提示】

　　从政府职责和市场功能入手谈社会保险与商业保险结合的机制和方式。

（卞呈祥）

第七章
卫生筹资与支付

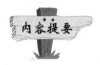

本章主要介绍卫生筹资的定义、功能和卫生筹资的目标，卫生资金筹集的渠道和国际经验，卫生筹资的评价；介绍卫生支付的概念、基本过程，主要的卫生支付方式、支付方式的核心要素和国际卫生支付方式改革的趋势。

第一节　概　　述

一、卫生筹资的定义

卫生筹资（health financing）是卫生资金筹集的简称，是一定时期和一定社会环境下卫生领域的资金筹集、合理分配和有效使用。卫生筹资有广义和狭义之分，狭义的卫生筹资是指卫生资金的筹集，主要包括卫生资金的筹集渠道、数量和结构；广义的卫生筹资不仅是为卫生筹集资金，还涉及向哪些人筹资、何种方式筹资及如何分配使用筹集到的资金等问题，即包括资金的来源、去向和使用效率、公平性等，也就是说卫生筹资要涉及如何筹集足够的卫生资金，如何克服穷人利用卫生服务的财务障碍和如何公平高效地提供多种卫生服务。

卫生系统的核心功能是提供卫生服务，在提供卫生服务的过程中需要消耗必要的资源，因此卫生系统需要通过筹措资源来弥补所消耗的资源，才能持续地为社会提供卫生服务。随着人口老龄化加剧、慢性病不断增加和高新技术应用到卫生领域日益频繁，所消耗的卫生资源将快速增加。卫生系统所消耗的资源，如果用货币形式来表示，则为卫生资金，因此必须筹集足够的卫生资金以维持卫生系统的正常运转。卫生服务需要花钱，所以必须有人付费，使用者付费是弥补消耗资源的常见措施，但对于合理的卫生系统而言，不应该有人因支付所需的费用而面临经济崩溃的风险，因此应建立起相应的健康损害后的经济风险共担机制，从而保证每个人得到所需的可支付的服务。这都是卫生筹资的基本属性。

卫生筹资是一个国家卫生系统的重要组成部分，一个稳定、可持续的卫生筹资机制是实现重要卫生系统职能的核心部分，关系到卫生资源的生产、分配和卫生服务的利用。卫生筹资除了能向卫生服务提供资金保障外，还可以通过经济激励和财务约束等手段来影响卫生服务供方的利益机制和行为，从而激励卫生服务机构为公众提供具有成本效益、适宜的卫生服务。合理的卫生保健筹资安排有助于政府调动充足的卫生财力资源，合理地配置和公平、有效地使用这些资源。公平、利贫的卫生筹资政策有助于实现卫生服务的全民覆盖，并且有利于加强社会安全网，促进社会和经济的全面发展。

二、卫生筹资的功能

世界卫生组织（WHO）在2000年世界卫生报告中提出卫生筹资有三个功能，即资金筹集、风险共担和购买服务，每个功能都涉及公平和效率两个方面。

（一）资金筹集

资金的筹集（revenue collection）是卫生筹资的最基本的功能。在卫生资金的筹集功能中，要考虑到谁来支付、支付多少、怎样支付及哪个机构来筹集资金等问题。多数的研究表明个人现金支付是导致灾难性卫生支出和因病致贫的重要因素，采用以一般税收和（或）社会保险税（费）等预付制的卫生筹资系统被认为是比较具有效率和公平的卫生筹资系统。从国际经验来看，主张采用较高的统筹层次来筹集资金，而不主张采用各自为政、多个分散的机构筹集资金，因为后者容易产生不同人群间待遇的不公平性，且重复投资功能相似的管理机构增加了管理成本，统筹基金分散削弱了资金持有者与卫生服务供方谈判的能力，降低了控制卫生服务价格的力度。

（二）风险共担

风险共担（risk sharing）是保证公平和减少家庭经济负担的关键，共担的目的是把家庭和个人难以承受的、不确定的、大额的费用转化为负担得起的、确定的、小额的费用。一般来说，筹集的资金越多，风险的共担能力就越强。风险的共担包括健康者与非健康者的互助、富有者与贫困者的互助。前者反映了保险的基本原理，后者则体现了社会的共济意识。风险共担功能与资金统筹的范围和统筹基金的数量密切相关。

（三）购买服务

购买服务（purchasing）包含了基本卫生服务包的设计、服务提供、资源配置和对卫生服务提供者的支付方式等。在购买服务功能中，首先要考虑的是哪些卫生服务可以利用筹集到的公共资金购买，是购买门诊服务还是住院服务亦或是兼有，除了基本服务外是否还包括特需服务。公共资金如果用于购买高费用的服务如住院服务，则能较好地减少个人经济风险，降低灾难性卫生支出对个人和家庭的影响，但是从服务利用的公平角度和卫生发展的基本规律考虑，公共资金还应该支付部分门诊服务，特别是慢性病的门诊服务和药物费用。由于不同国家社会文化背景和经济发展水平不同，住院服务和门诊服务之间的平衡点是不一样的。此外，购买服务还要考虑如何购买这些服务，是通过政府预算让公立医疗卫生机构直接提供还是政府通过合同形式向辖区内所有的不同所有制属性的卫生机构购买服务。

三、卫生筹资的目标与属性

（一）卫生筹资的目标

卫生筹资不仅决定了卫生服务利用的可得性，筹资机制还将决定因疾病带来的灾难性卫生支出的风险保障程度，并进一步影响人群健康的公平性。因此，卫生筹资的目标即为卫生系统筹集到足够的资金，以确保所有人都能利用卫生服务，同时不会因为他们为这些服务付费而遭受经济困难。在衡量卫生筹资目标实现的水平时，通常用人群健康状况的改善、筹资的风险保障及人群满意度来衡量，这也就是通常所说的卫生筹资的最终目标。

不同时期的卫生筹资系统有着不同的目标。1978 年 WHO 和联合国儿童基金会在《阿拉木图宣言》中提出初级卫生保健策略，要求各国向居民提供最基本的、人人都能得到的、体现社会平等权利的、人民群众和政府都能负担得起的卫生保健服务。2005 年在第 58 次世界卫生会议上，WHO 的各个成员国承诺建立本国的卫生筹资体系，从而保证其国民能够获取卫生服务，同时不会因为支付这些卫生服务的费用而遭受经济困难。

（二）卫生筹资的属性

由于卫生服务领域的特殊性，卫生筹资也有其自身的特殊性质，也成为卫生筹资的中间目标，主要包括公平性、风险共担、效率和卫生筹资的可持续性。

1. 公平性

公平性是国家在制定政策时要尽量保证的要素，特别是卫生领域。在卫生保健领域谈及公平性问题时，通常包括健康的公平性、卫生服务供给的公平性和卫生筹资的公平性。卫生筹资的公平性主要反映在进行卫生筹资时，是否考虑了不同收入人群的支付能力。卫生筹资的公平性主要用垂直公平、水平公平和代际公平三种方法来检验。垂直公平强调不同支付能力的人要区别对待，即不同支付能力的人支付不同的卫生费用，富人多支付，穷人少支付；水平公平是相同收入水平的人筹资水平相同，强调分担或风险的等分；代际公平不仅研究成本，而且还研究不同年龄组的收益。

2. 风险共担

由于疾病风险危害的是人，这种危害带来的不仅仅是经济上的损失，更重要的是生命和健康的损失。此外，卫生服务的提供也具有外部经济效应，提供卫生服务对他人造成了影响，出资者可以获益，不出资者也可以获益，因此卫生筹资要风险共担。

3. 效率

相对需求来讲，卫生资源永远是稀缺的，特别是在卫生投入持续增加的情况下，效率问题更加需要得到关注。效率就是利用有限的卫生资源投入达到最大的卫生产出。主要涉及的问题包括筹资效率、卫生服务供给效率和公共财政效率。提高效率是为了更好地利用资源为健康服务，而不是为了减少卫生投入；要减少不必要的药品支出，更恰当的用药，加强质量控制；着力提高医院的效率，因为医院是最大的卫生费用支出部门；选择具有成本效果的干预；探索有效的激励机制；避免分散筹资。

4. 卫生筹资的可持续性

卫生筹资是一个长期的过程。一个可持续的卫生筹资系统，要能够维持长期稳定卫生资金筹集能力，一般包括筹资的可持续性、政治的可持续性、组织和管理的可持续性。

第二节　卫生资金筹集

一、卫生筹资渠道

筹资渠道（financing channel）是客观存在的卫生资金的来源方向与通道，解决的是卫生资金的来源问题。从世界各国卫生筹资实践来看，主要有政府卫生预算、社会医疗保险、商业保险、现金支付和社区医疗保险等。一个比较健全的卫生筹资系统，其资金来源主要是一般税收或社会保障税，或两者兼有。

（一）政府卫生预算

政府卫生预算（general government budget）包括国家税收和非税性收入，是国家财政支出的一部分，是通过政府预算卫生支出直接投向卫生事业（主要采用供方补助形式），向居民提供规定的卫生服务项目。政府卫生预算是卫生筹资的主要渠道，特别是低收入国家，在社会医疗保险和商业医疗保险覆盖不足的地区，将更加依赖政府卫生预算支出这个渠道筹集资金。政府卫生预算也体现政府对卫生事业的重视程度。这种筹资渠道与卫生服务的利用量不发生直接的关系，筹集范围广，治理模式简单，影响范围大，受益面广，理论上更容易保证公平。

1. 一般税收

税收（tax）是政府作为筹资主体，通过税收渠道筹集资金并分配和使用于卫生领域的整个过程。一个国家决定征收何种税款取决于其经济发展和人们对政府的信任程度。税收筹资需要考虑人群支付税款的意愿和政府征收税款的能力。在经济运行良好、行政能力很强的国家，以税收方式筹资为卫生部门提供了极大的资金支持。

一般税收是政府财政收入的主要来源，包括直接的个体和商业所得税，以及其他直接或间接的税收途径，如进口税、执业税、财产税、销售和贸易税、注册登记税等。国际货币基金组织的一项调查表明，在低收入国家，全国平均收入的18%被用于税收，而高收入国家则为48%。

2. 专项税

专项税（earmarked tax）是指定用于具体项目或用途的税种。不少国家通过设立奢侈品消费附加税、烟酒附加税，以其筹措更多的卫生资金，如法国对乘坐飞机头等舱和商务舱的人员加收10欧元的奢侈品消费税，作为支持发展中国家卫生发展的费用。2001年成立的泰国健康促进基金是通过对烟草和乙醇征收2%的附加费获得资助的。WHO和世界银行的研究都表明，提高烟草税收，不仅可以为卫生系统筹资更多的资金，还可以达到控烟的目的进而获得预防疾病的作用。世界银行认为，增加10%的烟草制品税收，对高收入的国家可减少因烟草制品所致损害的4%，而对低收入或中等收入的国家则可降低烟草带来危害的8%；目前有33个国家的烟草税占卷烟零售价75%以上。罗马尼亚正提议对富含油脂、盐、添加剂和糖的食品征收20%的税，除了增加卫生筹资外，还可以以减少对有害产品的消费，促进健康。该筹资渠道的优点是可以通过建立新税种为某些重要卫生项目筹资。

3. 财政赤字

财政赤字（budget deficit）是指一国政府在每一财政年度支出大于收入的经济现象。为了弥补财政赤字，一般会采取增税、增发货币、发行公债等方式。一国如果执行的是赤字财政，必然使得财政年度的相对收入增加，从而获得更多的卫生筹资可能。

4. 通货膨胀

通货膨胀（inflation）是一种隐蔽的税收途径。在经济出现通货膨胀的时候，由于受通货膨胀的影响，人们的名义货币收入增加，导致纳税人应纳税所得自动地划入较高所得级距，形成了档次爬升，因而按较高适用税率纳税。通货膨胀通过使一部分人成为名义上的高收入者，而将收入的更多比例以税收的方式转移到政府。二战后，欧美国家的通货膨胀从居民手中把大量再分配的财富带到公共经济部门，在这个意义上，通货膨胀可以作为卫生筹资方式加以利用。

5. 政府彩票

发行政府彩票（government lottery）集资是现代彩票的共同目的。由于彩票业具有高额利润，1726年荷兰政府、1754年丹麦政府、1763年西班牙政府、1781年奥地利政府、1785年葡萄牙政府等都先后把发行彩票作为政府一种新收入的来源。由于居民购买彩票的资金需要提取公益金和彩票发行费用，购买者获取的期望受益低于支出，实际上是征收了隐性税收，有学者称为"微笑纳税"。各国、各地区的集资目的多种多样，社会福利、公共卫生、教育、体育、文化是主要目标，如拉丁美洲彩票的收益绝大部分都用于发展医疗卫生、儿童福利、公共项目和慈善事业。2011年英国专门发行健康彩票（health lottery）为卫生事业筹集基金，以解决其国内医疗健康福利不平等现象。

6. 政府规费

政府规费（fees）是政府获得收入的另一重要形式，一般按照受益原则，由国家机关或事业单位向有关当事人提供某种特定劳务或服务，按规定收取的一种费用。政府规费按照性质可以分为行政规费和事业规费，包括行政管理类收费，如医师资格证书工本费、执业医师注册费；鉴定类收费，如医疗事故技术鉴定费；考试类收费，如执业医师资格考试费；培训类收费，如放射工作人员卫生知识培训费；其他类收费，如卫生发展基金等。2012 年我国卫生总费用中政府规费达到 380 亿元左右。

（二）社会健康保险

社会健康保险（social health insurance）是国家通过立法，由劳动者、用人单位或社区（集体）、国家三方面共同筹集资金，在劳动者及其直系亲属遇到疾病等风险时给予经济补助，以保障其基本生活的一种制度。一般具有强制性，符合条件的个人都必须参加。同时，其缴费金额和受益都是通过法定的社会契约加以规定。医疗保险筹资与潜在的卫生服务利用相关，只有筹资者才能成为受益者，但是与个人卫生服务利用量不发生直接关系。社会医疗保险筹资模式比政府卫生筹资模式更为简单且容易组织，它有利于国民的经济风险分担和不同人群之间的交叉补贴。但是，建立统一的社会医疗保险制度，其基础条件是高度城镇化和高就业率，居民具有及时缴纳保险费的能力。但是社会健康保险筹资的累进性比税收筹资差，一旦政府监管不力，就会出现竞争不足，存在大量资源浪费、效率低下、费用难以控制的问题，所以需要加强政府的监管能力。例如，德国目前收缴保险费的增长速度赶不上医疗保险费用支出的增长速度，入不敷出的矛盾日趋尖锐。同时一般社会医疗保险覆盖有一个特定的人群（一般为正式部门的雇员），会使部分人排除在外，导致公平性受损。

（三）商业健康保险

商业健康保险（private health insurance）是由非营利性或营利性保险公司经营，投保人可以自主选择最符合本人自身利益的一系列健康保险险种。商业健康保险一般不具有强制性，保险费根据个体疾病风险特征和选择风险的保险业规定。征收的保险费接近于可能发生的偿付费用加上管理费用和剩余利润。和社会健康保险筹资一样，商业健康保险筹资与潜在的卫生服务利用相关，只有筹资者才能成为受益者，但是与个人卫生服务利用量不发生直接关系。

同社会健康保险相比，商业健康保险具有良好的经济效益。支持商业健康保险的人认为，当人们选择一个商业保险计划时，他们感受到自己有了更多权力，并更愿意为健康支付费用。与社会健康保险相比，商业健康保险的主要缺点是管理成本偏高，在同样的保障条件下，商业健康保险的保费成本比社会健康保险高。商业健康保险基于个人或群体的健康风险收取保费是累退的筹资形式。由于经济状况与身体状况呈反比，那么基于风险收取保险费意味着穷人要支付更高的费用；由于费用较高，商业保险业非常关注消费者的逆向选择，高风险人群常常被排除在商业保险以外，或者要缴纳更高的保费。

（四）使用者付费

使用者付费（out-of-pocket payment，OOP）是指居民个人在接受各类卫生服务过程中，以现金方式直接支付的门诊、住院、护理及其他专业性医疗保健费用，以及在各种保障制度下共付的费用，但是不包括红包等非正式费。多数情况下，使用者付费是在公共筹资不足、政府有效分配卫生资源能力缺乏、公立机构提供基本卫生服务的效率低下、卫生服务提供者收入水平较低、人群有意愿自付医疗费用以减少因交通和等待带来的成本损失及诸如药品等关键医疗产品提供不足等问题存在的情况下发生的。使用者付费主要来自家庭的可支配收入，与个人卫生服务利用量直接相关，属于现付制。WHO 不提倡使用这种筹资方式，据 WHO 和世界银行 2015 年测算，全球

37 个低收入和中等收入国家中，有 6% 的人因必须自付卫生服务费用而陷入或更深地陷入贫困之中（即每天 1.25 美元的标准）。

当政府卫生筹资意愿或能力有限时，现金支付是一种较好的卫生筹资策略，且容易管理。现金支付会降低患者为服务付费的意愿，可以避免卫生服务过度利用。另外，现金支付能够提高资源的分配效率，增加消费者使用卫生资源时的责任心和卫生服务提供者的责任心。同时，通过服务收费鼓励人群寻求更为有效的卫生服务，如鼓励人群首先利用基层医疗机构的服务，再到医院获取服务，由此提高了卫生服务系统的效率。

现金支付的缺点主要表现为：①从公平性考虑，现金支付存在极大的垂直不公平问题。因为现金支付是极度累退的筹资模式，尤其是将低收入和低健康状态的关系考虑进来时，这种情况更为突出。②现金支付可引起严重的道德问题。因为服务提供者为追求经济利益而可能提供不适当的服务利用。③现金支付由于支付能力的问题抑制了对非必需卫生服务的消费。

（五）其他

1. 社区卫生筹资

社区卫生筹资（community financing）是一个社区中（在同一个农村地区、行政区、其他地理区域或相同社会经济或种族的群体）的各个家庭，为既定的一系列卫生服务相关费用筹集或协作筹集资金的一种卫生筹资机制。社区卫生筹资基于社区而建立，强调社区参与管理。参与此种筹资方案的成员可因地域的邻近或因同样的职业、信仰、种族，或任何其他附属依赖关系而联系在一起。同时，成员也参与方案的管理，如进行规则的设计和资源的筹集、汇集和分配。

社区筹资的主要优势在于对社区的信任和提供适宜水平的风险分担。社区筹资的受益者往往是被其他形式的健康保险排除在外的群体，如在非正式部门工作，或无力支付商业健康保险的人群。社区筹资在提供财政保障方面也起到非常重要的作用，使低收入人群能获得卫生服务，通过减少卫生服务相关的现金支付，增加对卫生服务的利用，增加了卫生服务的可及性。

社区卫生筹资的缺点主要是可持续性较差。因为规模过小，易于遭受经济风险；对服务提供的影响有限。

2. 社会捐赠

社会捐赠（donation）也是国家鼓励社会参与卫生筹资的重要形式之一。社会捐赠包括国内捐赠和国际捐赠。对低收入国家而言，尽管依靠国内财政支持卫生系统筹资至关重要，但是在没有帮助的情况下实现卫生服务的全民覆盖有点不切实际。WHO 敦促高收入国家将其国民总收入的 0.7% 用于官方发展援助。

二、卫生筹资的国际经验

每个国家都必须根据国情制定卫生筹资战略，其重点并非社会医疗保险而是社会医疗保障，不仅要确保全面覆盖（universal coverage）还要确保全面可及（universal access）。仅仅提高社会医疗保险覆盖率并不能形成充分的风险防范，即使是以社会医疗保险为主的国家，一般税收筹资也是必不可少的，需要建立社会医疗保险、一般税收筹资、商业医疗保险、个人自费的复合筹资模式，实现健康风险防范的卫生筹资战略目标。

（一）根据国情制定筹资策略

任何一种有效的卫生筹资策略都要依据各国不同的国情——包括基本卫生服务的可及性、经济风险保护能力、财政能力和约束性条件等确定自己的筹资策略。例如，中国，既往只有城镇职工享有医疗保障，中国的筹资策略则是通过迅速扩大医疗保障的覆盖面来扩大卫生筹资渠道并解决筹资的公平性问题；而对于医疗保障覆盖率比较高的国家，则应当确保被排除在现有医疗保障体系的人能获得医疗保障并且减少现金卫生支出。

（二）支付卫生服务的方式不应阻碍卫生服务的可及性

全球很多国家都将患者直接支付作为国内卫生系统的收入来源，并对其过分依赖，因为服务付费问题让数百万人无法在需要时获得卫生服务。对那些寻求治疗的人来说，这种方式会使其经济困难，甚至陷入贫困。很多国家通过确保国内卫生筹资的大部分资金来自预付款，然后将预付款集中到一起以使国民分担经济风险的方法，来为国民提供更好的卫生保障。预付费和融资既可以消除使用卫生服务的经济障碍，又可以降低发生灾难性卫生支出的概率。

（三）增加预付费措施筹集卫生资金

WHO 提出，持续依靠患者直接支付，包括向使用者收费的方式是目前为止实现全民覆盖的最大障碍。大量的研究表明，通过预付费措施筹集卫生资金是增加人群覆盖率最有效、最公平的基础。当预付费用来自大多数人群，通过不断统筹不同来源的资金覆盖每个人的卫生费用时，这种机制的运行效果最好。实际上，这种机制意味着社会共济性较好。

（四）强制性筹资

如果实行自愿投保原则，低风险人群（通常是年轻人和身体健康的人）不会投保，而且也很难保证自由职业的人会投保。自愿参保可能有助于人们体会预付费制度的好处，有经济风险保护机制当然总比没有好，但是从长期看，筹资很难持续。

（五）提高筹资层次

社区筹资固然有其优点，既可以推广预付的好处，也是激发凝聚力的有效方法，但是由于社区筹资的筹资层次较低，生命力非常弱，一次医疗费用高的疾病或治疗就会用完预付款。低层次的筹资和多个系统的筹资，必然带来筹集的卫生资金分别服务于不同人群，且筹资系统属于重复工作，将会加大管理和信息系统的成本，还会加大实现公平和经济风险保护的难度。例如，卫生部门和社会保障部门各自管理不同人群的卫生服务，就将放大重复工作和低效率引起的后果。

（六）更加注重公平与效率

即使在一些高收入国家也存在避税问题和税收及保险费征收效率低下问题，改善征收效率可以增加资金的筹集从而为卫生资金的增加提供可能。

尽管疾病预防和健康促进干预项目具有较好的成本效益，但是一般情况下，政府管理人员的压力来源于要保证治疗性卫生服务的可及性，很多卫生筹资系统的重点也是为治疗付费，而不是为基于人群的疾病预防和健康促进服务提供资金补偿。因此在卫生资金分配上，将要更加注重疾病预防和健康促进干预项目的分配。

在筹资过程中，政府越来越重视对低收入人群的保护，如强调全民覆盖、为没有能力缴费的人承担卫生费用等。在制度设计中将向卫生系统缴费［税收和（或）保险费］转变为强制性义务，可以确保居民不仅只在担心患病时才缴费，而且在身体健康的时候也一直缴费。

三、我国卫生资金的筹集

（一）我国卫生资金的筹资渠道及其形式

我国的卫生资金的筹集渠道主要包括政府卫生预算、社会卫生支出和个人卫生支出三个来源渠道。

1. 政府卫生预算

政府卫生预算主要包括各级政府用于医疗卫生服务、医疗保障补助、卫生和医疗保险行政管理事务、人口和计划生育事务等各项事业的经费，其中医疗保障补助包括政府用于各类医疗保障项目的支出，如行政事业单位职工医疗保障补助、公务员医疗补助、医疗救助、新型农村合作医疗、城镇居民基本医疗保险等。

2. 社会卫生支出

社会卫生支出是指政府支出外的社会各界对卫生事业的资金投入，包括社会医疗保障支出、商业医疗保险费、社会办医支出、社会捐赠援助和行政事业性收费收入等。

3. 个人卫生支出

个人卫生支出是指城乡居民在接受各类医疗卫生服务时的现金支付，包括享受多种医疗保险制度的居民就医时自付的费用。

（二）我国卫生资金筹集的基本情况

1. 筹资规模不断扩大

近年来，我国卫生筹资的总体规模不断扩大，筹资的增长速度明显快于当年 GDP 的增长速度，2009 年新医改启动以来，2009~2011 年间卫生消费弹性系数是 1.41，2012 年为 1.71，2013 年为 1.40。

2. 卫生筹资结构不断优化

政府卫生投入的力度不断加大，政府卫生支出占财政支出的比例自 2007 年以后迅速增加，同时在卫生筹资结构中所占的比例也不断增加，个人现金支出的比重明显下降。在政府的卫生投入中，投入的结构和方向也发生了变化，基本医疗保险和基层医疗机构的投入比重有所增加，政府在新农合和城镇居民医疗保险筹资中发挥了主导作用，我国逐渐建立起了一般税收筹资与社会医疗保险筹资大致均衡的混合型卫生筹资结构。

据核算，2014 年我国共筹集卫生资金 35 378.9 亿元，占 GDP 的 5.56%，其中政府卫生支出、社会卫生支出和个人现金支出分别占 29.9%、36.9%、33.2%。

（三）我国卫生资金筹集存在的主要问题

1. 筹资总量较低

我国的卫生筹资总量虽然在快速增加，但是与世界各国比较，仍然比较低，特别是人均卫生筹资额。2013 年 WHO 成员国平均卫生总费用占 GDP 的比重 10.0%，人均卫生筹资额为 1038 美元，2013 年中国卫生总费用占 GDP 的比重为 5.57%，人均筹资额为 367 美元，在 WHO 的 191 个成员国中排名 121 位和 98 位，低于部分中、低收入国家，表明我国在卫生筹资上还有巨大的空间。政府的投入较少，且还没有建立起卫生的财政保障机制，如卫生投入标准缺乏，各级政府的事权和财权不对等、公共卫生投入不足等。

2. 筹资渠道少

我国现有的卫生筹资渠道少，特别是社会卫生筹资方面，如社会资本进入卫生领域还有很多的制度障碍。当筹资渠道少、公共筹资不足时，必然使得医疗卫生行为过度依赖于个人现金卫生支出，会导致个人负担的增加。WHO 认为，只有当居民个人现金卫生支出占卫生总费用比重降至 15%~20%，经济困难和贫穷发生的机会才能降低到可以忽略的水平。因而可以说，我国现有卫生筹资结构依旧有很大地导致经济困难和贫困发生的机会，即因病致贫风险依旧较高。同时在我国慢性病日益严重的背景下，慢性病的卫生筹资仍然以个人筹资为主，个人负担较重，2011 年慢性病的个人现金支出占 47.29%。

3. 筹资的公平性较差

WHO 在 2010 年的世界卫生报告中指出：提高卫生筹资公平性和改善效率具有同等重要的地位。当前我国虽然已经已基本建立了全民医疗保险体系，总体上促进了卫生筹资公平性，但公平性依然有待提高。其一，筹资的累退性。无论是按工资一定比例缴费的城镇职工基本医疗保险，还是定额缴费的城镇居民基本医疗保险和新农合，都表现出缴费负担的累退性，即收入越高的参保人，缴费负担（占可支配收入的比重）低于收入低的参保者；其二，受益的不公平性。在现行制度下，往往是经济负担能力越强的参保人对医疗卫生服务的利用越充分，受益越多；而低收入者在面对总费用的高增长和实际报销比例有限的情况下，则可能由于无法承担起自付费用而形成对卫生服务利用的强制性受限；其三，筹资的地区差异大。发达地区的卫生筹资以公共筹资为主，而欠发达地区则以个人现金支出为主，以 2013 年为例，北京、上海卫生总费用中个人现金支出只占 20.55% 和 20.62%，而吉林、河北、湖南和河南都超过 40%。

4. 卫生筹资效率不高

我国医疗卫生的社会筹资功能仍不健全，统筹层次偏低，筹资机制运行不畅，医疗卫生制度的"碎片化"现象突出。以医疗保险为例，社会医疗保险由多个不同部门管理，以县级统筹为主，浪费和低效率同时存在。另外从政府的卫生投入角度看，卫生资源的投入注重医疗特别是过分集中在高层次医疗机构，而公共卫生筹资则较少。即使是在医疗机构的投入中，也是注重药品的卫生投入，OECD 国家药品费用占卫生总费用的比例平均为 15%，而我国则超过 40%。提高卫生筹资效率，有待于进一步完善筹资机制。

第三节 卫生筹资评价

卫生筹资评价是指对卫生筹资方式是否合适、能否为卫生系统筹集足够的资金、资金的分配是否公平合理、资金利用率是否充分进行评价。一种筹资方式的总体效果不仅要从筹资及其支付方式本身来看，同时也要从卫生保健和供需双方的各种因素相互作用来评价。一般地，卫生筹资评价主要从以下四个方面进行。

一、卫生筹资能力评价

卫生筹资是卫生服务体系建设的基础和关键，它实质上是一个融资的过程，卫生筹资是整个卫生服务过程的起点，在此基础上才能合理地配置和利用公共卫生资源。一个好的卫生筹资系统，要能为卫生系统筹集足够多的资金。WHO 认为，如果政府和人民共同努力，各国还有很大的余地在国内筹集到更多的卫生经费。

卫生筹资能力，一般通过卫生筹资总额（或卫生总费用）、人均卫生总费用、卫生总费用占 GDP 的比重、政府卫生支出占财政支出的比重等指标来衡量。其中卫生总费用占 GDP 的比重是公认的衡量各国、各地区卫生筹资能力的评价指标。1995～2013 年期间，190 个国家的政府平均卫生支出从占 GDP 3.4% 增至 4.1%，其中低收入国家的增幅较大，从占 GDP 1.7% 增至 2.6%。

提高卫生筹资能力，可以通过提高国家征税效率来实现。即使在一些高收入国家，避税和低效的税收及保险费征收也是一个严重的问题。提高税收的征收效率可以增加经费的筹集，从而用于提供卫生服务或者为群众购买服务。

调整政府预算的优先顺序，也可以增加卫生筹资能力。在分配政府预算时，一些政府通常将卫生预算安排在相对靠后的位置。例如，很少非洲国家达到了 2001 年《阿布贾宣言》中非洲各国首脑认可的目标,即将政府预算的 15% 用于卫生;该地区签署这一宣言的国家中的 19 个国家现在政府卫生投入甚至低于 2001 年。不过,坦桑尼亚卫生投入占财政总预算的 18.4%,利比亚为 16.6%。49 个低收入国家政府卫生投入的比例如果可以增加到 15%,这些国家每年将从国内多筹集到 150 亿美元的卫生费用。

改革筹资途径,也是提升卫生筹资能力的重要方式,如在一些国家,征收外汇交易税可以筹集到大量经费。例如,印度有一个非常大的外汇交易市场,每天的交易额达到 340 亿美元。如果印度认为这一途径合适,对现有货币交易量征收 0.005% 的税收,每年将可以收到大约 3.7 亿美元的费用。还有对那些有害健康的产品征收税款可以降低该产品的消费,同时筹集更多的资金,因此对改善该人群的健康具有双重收益。在 22 个低收入国家,对烟草多征收 50% 的消费税将可以多筹集 14.2 亿美元的资金。如果这些经费都用于卫生,可使有些国家政府卫生投入增加 25% 以上,最高可以增加 50%。

二、卫生筹资公平性评价

卫生筹资公平性关注的是家庭对卫生资金筹集的贡献,其理论基础是所有的卫生支出,无论由谁支付,最终都将分摊到全社会的各个家庭,即卫生筹资的公平性关注的是家庭卫生筹资公平性(fairness of financing contribution,FFC)。WHO 认为公平的卫生筹资体现为能保证个体得到其所需的有效医疗服务。也有学者认为应从全社会角度,将卫生筹资作为收入再分配的组成部分予以考虑,而非单纯卫生系统内筹资。实际上卫生筹资的公平包括资源本身的公平和卫生服务利用的公平两个方面,卫生筹资的公平以人们的支付能力为基础,收入水平、支付能力相等,对卫生保健的支付水平也相等,收入水平、支付能力不等,则对卫生保健的支付水平也不等,支付能力强者,支付水平高。卫生服务利用的公平则是以人们的卫生保健需要为基础,同等需要的人获得同等数量和质量的卫生服务,不同需要的人获得的卫生服务也不同,需要水平高者,获得的卫生服务也多。

卫生支付能力与卫生筹资负担的关系可以用筹资累进性(progressivity)来衡量。卫生筹资累进性是指在一定的人群中,随着可支付能力的增加,卫生支出占可支付能力的比重增加或减少的程度。如果随着收入增加,卫生支出占可支付能力的比重也相应增加,则认为卫生筹资是累进的;反之,则认为卫生筹资是累退的。如果随着收入的增加,卫生支出占可支付能力的比重基本保持不变,可认为是等比例卫生筹资。反映筹资累进性的指标是 Kakwani 指数,为集中指数与基尼系数之差,取值范围为 -2 ~ 1。Kakwani 指数若为负值,表示低收入人群支付的卫生费用占收入比重更大,即累退型卫生筹资;若为正值,表示高收入人群支付的卫生费用占收入比重更大,即累进型卫生筹资;若为零,则为等比例筹资。

一般认为,先进的卫生筹资机制应该是累进制。卫生筹资公平性是卫生系统的主要目标之一,卫生筹资机制的公平程度将对人群的健康水平和健康公平产生很大影响。卫生筹资机制不同,使不同人群的经济负担各不相同,从而对社会财富的再分配产生一定影响。卫生筹资公平性对卫生资源的合理配置、人群健康的公平性、卫生费用控制及卫生服务的可及性等有直接影响。

三、卫生筹资效率评价

效率就是利用有限的卫生资源投入达到最大的卫生产出。效率有三种:即分配效率(也称资源配置效率)、技术效率(也称生产效率)和管理效率。一些卫生费用水平相近的国家,其健康产出却迥然不同,表明各国的卫生筹资效率差异较大。

卫生资源配置和使用效率可以从两方面进行评价:一是从系统水平上考察资源在不同服务内

容和机构间的配置；二是从机构水平上评价资源的配置效率和技术效率。虽然所有医疗卫生服务都能从某种程度上解决人们的健康问题，但是在卫生资源稀缺的情况下，卫生资源特别是公共财政资源应当优先保证成本低、健康产出大的服务。初级卫生保健机构主要提供基本医疗和预防保健服务，可及性较高，居民享受医疗服务的成本比较低。因此，从配置效率上讲，初级卫生保健机构应当是卫生公共财政支持的重点。但当前政府卫生总支出的一半或三分之二用于医院的医疗活动，世界各地每年因与医院有关的效率低下损失近3000亿美元。如果能够提高效率，医院不用增加支出就可以将现有的业绩提高15%以上。

四、卫生筹资目标实现程度评价

如前文所述，卫生筹资的终极目标是人群健康的改善、筹资的风险保障及人群满意度，因此，卫生筹资目标的实现程度评价一般从人群的健康期望寿命、家庭灾难性卫生支出和卫生筹资的满意度来衡量。本章节仅介绍筹资风险保障的评价，健康期望寿命和满意度的测量与评价方法可以参考其余章节。

患病给人（通常还包括看护人员）带来的经济风险除了医疗费用外还包括失去收入，因此卫生筹资的风险保障能力显得尤为重要。灾难性卫生支出发生率、超出灾难性卫生支出的平均费用、个人现金支出致贫发生率、个人现金支出致贫影响是可以用于反映经济风险保护的直接指标。

1. 家庭灾难性卫生支出

如果个人在接受卫生服务时，需要现金卫生支出，势必会造成家庭支出结构的变化。当个人现金支付超过一定程度，影响了家庭的其他必要支出甚至影响了正常生活时，则成为家庭灾难性卫生支出（catastrophic health expenditure）。WHO认为个人现金卫生支出大于或等于扣除基本生活费之后家庭剩余收入的40%，则称为家庭灾难性卫生支出。世界银行则推荐个人现金卫生支出占家庭支付能力的10%或15%、占非食品支出的25%或40%作为是否发生灾难性卫生支出的阈值范围，不同国家和地区需根据卫生改革目标来确定当地的阈值。

2. 个人现金支出致贫影响

个人现金卫生支出致贫影响是指家庭由于发生个人现金卫生支出而陷入贫困或者贫困程度加深。可以通过比较个人现金卫生支出发生前后的贫困发生率和贫困差距来衡量，也可以绘制曲线直观地反映。对于生活在贫困线附近的人来说，很少的个人现金支付就可以使他们陷入贫困。

第四节　卫生支付概述

一、卫生支付与卫生支付制度的概念

卫生支付（health payment）是和卫生筹资相对的，卫生筹资主要涉及卫生资金的来源问题，而卫生支付则是讨论卫生资金的使用问题。卫生支付是卫生市场在交易过程中资金从一方转移至另一方的过程。卫生支付包括患者自付和第三方支付两种。前者是患者在接受医卫生服务时直接向提供医疗卫生服务的机构付费，而后者则是患者在接受医疗卫生服务时由第三方（如医疗保险机构）向提供医疗卫生服务的机构付费。

卫生支付制度（health payment system）是指为了规范卫生服务购买方与卫生服务提供方实现相关政策目标和合理补偿而共同遵守的一系列行为准则。按支付对象的不同，卫生支付制度可分为供方支付制度和需方支付制度。供方支付制度是指卫生服务支付方对卫生服务提供方在提供服务过程中消耗的资源进行补偿时所共同遵守的一系列行为准则；需方支付制度是指卫生服务支付方对卫生服务需方在接受卫生服务过程中所支付的费用给予经济补偿时所共同遵守的一系列行为准则。

二、卫生支付的基本过程

卫生支付的过程是指政府、其他社会组织、机构或个人根据一定单位的支付水平补偿各类医疗卫生服务机构在提供卫生服务过程中所消耗的人力、物力和财力的基本过程。

卫生支付的基本过程其实就是卫生服务的购买过程，一般有三种主要途径来实现这一过程。第一种是政府利用一般性政府收入及医疗保险费用直接向自己所属的卫生服务提供者下拨预算资金（买卖双方一体）；第二种是制度上独立的购买机构（如医疗保险基金或政府机关）代表一个人群（买卖双方独立）购买卫生服务；第三种是个人直接向卫生服务提供者购买服务。

根据支付对象的不同，卫生支付的基本过程亦存在差异，主要体现在供方支付制度和需方支付制度两者对支付过程的影响。供方支付过程是指卫生服务支付方（政府、社会组织、个人、保险机构）对卫生服务供方（各类卫生服务机构）提供卫生服务过程中所消耗的资源进行补偿的过程，主要包括：①对机构建设与维护的支付如基本建设、修缮；②对机构运转公用经费的支付，如人员工资、交通等各类办公经费；③对业务专项经费的支付，如医疗保险费用、基本公共卫生服务费、重大专项公共卫生费用；④对其他方面的支付。需方支付过程是指卫生服务支付方（政府、社会组织、个人、保险机构）对卫生服务需方（患者或者对卫生服务有需求者），在寻求卫生服务过程中所支付的费用给予经济补偿的过程，这种补偿是为了分担需方因疾病或健康损害所产生的经济风险。

根据卫生服务支付方式的不同，可将卫生支付分为预付制（prepayment system）和后付制（postpayment system），与两者相对应的支付过程亦有所不同。在预付制的支付过程中，卫生服务支付方根据事先确定的支付内容并按一定的支付标准对补偿额度进行核算后事先支付给卫生服务供方，由卫生服务的供方在约定的服务期限内进行自由合理支配，预付制的支付过程对于成本及经费拨付核算的要求较高。后付制的支付过程，则是在卫生服务供方提供医疗服务后，按照服务类型、数量、质量，依据核定的标准，对卫生服务提供方提供卫生服务过程中所消耗的各项成本给予事后补偿，在后付制的支付过程中交易成本及管理成本低，可以有效提高卫生服务支付方资金的利用效率，还可以有效降低财政成本及风险，但容易出现卫生服务提供者诱导服务需求，导致卫生资源过度利用。

三、卫生支付的作用

（一）对卫生服务供方的作用

对卫生服务供给方而言，卫生支付是其获得成本补偿的主要渠道，因此卫生支付的内容、方式，会在很大程度上决定卫生服务供方提供卫生服务的类型、数量和质量。现今所存在的各种卫生支付方式可以产生不同的激励效应，促使卫生服务供给方相应地改变其运营和管理的模式，例如，通过改变设施配置、卫生服务人员构成、治疗模式、劳务政策、医疗服务质量和医院的管理自主权，从而改变其资本的配备和成本的构成，进而改变其绩效，最终实现相应的政策目标。

（二）对卫生服务需方的作用

合理有效的卫生支付对于卫生服务的需方同样至关重要。需方支付制度是卫生服务支付方针对卫生服务的需方，在接受卫生服务过程中所产生的合规费用给予经济补偿的制度。在需方支付中，通过设计不同的共同保险、共同支付和（或）起付线，能够为需方分担因疾病或健康损害而产生的经济风险，也可以影响需方的就医意向。这在减轻需方减轻负担的同时，也有利于分级诊疗的实现，实现资源的优化配置。

（三） 对医疗保险制度的作用

支付制度在医疗保险制度中具有很重要的杠杆作用，它直接决定了医疗保险制度的效果，也决定了医疗保险在医疗服务供方、需方和医疗卫生费用支付方三者间的政策导向关系，为医疗保险制度的开展创造一个良好的环境。

在目前的医疗保障制度下，医疗保险机构可以通过第三方付费这一重要环节，影响、制约、引导和激励医疗服务提供方规范医疗行为、节约费用、提高质量。不同的费用支付方式不仅直接涉及医疗保险各方的经济利益关系，反映不同的保障程度，而且对医疗保险各方的行为也会产生不同的影响，导致不同的经济后果和资源流向，对医疗费用的控制起着关键作用。

支付方式的激励机制中有一部分就是通过改变支付对象的行为，让其微调内部人员、病房、设备和其他资源，也使其服务量发生一定的变化。在一定的支付方式下，供方提供的服务组合和服务量与覆盖人数和该支付单元的定价标准直接相关。因此在设计服务包、测算服务量时，应该整体考虑，通盘设计。所有的支付方式都会对卫生服务的数量、质量和服务组合产生有利或不利的影响。支付系统在供方和系统层面影响资源使用，大概有3种方式：道德危害、逆向选择和诊疗行为变化。某种支付方式是否可行取决于改革目标及当地的经济、社会和制度环境。

第五节　卫生支付方式

一、卫生支付方式的概念

支付方式（payment method）是指卫生服务支付方对规定服务的消耗进行补偿的途径和方法，包括对卫生服务提供方的补偿，也包括对覆盖人群的补偿，是支付制度中一个重要的组成部分。支付制度的核心作用是通过支付方式所产生的直接或间接激励效应，改变卫生服务供方和需方的行为，因此支付方式作为一种激励手段关系到整个医疗服务体系的良性运行。卫生支付方式是卫生改革与发展过程中需要研究的重要问题。支付方式直接影响着卫生服务的供给行为，对费用的控制、资源配置、医疗质量及卫生服务过程中的效率公平产生明显的导向或制约作用，在很大程度上决定了卫生改革的顺利与否、卫生服务质量及服务机构的管理水平提高和信息体系的完善等。

二、卫生支付方式的分类

（一） 卫生支付方式分类

根据支付对象的不同，卫生支付方式可以分为供方支付和需方支付两种，前者包括按项目付费、按病种付费、总额预付等，后者包括起付线、封顶线、支付比例等。

根据卫生支付的时间节点的不同，可将支付方式归结为预付制和后付制，前者如总额预付，后者如按项目付费等。

（二）常见的卫生支付方式

1. 按项目付费

按项目付费（fee for service，FFS）属后付费制的传统形式，其特点是卫生服务机构的收入与提供的服务项目数量直接相关。在已设定标准价格的前提下，卫生服务提供者往往以过度卫生服务和诱导需求来增加收入。优点：对供方提供较多的经济刺激，促使其提供更多的服务项目。缺点：费用控制力弱，易存在过度医疗和资源浪费的问题，管理成本高。

2. 总额预付

总额预付（global budget）属于预付制，由政府或医疗保险机构与卫生服务供方协商，确定在一定时期内支付给卫生服务机构的费用总额，并预付给卫生服务机构包干使用，用于购买一定数量和质量的卫生服务。优点：将卫生服务消费和费用控制放权给供方，可以有效防止诱导需求的产生。管理成本较低。缺点：预付费额度核算难度较大；监管不力易导致供方懈怠。

3. 按人头付费

按人头付费（capitation）是指支付方式以注册的个人为支付单元，固定支付一定时期内的所有服务费用，属于预付制。优点：鼓励供方降低成本，防止过度提供服务，促进供方更加关注预防保健和公共卫生服务，减少更加昂贵的治疗性服务。缺点：供方可能为了控制成本而减少一些必要的服务；筛选相对健康的对象，拒绝重患者；一定时期内，限制了需方对供方的选择，供方缺乏竞争。

4. 分项预算

分项预算（line-item budget）是在某一特定时间范围内，将固定资金分配给供方，以覆盖某些特定的明细项目（或投入成本）。优点：便于严格管理，确保资金的用途。缺点：限制供方项目资金的转移，很难对达到最优的投入组合产生激励作用。

5. 按服务单元付费

按服务单元付费（episode-based payment）是根据历史资料及其他因素制定出平均服务单元费用标准，然后按供方提供的服务单元量进行偿付，是一定程度的服务项目综合。医院为了获得更多补偿资金方法降低服务单元成本，既可以通过加强管理、提高技术水平来实现，也可通过推诿重患者、多收轻患者及减少服务来实现。另外可以增加服务次数。

6. 按床日付费

按床日付费（per diem）是对每位患者每一天的门诊或住院服务按固定费用支付给供方，是以天为支付单元的付费方式。优点：激励医院提高效率，减少检查和手术。缺点：供方承担了大部分经济风险，它们会限制每天的服务量并延长住院时间。

7. 按病种付费

按病种付费（disease-based payment）以某个疾病治疗方法的标准操作为基础，根据事先确定的临床治疗方案，将特定的诊疗过程中产生的费用额包干，支付方据此支付，结余归医院，超支不补。优点：约束力强于按服务单元支付，在一定程度上促进了管理和成本核算。缺点：能被纳入的病种有限，患者的不配合会增加控费风险。

8. 按疾病诊断相关分组为基础的预付制

以疾病诊断相关分组为基础的预付制（diagnosis related groups—prospective payment system，DRGs-PPS）将住院患者按疾病、诊断、年龄、性别等分为若干组，每组又根据病情的轻重程度及有无合并症、并发症分为几级，对每一组不同级别制定相应的偿付费用标准，按这种费用标准对该组某级疾病的治疗过程一次性向医疗机构偿付。优点：提高医院行为的透明度，增强信息标准化程度。缺点：费用标准的确定难度大，程序复杂、管理费用高。

9. 按绩效付费

按绩效付费（pay for performance）是依据供方的工作绩效对其进行支付的方式，将费用补偿与有关工作质量或目标的衡量指标联系在一起。优点：供方更关注服务质量。缺点：考核指标体系设计的合理性会影响供方的行为，他们会更多关注考核指标的构成，而忽视其他方面。

三、卫生支付方式的核心要素

卫生支付方式的核心要素主要包括三个方面：支付单元、支付标准与结算时间点。

（一）支付单元

支付单元（payment unit）是指将卫生服务划分为边界相对清楚的单元，使之成为一个独立的产品，以确定价格。支付单元的确定为更好地控制与调整医疗服务价格奠定了基础，是卫生支付方式的核心要素之一。支付单元的测算是以投入、产出、结果为依据来分类。以投入为基础，就是以以往的投入作为参考，来确定将来某分项目的支付预算。以产出为基础，就是根据卫生服务所带来的实际效益（即产出）来测算支付价格。以结果为基础，即用一定的标准来衡量卫生服务结果，并以此作为支付单元。国际经验表明，支付单元逐渐从投入向以结果为基础的方式演变。

（二）支付标准

支付标准（payment standard）的确定是卫生支付方式的另一个核心要素。支付标准的确定可以在事前也可以在事后，确定标准最大的挑战就是如何制定一个适宜的标准，即能鼓励卫生服务供方提供适宜的、具有成本效果的诊疗服务，这一标准又不能过高以导致诱导需求，出现过度服务，也不能过低而导致服务提供不足，使患者得不到充分的治疗。对于同一种病在同一级别的医院里，不管患者享受何种医疗保险，其医疗费用的支出应是相近的，以体现卫生服务的公平性。此外，支付标准不能一成不变，它还需根据经济状况等因素做适当的调整，以适应人们的需求且不超过个人、家庭、国家及社会所能承受的负荷。

（三）结算时间点

卫生支付方式的第三个核心要素是结算时间点（clearing time），可分为事前结算和事后结算。事前结算是指在医疗服务发生前结算，国家财政或医疗保险机构按照一定的支付标准，向卫生服务机构预先支付卫生费用及卫生服务需方在接受卫生服务前按照一定标准缴纳卫生费用。而事后结算是指在卫生服务发生后结算，卫生服务需方只需交自费部分，其余部分由卫生服务机构先垫付，而后由医疗保险机构或国家财政支付给院方。

卫生支付的方式有许多种，对于卫生支付方式的选择应结合国情及当地实际情况而定，但无论采用何种支付方式都离不开这三个核心要素，当前应抓住这三个核心要素探索一种最佳的支付方式，使之有效改善人们的就医经济风险，并为医疗保障制度的有效落实提供良好显效的环境。

四、卫生支付方式与激励机制

世界各国都面临更共同的难题：卫生费用不断上涨。近年来许多国家和地区都在进行卫生系统改革，目的在于遏制不合理的费用上涨，提高卫生系统效率，更好地实现卫生系统的目标。因此探索通过卫生支付方式的改革来控制卫生服务供方与需方的卫生服务行为，改变传统卫生支付方式对卫生费用不合理增长的激励作用是各国卫生改革共同的话题。从不同的卫生支付方式对供需方的影响分析来看，主要包括以下几方面。

（一）医疗卫生供需双方本质都是"经济人"

在当前卫生支付方式下，医疗服务供需双方都缺乏费用约束，由于每个人本质都是"经济人"，因此其在完全理性的前提下，会做出让自己切身利益最大化的选择。一方面，医院或医生较少考虑患者的支付能力，往往造成部分的诱导需求；另一方面，患者在第三方付费情况下，自身付费部分越来越少，对于与自己无关的经济利益也较少关心，因而逐渐产生过多的费用支出。最终，由于供需双方对利益的追求，造成了医疗卫生服务无法满足当前民众的需求，而医疗卫生费用却在不断上涨的现状。

（二）不同的支付方式会产生不同的经济信号，影响供需双方的行为

不管是何种支付方式，都会产生对数量、质量和服务组合的有利或不利激励，形成不同的经济信号，从而影响到供需双方的行为。国际经验表明，供方支付方式逐渐从后付转向预付，从以投入为基础向以产出和结果为基础的支付方式转变，这不仅是服务模式的改变，更是服务理念的转变。在此过程中，需方行为随着支付方式的不同，直接反应在求医行为上发生的频率、持续时间、支出费用比例等方面。因此，不同的支付方式对供需双方的行为都将产生直接或间接的影响。

（三）支付方式的不同将对医疗机构和医务人员产生深刻影响

对卫生机构的支付方式主要有按项目付费、总额预算、按人头付费、按病种付费等；对卫生人员的支付方式主要有按项目付费、工资、按人头付费等。采用以上不同的支付方式，会使医疗机构改变服务对象类型，调整机构内部资源配置，通过改变中间产出（比如改变门诊量、住院时间、住院率）从而影响卫生服务成本、效率和质量。而不同支付方式的激励会使医务人员改变工作时间长短、单位时间就诊量、工作地点甚至治疗方案，从而影响服务效果。每一种支付方式都与医疗机构和医务人员存在千丝万缕的联系，支付方式的稍微改变，将对医疗机构的服务方式、医务人员的服务理念等产生深刻的影响。

总体而言，每种支付方式都有其自身特点和相应的激励机制。按项目付费，虽然容易产生诱导需求、过度医疗等缺点，但它可以鼓励医院提供全面、优质的服务，患者可以获得充分的服务，还能刺激医院更新设备，积极运用高新技术，有利于卫生事业长期可持续发展；按病种付费，将激励医方主动减少诱导行为、降低医疗成本，客观反映医疗过程的实际消耗，获得合理补偿，费用控制作用强，但同时也会产生治疗不足，推诿危重患者，抑制高新技术的利用等问题。

在当前医疗卫生系统激励机制逐渐出现扭曲的情况下，支付体系改革的核心内容之一就是对费用支付方式的改革。其改革的目的就是要改变传统的支付方式对医疗费用不合理增长的激励作用，提高卫生服务供需双方的费用意识，从而控制医疗费用的不必要支出。

五、国际卫生支付方式改革的趋势

卫生支付是一个非常复杂的问题。目前国际上没有哪一种支付方式是完美无缺的。一个总趋势是改变对公立机构的财政预算支付方式以提高效率，即对公立医疗机构的支付从投入为基础（如人员和床位）转变为以产出为基础（按诊疗人次或病种）的支付方式。不同的国家应当结合自己的国情和卫生系统的具体情况，采取适合的卫生支付方式。

一般来说，适合的支付方式应当实现多方共赢：对政府而言实现卫生资金的节约，对卫生服务提供者而言要能实现资源合理配置、诊疗的优化和成本的控制，能促进性价比高的服务和产品的供给，对卫生服务接受者而言减少对费用的顾虑。但总的来说，世界各国几乎都把改革供方费用偿付方式作为本国医疗保险制度改革的突破口和控制不合理费用增长的主要手段，国际卫生支

付有以下几个趋势值得重视。

（一）由后付制为主变成以预付制为主

从后付制向总额预付制发展，是国外卫生支付方式的发展趋势，也是我国的改革方向。不同的支付方式决定了医疗机构提供各种医疗服务所受激励的强度，在很大程度上调节和规范着其医疗行为，并最终决定着医疗费用的高低。与后付制相比，在预付制下，医疗服务提供者承担了部分医疗成本风险，为其提供了硬预算约束，能有效抑制供给诱导需求行为，有利于医疗费用的控制，也有利于卫生资源使用效率的提高。在多数国家对于普通门诊的付费采用按人头付费或者是总额预付的方式，这样将会使卫生服务提供者承担所有的经济风险，这会促使他们控制成本并加强预防医疗服务。住院采用按照病种支付的方式。

（二）多种支付方式共存

每一种支付方式都有自己的优点，也同样存在一定的缺点，世界上找不到一种"完美"的支付方式。只有利用多种支付方式的优势，减少单一支付方式的弊端，才能更准确地预算医疗服务价格，既不损害患者利益，又能保证卫生服务提供者的积极性，实现多方共赢。可以有机结合不同的支付方式，集其优点，逐渐形成混合型的支付方式。

（三）集中支付

国际支付体制可分为三类，以英国、加拿大为代表的集中统一支付，以德国、法国、日本为代表的比较集中的准统一支付和以美国为代表的分散独立支付。如果在一个系统中存在多种筹资机制而且各种机制采用不同的支付方式，服务提供者很容易进行成本转移，从而达不到社会所预期的结果。各国实践和研究证明，从医疗费用控制效果来看，集中统一最好，分散独立最差。以管理费用占卫生总费用的比例为例，美国在15%左右，德日在5%左右，加拿大仅为2%左右。

（四）共付制

只要存在第三方付费就会出现道德损害（moral hazard），造成卫生服务过度利用，导致医疗费用过度增长，其代价过于昂贵。为了解决这类问题，设计了共同保险和共付制，增加患者的费用节约意识。共同保险是参保人必须现金支付的费用的比例，而共付是受益人对每项服务支付必须自费支付的固定金额。个人在接受卫生服务时适当承担一定金额或一定比例的卫生服务费用，将达到规避道德风险、引导医疗合理消费的效果。目前绝大部分国家都采取了共付制的方式，从国际卫生筹资的实际情况，近年来大部分国家尤其是发展国家有逐渐增加个人现金支付比例的趋势。但由于共付制度可能降低卫生筹资风险保护的效果，对患者的健康造成了负面的冲击，因此设计合理的共付比例或支付额就显得格外重要。

（五）支付功能由第三方支付者向团体购买者发展

卫生支付采用第三方支付，在具有方便患者、利于监管等优势的同时，本身就有导致卫生服务利用者不关心费用从而造成费用失控的弊端，而且卫生服务利用越便捷，费用失控的可能越大。虽然通过预付制等方式可以约束医疗服务提供，但作为广大参保人代表的医保方的买方优势作用不明显。因此，世界各国普遍引进谈判机制，医保方在事前就医疗服务价格等与医疗服务提供者进行讨价还价，由于医保方具有身份优势、信息优势和医保服务管理优势，能够通过谈判获得比较好的性价比服务，使医保方成为参保人对医疗服务的团体购买者，这样控制费用和保证质量的效果更加明显有效。

（六）按绩效付费

绩效支付是为了提高医疗服务质量，保障患者安全，坚持以患者为中心，减少不必要的医疗费用而设计的一种支付方式，弥补了预付制下服务质量下降的机制缺失，在世界范围内被广泛应用。例如，英国的 NHS 于 2004 年推出了一项针对全科医师的奖金激励计划，旨在鼓励他们改善卫生服务，尤其是对特定健康状况（心脏衰竭、哮喘、糖尿病等）的监控。但是要避免卫生服务提供者通过重点关注此类付费制度下的高收益的卫生服务项目和患者来增加自己的收入，或者忽视仅能获得较低收益的项目和患者。

（七）战略购买

按绩效付费只是确保向有需要的病患提供优质的服务同时保证卫生系统高效运作而实施的资金分配方式之一。战略购买则是在全面考察本国的健康需求的基础上，结合各国卫生系统的差异，提高卫生服务购买的质量和效率。在现有可用资源条件下，使得卫生资源能够更好地满足国家健康需求及社会所期望的干预措施和服务，使健康促进、疾病预防、治疗和康复的资源实现最佳组合。

复习思考题

1. 试述卫生筹资的定义及其功能和作用。
2. 卫生筹资的渠道有哪些？各有何优缺点？
3. 如何评价一个国家或地区的卫生筹资？
4. 支付方式改革应当立足于支付方式的哪些要素？

【案例分析】

某县按病种（组）付费改革的困境

为了控制医疗费用的快速增长，使有限的医疗卫生资源达到最大化地利用，2011 年 4 月 8 日，中华人民共和国国家发展和改革委员会、卫生部下发了《关于开展按病种收费方式改革试点有关问题的通知》，启动了全国范围的按病种付费方式改革。2011 年 8 月 25 日某县依据各级政府的要求，确定在县人民医院选择 13 个、县中医院选择 10 个病种（组）实行按病种（组）的定额方式的支付方式改革。

改革方案：按病种（组）定额付费方式采取定额付费与限额付费相结合。基金按照定额标准与试点医院进行费用结算；患者就医时在限额内按比例支付相关的费用，超过限额的按照固定标准支付。付费标准限额=上年度该组疾病费用水平≤95% 病例的平均费用×1.05，患者实际发生的医疗费用超出核定的付费限额标准且低于该病种组费用水平 95% 分位数的，超出标准部分的费用由试点医院自行负担，合作医疗基金及患者均不予支付。要求入组率达到 60% 以上，高费用段的比例不超过 5%。

为此该县为县人民医院的 13 种（组）病例和县中医院的 10 种（组）病例分别确定了定额标准，同病种（组）病例执行统一的基金支付标准。各病种（组）≤95% 病例的平均费用水平低于核定指标的，追加相应病种（组）的基金支付额度，追加支付额度=该病种（组）基金支付定额标准×（核定的平均费用水平–实际平均费用水平）÷核定的平均费用水平×该病种（组）按定额结算的病例数。各病种（组）高费用段病例实行年度总控管理。试点医院各病种（组）病例中，实际发生费用超过该病种（组）费用水平 95% 分位数的病例比例应控制在 5% 以内。

改革结果如下。

（1）采取新型付费方式的入组病例数（表 7-1）。

表7-1　各病种（组）病例数/同期医保患者住院病例数

	各病种（组）病例数（人次）	各病种（组）按定额付费结算病例数（人次）	医保患者住院病例数（人次）	按病种（组）定额付费的病例数占同期该医保患者住院病例数（%）
县人民医院	1176	386	3326	11.61
县中医院	220	76	806	9.43

（2）高费用段的比例（表7-2）。

表7-2　两家医院高费用段的比例

	入组病例数（人次）	按病种（组）定额付费结算例数（人次）	高费用段病例数（人次）	高费用段病例数占比（%）
县人民医院	1176	386	100	8.50
县中医院	220	76	30	13.64

（3）费用增长情况：该县当年次均住院患者医药费用增幅为26.13%。

【问题】

该县的支付方式改革目标是否实现？主要的原因是什么？

【提示】

从支付方式的核心要素来讨论。

（李跃平）

第八章

卫生总费用

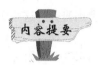本章主要介绍卫生总费用的内涵、分析与评价指标；卫生总费用核算的内涵、框架、方法和原则；介绍卫生总费用分析的层次和方法，并探讨其变动特点和影响因素；阐述卫生总费用利用和控制的原因和途径。

第一节　概　　述

一、卫生总费用内涵

（一）卫生总费用定义

卫生总费用（total expenditure on health，TEH）是以货币形式作为综合计量手段，全面反映一个国家或地区在一定时期内（通常指一年）全社会用于医疗卫生服务所消耗的资金总额，是通过各项卫生费用核算加总而形成的结果。所以，有时卫生总费用也被简称为卫生费用。

（二）卫生总费用特征

1. 社会性

卫生总费用反映全社会与卫生保健相关费用的支出。它不仅包括卫生部门内部的资金运行，也包括社会其他部门和福利彩票收入对医疗卫生事业的投入资金，以及城乡居民个人支付的卫生费用，还包括社会各方及国内外有关方面对卫生事业的无偿赞助和捐赠。因此，卫生总费用是一个全社会的概念。

2. 动态性

卫生总费用研究涉及卫生领域资金运动的全过程，包括卫生资金从哪些渠道筹集流入卫生领域，又怎样被分配并流入到哪些卫生机构使用、通过卫生机构使用消耗卫生资源得到补偿后，又进入下一轮的资金筹集、资金分配、资金使用过程的循环运动。由此，从三个层次和角度反映卫生总费用资金的运动过程，形成卫生总费用的筹集、分配和使用的三套指标体系和测算方法。

3. 信息工具性

决策的科学性和有效性是实现卫生改革目标的基础。卫生总费用是卫生经济信息的基础，其任务是通过建立卫生费用核算系统，反映卫生保健总支出，并从不同层次和角度研究卫生资金的运行过程，评价卫生资金的筹集、分配和使用效果。它在分析和评价卫生保健系统公平和效率方面已经被广泛应用，其研究结果已经成为许多国家制定卫生政策的重要信息和客观依据。

二、卫生总费用研究历程

(一) 国外研究历程

国际卫生费用核算研究起源于 20 世纪 50 年代。随着卫生事业发展和卫生费用快速增长，个别国家开始在本国内尝试核算卫生总费用。最早的国际间综合比较研究是由国际劳工组织 (international labour organization, ILO) 发起的，1959 年国际劳工组织出版了名为《医疗保健成本》一书，首次将 14 个实施社会保险国家与美国自愿保险的支付状况进行比较。其后，国际社会保险管理局 (international social security association, ISSA) 也进行了类似的研究。此后，WHO 委托英国卫生经济学家艾贝尔·史密斯 (Abel Smith) 进行了连续性的跨国卫生总费用研究，这些实践和探索为之后的国际卫生费用核算研究奠定了基础。

经济合作与发展组织 (organization for economic cocoperation and development, OECD) (简称经合组织) 国家较早开展了卫生费用核算研究，为保证各个成员国研究结果的可比性，2000 年经合组织出版了《国际卫生核算账户的数据收集制度 (第一版)》(SHA1.0 版)，采用严格的国民经济核算体系和原则，从筹资来源、服务提供机构和服务功能三个维度提出核算卫生费用的方法。世界卫生组织 2003 年出版了专门针对中低收入国家《卫生费用核算指导手册》，力图推动发展中国家的卫生费用核算工作。

为了制定卫生费用核算的国际标准，2006 年经合组织、欧盟统计局和 WHO 共同组织开展 SHA 指导手册修订工作。经过为期四年大量、广泛的咨询过程，收集来自世界各地的众多国家级专家和其他国际组织的意见，《国际卫生核算账户的数据收集制度 2011》(SHA2011 版) 于 2011 年出版。它从消费、服务提供和筹资这三个维度为卫生费用核算提供了标准分类，为编制卫生核算账户提供了指导和方法学支持。具体来说，SHA2011 实现了以下具体目标：为卫生费用和卫生系统分析的国际比较提供总体框架；为各国获得卫生系统监测和分析的有用数据提供工具；为追踪基于消费的卫生支出界定国际通行的卫生服务口径；为收集、分类和测算卫生支出相关资金流动提供基础。

SHA 2011 建议在卫生费用核算中将"经常性卫生费用"和"资本形成总额"分开。经常性卫生费用是指本国居民、政府和非营利性机构对于医疗卫生服务和产品需求的最终消费。而资本形成反映的是卫生服务提供机构的需求，通过维持或扩大生产，对卫生产品和服务的提供起支持作用。两者所体现的是不同层面的消费。在进行各维度及各维度之间平衡的核算时只核算经常性卫生费用，资本形成总额需单独核算。

(二) 国内研究历程

中国"卫生总费用核算"研究始于 20 世纪 80 年代初。当时，中国政府与世界银行合作，运用筹资法估算中国卫生总费用。此后，中国开始对卫生费用核算的理论和方法展开系统性研究，1993 年后国家级卫生总费用测算工作开始进入常态化研究阶段。多年来，在借鉴国际经验基础上，结合中国卫生改革与实践，并通过大量的现场调查与实际测算，使中国卫生费用核算方法不断改进、日趋完善，形成了与中国医疗卫生体制相适应的卫生费用核算体系和方法。1996 年底卫生总费用作为评价卫生事业发展的重要指标被写入中共中央、国务院《关于卫生改革与发展的决定》文件中，使卫生费用核算从研究领域转化为卫生政策应用。2002 年起，国家级卫生总费用被正式纳入国家统计局官方信息发布系统。卫生总费用研究结果已经成为我国制定卫生政策的重要参考依据之一。

在国家级卫生费用核算研究基础上，2008 年 4 月全国卫生费用核算研究协作组建立，全国各省市地区的次国家级卫生总费用核算研究得到快速发展，目前，在中华人民共和国国家卫生和计划生育委员会发展研究中心卫生总费用核算研究室的技术指导下，全国 32 个省市自治区及部分地市地区都开展了本地区卫生总费用核算研究，其研究结果成为每年一度的《中国卫生总费用研究报告》发布研究结果数据的重要内容。

三、卫生总费用分析与评价指标

卫生总费用分析与评价是社会宏观经济分析的重要组成部分，它是运用宏观经济统计分析方法，对卫生领域经济活动诸方面的反映、判断、分析和评价，它的基本特点是综合性、系统性和时效性。卫生总费用分析评价一般选择以年作为时期，在年度综合分析的基础上，可以突出某一方面进行重点分析，例如，突出反映成就，问题剖析，未来短期预测与展望，还可以突出计量经济模型，预警监测方法在宏观经济形势分析中的应用。

从应用统计方法来说，卫生总费用分析评价指标主要反映卫生领域经济活动过程的某一方面或整体状态的评价指标，运行过程深层分析指标，变化规律反映指标等。应该认识到，科学分析指标的建立对于提高卫生总费用分析水平，深化对卫生经济运行规律的认识，是非常重要的。但是，分析指标的开发研究不是简单的事情，它需要有较深的理论造诣，熟悉卫生经济发展现实问题，抓住实证认识和剖析的要点，以及量化技术和统计方法，做出潜心的研究。

卫生总费用分析一般可以分为三类：卫生总费用筹资分析、卫生总费用流向分析和卫生总费用功能分析。根据这种分类，可以将其相关的评价指标归纳如下。

（一）卫生总费用筹资分析

1. 卫生总费用水平分析指标

（1）卫生筹资总额。卫生总费用筹资总额是反映一个国家或地区卫生资金筹集总量的重要指标，用于评价全社会卫生投入水平。通常用当年价格和可比价格两项指标来表示。当年价格即现行价格，是报告期内的实际市场价格。按当年价格计算的卫生总费用能够反映当年卫生筹资水平和比例关系，但是，因其变化受市场价格波动因素的影响，在不同时期缺乏可比性。可比价格是扣除价格波动影响因素，能够对卫生筹资总额进行不同时期比较的价格。

（2）人均卫生费用。人均卫生总费用是消除人口增长因素对卫生总费用绝对值的影响，按照每人平均享受的卫生费用水平计算的卫生总费用人均值，用来分析评价不同国家或地区人均卫生资源拥有量，是衡量公平性的重要指标。人均卫生费用可用当年价格和可比价格两项指标来表示，如果进行国际比较，可以按官方汇率或购买力平价（PPP）折算为美元。

（3）卫生总费用占国内生产总值（GDP）百分比。卫生总费用占国内生产总值百分比及其增长幅度，通常用来反映一定时期、一定经济水平下，国家对卫生事业的资金投入力度，以及国家对卫生工作的重视程度和全社会对居民健康的重视程度。是衡量世界各国卫生事业与国民经济是否协调发展的综合评价指标。

（4）卫生消费弹性系数。卫生消费弹性系数是指卫生总费用增长速度与国内生产总值增长速度之间的比例关系，是世界各国用来衡量卫生发展与国民经济增长是否协调的重要评价指标。卫生消费弹性系数大于1，说明卫生总费用增长速度快于国民经济增长；弹性系数小于1，说明卫生总费用增长速度慢于国民经济增长；弹性系数等于1，说明卫生总费用增长速度与国民经济增长速度保持一致。一般情况下，卫生消费弹性系数略大于1，才能保持卫生事业稳步发展。

2. 卫生总费用结构分析指标

（1）政府卫生支出占卫生总费用和财政支出百分比。政府卫生支出是指各级政府通过财政预算安排投入到医疗卫生机构和社会医疗保障的资金。政府卫生支出占卫生总费用的百分比反映各级政府对卫生工作的重视程度和投入力度，体现政府在卫生领域中的重要作用。政府卫生支出占财政支出增长幅度是评价各级政府对卫生工作重视程度和支持程度的重要指标。

（2）社会卫生支出占卫生总费用百分比。社会卫生支出是指政府支出外的社会各界对卫生事业的资金投入。社会卫生支出占卫生总费用的百分比是衡量社会各界对卫生服务贡献程度的重要指标，反映多渠道筹集卫生资金的作用程度。

（3）居民个人卫生支出占卫生总费用百分比。居民个人卫生支出是指城乡居民个人在接受各类医疗卫生服务时的直接现金支付，包括享受各类医疗保险制度的居民就医时的自付费用。个人卫生支出分为城镇居民个人现金卫生支出和农村居民个人现金卫生支出。居民个人卫生支出占卫生总费用百分比是衡量城乡居民个人对卫生服务费用负担程度的评价指标，各地区不同人群对卫生保健费用的自付率反映了不同地区不同人群享受卫生服务的公平程度。

（二）卫生总费用流向分析

1. 卫生总费用机构配置状况

卫生总费用机构配置状况是指卫生资金从进入卫生系统到流出卫生系统过程中的资金分配及使用方向。它反映从全社会筹集到的卫生资金在不同部门、不同地区、不同领域和不同机构的配置效果和使用效果，用来评价卫生资源配置的公平性和合理性，为调整和制定卫生资源配置规划提供政策建议。从机构角度看，我国卫生总费用具体表现为医疗机构费用、公共卫生机构费用、药品零售机构费用、卫生行政和医疗保险管理机构等。

2. 医疗机构卫生费用占卫生总费用百分比

中国医疗机构分为不同级别，包括城市医院、县医院、社区卫生服务机构、卫生院、门诊机构等。医疗机构卫生费用占卫生总费用百分比反映出卫生资源配置合理性，以及医疗卫生资源利用和患者的就医流向。

3. 公共卫生服务经费占卫生总费用百分比

公共卫生服务经费是政府卫生支出的重要组成部分，是由国家财政预算向社会全体成员提供的卫生保健服务资金，是反映国家财政对卫生事业发展重视程度和卫生服务公平性的重要评价指标。

（三）卫生总费用功能分析

1. 卫生费用功能分析

基于"卫生费用核算体系2011"核算体系和维度的卫生费用功能分析，从治疗与康复费用、长期护理服务费用、预防和公共卫生费用、卫生行政和医疗保险管理服务费用、其他卫生费用等方面进行分析。其核算结果从资金的最终来源，不同年龄、不同性别的受益人群，疾病种类和资源角度，反映卫生费用在不同功能服务中的分布。

2. 二维矩阵平衡分析

通过不同维度间的二维矩阵平衡分析，能够准确地监测居民看病就医经济负担，深入地反映卫生筹资存在的问题，全面地分析卫生费用的配置效率，利于确定卫生政策干预或保障的重点。能够全面地反映卫生资金的运动过程，即全面地反映我国卫生资金的筹集、分配、使用和人群受益状况，能够为卫生政策调整和制定提供充足、可靠的依据，可以推进医疗卫生改革措施的落实、实施路径的决策及着力点的确定。

第二节　卫生总费用核算

一、卫生总费用核算内涵

(一) 卫生总费用核算定义

卫生费用核算 (national health accounts, NHA)，也称国民卫生账户：是指采用国民经济核算方法，以整个卫生系统为核算对象，建立卫生费用核算指标和核算框架，以研究卫生系统的资金运动过程。

卫生费用核算是以卫生服务活动为核心，通过具有联系的指标体系和科学的核算方法，全面系统地反映卫生资金运动的过程，揭示卫生领域的经济活动规律。即把卫生领域作为一个整体，包括卫生部门和卫生部门以外的政府其他部门及非政府部门的卫生服务活动，以全社会作为一个费用核算账户，按照国民经济核算体系进行核算，通过卫生资金的筹集、分配和使用反映卫生领域经济活动规律。

卫生费用核算的结果形成卫生总费用。

(二) 卫生总费用核算内涵

1. 卫生费用核算目的

进行卫生费用核算，目的是要回答三个问题：卫生资金是从哪里来的？卫生资金流向哪里？卫生资金由谁利用和受益？

WHO 修订后的 SHA2011 版给出了卫生服务体系分析的基本框架，指出卫生费用核算是以卫生技术为基础的活动，主要包括机构或个人运用医学、辅助医学和护理学的技术知识实现下列目标的活动：促进健康，预防疾病；治疗疾病，减少过早死亡；对因患慢性疾病而需要护理的人提供关怀服务；对因损伤，失能和残障而需要护理的人提供关怀服务；提供和管理公共卫生；提供和管理卫生规划、健康保险和其他保健基金。

2. 卫生费用核算内涵

卫生费用核算是以国民经济核算理论为基础，根据卫生服务经济活动特点，制定一套反映卫生资金运行的指标体系、分类标准和核算方法，以及相应的表现形式，形成一套逻辑一致、结构完整的核算框架，反映卫生资金的全部运动过程，揭示卫生资金运动规律。

卫生资金运动过程依次经历了卫生资金的筹集、分配和使用三个阶段。因此，卫生费用核算包括卫生资金的筹集来源、机构流向和功能使用三个层次，由此形成三套指标体系及相应的测算方法，即筹资来源法、机构流向法和功能使用法，分别从不同层次、不同角度反映卫生资金的运动特点。

二、卫生总费用体系框架

(一) 卫生总费用核算口径

1. 核算一般口径

卫生费用核算口径，是指以促进、恢复或维持国民和个人健康为基本目标的活动所发生的费用。这一口径是 WHO 在《2000 年世界卫生报告》中，根据 OECD《国际卫生核算账户的数据收集制度（第一版）》卫生费用核算系统对其的界定而提出的。

现实生活中，对健康产生影响的诸多活动既可能来自卫生部门内，也可能来自卫生部门外。例如，健康饮水问题既涉及社会的供给供水，是社会建设问题，也涉及卫生部门开展的为预防疾病进行的改水项目。前者不能被界定为卫生费用核算范围，而后者的基本目标是健康促进，应包括在核算范畴之内。很多国家实施的食品和营养活动项目也要进行这样的区分。如果活动项目本身目标是促进健康，如为了治疗急性营养不良而采取的康复喂养项目，英国包含在核算范围内。如果项目目标仅是对基本食品的一般性公共补助，则不能纳入卫生费用核算范围。当然，未纳入核算范围的某些项目可能也会产生一些健康效应，在政策分析时，可将这些费用看作是与卫生相关的费用进行单独核算，如带路安全。

在核算口径判定中，单纯依据服务提供机构性质确定某一类活动是否属于卫生费用核算范围是不可靠的。例如，卫生部门所属机构可能提供并不是以健康促进作为根本目的的非医疗卫生性质的活动，这样的活动则不应该包括在卫生费用核算范围内。同时，对于口径的判断和选择还要服从相关统计部门本身指标体系和口径的特点，不能脱离现有数据来源去派生不符合实际和无法操作的范围口径。

目前，我国在卫生总费用核算的具体操作上，坚持了以防病、治病、促进健康为服务宗旨，强调卫生专业人员的参与和指导，以卫生服务活动为主线的原则。这里必须要明确两层意思：一是卫生费用是指在卫生服务过程中已经消耗掉的经济资源，而不是实际占用的经济资源，如医院的库存资金、药品、材料等。不能把卫生服务占用的经济资源同卫生服务消耗的经济资源混为一谈，卫生费用只是卫生资源的一部分，这是卫生费用的经济界限；二是卫生费用是指卫生机构和卫生人员在为人们提供卫生服务的过程中消耗掉的经济资源，这是卫生费用的医学界限。这种资源消耗，必须通过卫生机构或卫生人员的卫生服务活动实现，没有经过卫生机构或卫生人员参与卫生服务活动而进行的资源消耗，不能计入卫生费用。如救济与食品项目，与供水和卫生有关的环境项目则不包括在内。

2. 核算时间口径

卫生费用核算的时间口径包括两方面。

（1）明确各项特定活动所发生的时期。通常是一个财政年度或一个公历年度。实际操作中需要注意的是，政府机构可能按照财政年度报告费用情况，私立部门按照公立年度报告费用，这就要求我们调整不同来源的数据，尽可能统一数据报告时期。中国的财政年度和公历年度可认为基本一致。

（2）区分卫生服务活动和相应费用支付发生的时间。在操作过程中，需要进行权责发生制（accrual accounting）与收付实现制（cash accounting）的选择。卫生费用核算原则上应该使用权责发生制，费用记录在发生经济价值的时期内，而不是使用收付实现制，即现金收支发生后才记录费用。例如，如果住院日发生在上一个核算年度的最后一个月，但支付是在新核算年度的第二个月，那么这项业务应当记入上一个核算年度。在获得的各种数据中，可能会遇到不同的记录方法，要求尽可能将所有的数据统一转换为权责发生制。

3. 核算空间口径

卫生费用核算覆盖一个国家的全部卫生资金活动过程，但是，核算范围不应该仅仅局限于在国家境内发生的活动。准确地说，它被定义为全国的公民或居民的卫生活动，即卫生费用核算应该包括那些暂时居住在国外的公民或居民的卫生服务费用，但是不包括外国公民的卫生费用（应该属于卫生服务的"输出"）。在实际操作过程中很难做到准确计算，如果其所占比重很小，一般情况下可以忽略，即使卫生费用核算未包括本国公民在国外发生的卫生费用，或者包括了卫生"输出"服务也不会降低卫生费用核算的精确程度。

（二）卫生总费用核算体系

2000年世界经合组织（OECD）出版的SHA1.0版，确立了国际卫生费用核算框架，它将卫生费用核算体系分为三个层次，包括卫生服务筹资来源、卫生服务提供者、卫生服务功能三个层次的立体平衡账户。这三大系统构成了卫生费用核算体系的主要内容和基本框架。

中国在引入这一制度的基础上，通过大胆探索和实践，建立了以服务功能为核心的实际使用法核算体系，包括个人治疗服务费、公共卫生费用、卫生发展费用、其他卫生费用。同时，将机构法核算指标体系调整为医院费用、门诊机构费用、药品零售机构费用、公共卫生机构费用、卫生行政管理机构费用、其他卫生费用六大类，在中国建立了较为完整的卫生费用核算框架体系（图8-1）。

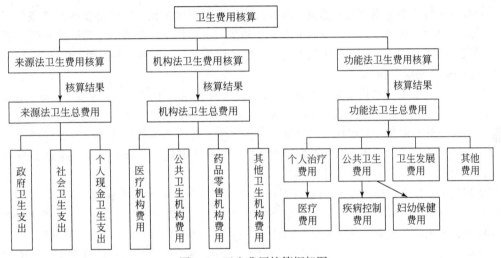

图8-1　卫生费用核算框架图

所有国家的医疗卫生系统都在不断地发展，以应对不断变化的人口和疾病模式、快速的技术进步及越来越复杂的卫生筹资机制和服务提供模式等。为了追求卫生系统的公平、效率和效益目标，政策制定者关注的关键问题之一是："我们用于卫生的资金有多少？是否是通过可比的方法进行测算的？"

2011年世界卫生组织WHO出版的SHA2011版与SHA1.0版相比，在很多方面做了改变并进行了完善：首先，强化了作为卫生核算体系基础的三个维度之间的相互关系，对卫生服务和长期护理服务等服务功能的消费从服务提供和筹资等方面进行全面描述；其次，提供了更完整的功能分类，如预防服务和长期护理服务；第三，提供了更简洁的卫生服务提供机构分类，并尽可能接近标准行业分类；第四，采用新的筹资方案分类使对卫生资金筹集的追踪更为精确（图8-2）。

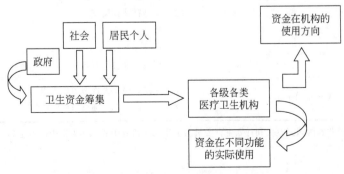

图8-2　卫生总费用三种核算方法之间关系

三、卫生总费用核算方法

(一) 筹资来源法核算

1. 筹资来源法卫生费用

筹资来源法（sources）卫生费用，是指一个国家或地区在一定时期内（通常为一年），为开展卫生服务活动从全社会筹集的卫生资金总额。筹资来源法卫生总费用核算是卫生费用核算体系的第一个层次，是按照卫生资金的筹集渠道与筹资形式收集整理卫生费用数据，测算卫生总费用的方法。

主要核算全社会卫生资金投入总量及内部构成，分析与评价在一定经济发展水平条件下，该区域内政府、社会、居民个人对健康的重视程度和费用负担情况，以及卫生筹资模式的主要特征和卫生筹资的公平合理性。它是货币流入卫生领域转化为卫生资金的总源头和入口处。

2. 筹资来源法核算指标

国际上将各国卫生总费用筹资指标统一为广义政府卫生支出（general government expenditure on health）和私人卫生支出（private expenditure on health）两类。广义政府卫生支出也称为一般政府卫生支出，反映政府组织和机构作为筹资主体在卫生筹资中所发挥的作用，主要包括狭义政府卫生支出和社会保障卫生支出；狭义政府卫生支出是指中央政府、省级政府及其他地方政府对卫生的支出，也称"税收为基础的卫生支出"。

具体到我国，广义政府卫生支出包括医疗服务、社区卫生服务、疾病预防控制、卫生监督、妇幼保健、农村卫生、中医药、食品和药品监督、卫生行政等费用支出，以及医疗保险管理费等。狭义政府卫生支出不包括对其他筹资部门的转移支付，如对各类医疗保险项目的补助等。

为满足国内政策分析的需要，从出资者的角度看，中国来源法卫生费用核算采用三分法指标体系：政府卫生支出、社会卫生支出和居民个人现金卫生支出。经过技术对接手段，国内来源法研究结果可以转换为国际指标，便于进行国际间比较研究。中国来源法核算指标具体内容，见表8-1。

表8-1 来源法核算指标内容

指标	内容
1. 政府卫生支出	(1) 医疗卫生服务支出 (2) 医疗保障支出 (3) 行政事务管理支出 (4) 人口与计划生育事务支出 (5) 其他政府性基金卫生投入
2. 社会卫生支出	(1) 社会医疗保障支出 (2) 商业健康保险费 (3) 社会办医支出 (4) 社会捐赠援助 (5) 行政事业性收费收入
3. 居民个人现金卫生支出	(1) 城镇居民个人现金卫生支出 (2) 农村居民个人现金卫生支出

资料来源：中华人民共和国国家卫生和计划生育委员会卫生发展研究中心 . 2014 年中国卫生总费用核算研究报告（内部资料）

（二）机构流向法核算

1. 机构流向法卫生费用

机构流向法（providers）卫生费用，是指一个国家或地区在一定时期内（通常为一年），从全社会筹集到的卫生资金在各级各类卫生机构分配的总额。机构流向法卫生总费用核算属于卫生费用核算体系的第二个层次，是以卫生服务过程中的资金运动为核算对象，从各级各类卫生机构入手，测算全社会卫生资源分配及其内部构成。

其测算范围包括各级各类卫生保健服务的提供者。此外，还包括药品零售机构、卫生行政管理等机构。卫生总费用分配总额测算卫生服务的最终产品价值，因此，卫生保健服务的中间产品价值，如药品生产企业、医疗器械生产企业、医院的制剂部门的产品价值在最终产品价值中已经包括在内，在此不可重复计算。机构流向卫生总费用反映了卫生资金在不同部门、不同领域和不同层次的分配，可以分析与评价该地区卫生资源的整体配置效率及合理性。

2. 机构流向法核算指标

国际上基于 OECD 国家情况，将卫生总费用结构指标分为八大类。中国在参照国际分类的前提下，依照我国卫生服务系统的实际情况，从机构角度划分，将卫生费用机构流向核算指标体系分为六个部分。具体划分内容见表 8-2。

表 8-2　机构法核算指标内容

OECD 卫生费用核算系统对卫生机构分类	我国卫生费用核算系统对卫生机构分类
HP.1 医院	1. 医院
HP.2 护理保健和家庭保健机构	2. 门急诊机构
HP.3 门急诊机构	3. 药品及其他医用品零售机构费用
HP.4 医疗用品零售机构	4. 公共卫生机构费用
HP.5 公共卫生项目的提供和管理机构	5. 卫生行政和医疗保险管理机构费用
HP.6 卫生行政和医疗保险管理机构	6. 其他卫生费用
HP.7 其他行业卫生机构	
HP.8 其他	

资料来源：中华人民共和国国家卫生和计划生育委员会卫生发展研究中心 . 2014 年中国卫生总费用核算研究报告（内部资料）

（三）功能使用法核算

1. 功能使用法卫生费用

功能使用法（function）卫生费用，是根据卫生服务活动的功能进行划分，测算消费者接受各类卫生服务时所发生的费用，是卫生费用核算体系的第三个层次。它反映消费者对不同类型卫生服务的利用程度和费用水平，可以用来分析与评价卫生资源利用的受益情况，完善资源使用的公平性和合理性。

2. 功能使用法核算指标

SHA2011 版给出了卫生服务体系分析基本框架：从卫生服务功能和卫生服务产品使用角度看，卫生费用表现为治疗与康复费用、长期护理服务费用、预防和公共卫生费用、卫生行政和医疗保险管理服务费用、其他卫生费用（表 8-3）。其核算结果从资金的最终来源，不同年龄、不同性别的受益人群、疾病种类和资源（提供卫生服务和产品）角度，反映卫生费用在不同功能服务中的分布。

但是，如何结合我国卫生筹资体系特征和数据统计基础，实现 SHA 2011 的主要核算维度与我国实际情况的对接，从功能法角度核算卫生费用的筹资、分配、使用和人群受益等至关重要。

表 8-3　功能法核算指标内容

ICHA 编码	说明	ICHA 编码	说明
HC.1	治疗服务	HC.5	门诊医疗用品
HC.2	康复服务	HC.6	预防和公共卫生服务
HC.3	长期护理服务	HC.7	卫生行政和医疗保险管理
HC.4	辅助性卫生服务	HC.8	卫生相关的功能

资料来源：OECD 卫生核算体系 2011 简版

3. 中国功能法核算维度

中国功能法核算维度包括以下四个：筹资方案维度、服务功能维度、服务提供机构维度和人群受益维度。

（1）筹资方案维度。筹资方案维度详见表 8-4。

表 8-4　筹资方案维度

SHA 2011 筹资方案维度分类	对应我国的具体筹资方案
HF.1 公共筹资方案 HF.1.1 政府方案	政府对医疗卫生机构的项目支出补助和基本支出补助，城乡居民医疗救助 被政府或国内非营利组织注入国内筹资方案的国际援助类资金
HF.1.2 社会医疗保险方案	城镇职工基本医疗保险、城镇居民基本医疗保险、新型农村合作医疗和其他社会医疗保险；工伤、失业、养老和生育保险对医疗卫生的筹资方案
HF.1.3 强制性医疗储蓄账户（CMSA）	目前我国尚无此类筹资方案
HF.2 自愿筹资方案	
HF.2.1 商业医疗保险	商业健康保险
HF.2.2 非营利机构筹资	慈善组织、基金会和红十字会等非营利性机构对医疗卫生的筹资方案
HF.2.3 企业与机构自筹	
HF.2.3.1 企业（医疗机构除外）	我国企业直接为员工提供卫生服务或支付卫生服务费用，主要表现为"企业职工医疗卫生费"
HF.2.3.2 医疗机构筹资方案	医疗机构利用自身收入来为其提供的服务进行筹资
HF.3 家庭卫生支出	居民个人卫生支出，不含缴纳的社会医疗保险费
HF.4 国外筹资方案（非常住单位）	国外机构为本国居民医疗卫生服务筹资

资料来源：翟铁民，张毓辉，万泉，等.2015. 基于"卫生费用核算体系 2011"的中国卫生费用核算方法学研究. 中国卫生经济，34（3）

（2）服务功能维度。具体包括：①HC.1～HC.3 将康复服务和长期护理服务合并在治疗服务中核算，治疗服务包括门诊治疗服务和住院治疗服务；②HC.4 辅助性服务主要包括无法合并入治疗服务的、由独立经营机构提供的检验、影像和患者转运服务；③HC.5 医疗用品主要是指患者在独立经营的零售药店和医疗器械零售店购买的医疗用品，不包括在医疗卫生机构所属药房或药店所消耗的医疗用品；④HC.6 预防服务具体分为信息、教育和咨询项目，免疫项目，疾病早期诊断项目，健康状况监测项目，流行病学监测、危险因素和疾病控制项目和灾害和突发事件应急项目六类活动；⑤HC.7 卫生行政和筹资管理在我国主要包括由卫生计生、食品药品监督、社会医疗保险和商业医疗保险等管理机构提供的为保证和维持卫生系统运行、提高卫生系统效率的服务活动。

（3）服务提供机构维度。具体包括：①HP.1 医院主要包括各类综合医院和专科医院、乡镇卫生院和社区卫生服务中心；②HP.2 可居住性长期护理机构在我国可对应疗养院；③HP.3 门诊机构主要包括我国的各类门诊部、诊所、卫生室、医务室、社区卫生站等；④HP.4 辅助性服务提供机构主要包括独立经营的临床检验中心（非政府部门所属）和急救机构；⑤HP.6 预防服务提供机构在我国主要包括公共卫生机构，如疾病预防控制机构、妇幼保健机构和健康教育机构；⑥HP.7 卫生行政和筹资管理机构主要指提供治理、卫生行政和筹资管理服务的机构。

（4）人群受益维度。人群受益维度是服务功能这一核心维度的扩展维度，主要反映利用医疗卫生服务人群的年龄、性别、疾病和经济状况等信息，以分析疾病控制的优先领域等。年龄分组一般以 5 岁为一组到 95 岁以上组（0 岁单独为一组），这样的分组可以满足国际比较的需要，同时也可以根据政策需求自由汇总这些分类。疾病分类有两种可供选择的分类标准：一种是疾病种类聚合水平较高的全球疾病负担分类（GBD）；一种是国际疾病分类（ICD-10）的主要章节。基于 GBD 的疾病分类费用信息更适合国际比较。但两者是可以相互转化的，GBD 是对 ICD 分类的集合，且可以完全对应到 ICD-10 分类中。

（四）矩阵平衡法核算

1. 卫生费用矩阵平衡核算

卫生费用矩阵平衡核算是采用棋盘式表格，按照规定顺序，分别在行和列表现不同核算维度，不仅使每个维度的账户在总额上平衡，而且互相对应，各账户间体现严密的数量衔接，概括反映卫生资金的循环流程及内在联系。

卫生费用平衡核算的基本形式为二位矩阵表格（表 8-5），通过交叉分析，清楚反映各种费用的来源和去向。

表 8-5　NHA 平衡核算表格结构

功能维度	来源维度				
	来源 1	来源 2	…	来源 n	来源合计
功能 1	费用 11	费用 12	…	费用 $1n$	费用 1
功能 2	费用 21	费用 22	…	费用 $2n$	费用 2
…	…	…	…	…	…
功能 m	费用 $m1$	费用 $m2$	…	费用 mn	费用 m
功能合计	费用 1	费用 2	…	费用 n	总费用

资料来源：中华人民共和国国家卫生和计划生育委员会卫生发展研究中心.2014 年中国卫生总费用核算研究报告（内部资料）

2. 中国卫生费用核算平衡法

按照中国卫生费用核算体系，可以建立三种平衡核算表格：来源与机构、来源与功能和机构与功能。

按照来源与机构分类的卫生费用平衡核算表，反映资金不同来源向不同卫生服务提供机构的流动过程，主要回答卫生系统内"谁资助了哪些机构"的问题，即哪类支付者和购买者出资给卫生系统中的哪类卫生服务提供者。

按照来源与功能分类的卫生费用平衡核算表，反映谁为哪类卫生服务筹资，突出强调了一些卫生政策必须考虑的重要的资源使用问题。同时，可以反映不同筹资主体在卫生服务功能和活动上的相对重要性。

按照机构与功能分类的卫生费用平衡核算表，反映不同卫生服务功能的费用是如何通过各类卫生服务提供机构分配的，主要告诉我们"哪些机构做了哪些服务"。

四、卫生总费用核算原则

(一) 政策相关性

卫生费用核算具有较强的政策应用性，其主要目的是立足于为国内卫生政策服务，为政府制定和调整卫生政策，制定卫生规划和管理决策提供经济信息和科学依据。因此，对卫生费用核算范围的界定和指标分类，首先要从中国的具体国情出发，按照与政策相关的原则进行详细划分，使每一个项目符合国内习惯和政策需要，有其现实政策意义。

(二) 数据可靠性

卫生费用核算的一个重要原则是在设计核算指标和核算数据时尽量做到既不遗漏也不重复，这是保证核算结果可靠的首要前提。卫生总费用数据来源需最大限度地保证其权威性，尽可能使用公开发布或常规统计报表提供的数据。对测算中所使用到的数据应进行仔细比对，核实统计口径，避免重复计算。从制定宏观卫生政策的角度看，所发生的数据误差程度应该是可以接受的，以保证数据的真实、可靠和可用。

(三) 数据可比性

国家各地区之间卫生总费用核算要按照统一要求的指标体系和资料来源收集和整理数据。确保不同地区、不同时期核算口径和计算方法的一致性，以实现卫生总费用数据的可比性。同时，在确定卫生费用核算范围和口径时，除了要考虑满足国内政策需求外，不能过分迁就"国情"，还需照顾到数据的国际可比性，尽可能遵循和反映现存的国际标准和惯例。进行时间序列分析时，应考虑价格因素对各年卫生总费用的影响，需要使用适宜的平减指数对各年数据进行修正。

(四) 数据及时性

卫生政策分析具有时效性，政府决策部门进行政策分析和决策时，需要卫生决策的信息支持系统，提供大量数据和各种信息，因此，卫生总费用作为宏观经济信息应该做到及时、准确。目前中国正处于卫生改革的关键时期，医疗保障制度逐步建立和完善，各项医药卫生改革措施陆续出台，对卫生费用核算提出更高要求。因此，在保证数据质量的前提下，应该尽量缩短卫生费用核算和核算结果发布的时间，满足其时效性要求。

(五) 操作的可行性

卫生费用核算设计和操作过程中，各项指标和数据来源都应该具有可行性。因此，需要关注常规统计报表口径的变化，随着变化了的口径及时调整数据收集计划和指标体系，以免影响卫生费用核算工作的正常进行。

(六) 制度性与连续性

卫生费用核算制度化建设包括核算常规化、数据收集规范化、信息发布制度化等。不论是国家级还是地区级的卫生费用核算，原则上都应建立卫生总费用的年度报告制度，由官方定期发布卫生总费用数据信息，并且使卫生费用核算范围和口径、数据来源、指标分类和测算方法保持相对稳定，必要时进行统一调整和修订，以保证核算结果的一致性。如果只能获得某一年份的卫生总费用信息，其政策分析作用将受到很大限制，卫生费用核算的重要意义是可以提供统一口径的时间序列信息，并可运用这些数据进行趋势分析，监测各项卫生改革政策对卫生筹资、卫生资源配置和使用效果的影响。

五、卫生总费用核算数据收集方法

（一）充分利用与开发现有资料

卫生总费用核算首先以现有公开发表的各类社会经济统计资料，如《中国统计年鉴》、《中国劳动统计年鉴》、《中国市场统计年鉴》、《中国农业统计年鉴》等，以及卫生统计信息系统的卫生财务年报资料、卫生统计年报资料等作为主要数据来源，进行测算。这类数据资料具有权威性和连续性，而且数据来源质量可靠。

（二）现场典型调查

在常规信息数据不充分，难以获取现成数据的情况下，以小规模的现场调查作为补充，抽取有一定代表性的调查点，取得相应指标的数据，作为测算依据。必要的现场调查也是卫生总费用核算方法的重要内容之一。

（三）现场访问调查

卫生总费用核算的部分常规信息数据，还可以通过政府其他相关部门和单位直接获取，例如，统计、财政、民政、劳动和社会保障、残联等相关部门，以及保监局、慈善总会等其他部门，甚至军队、公安、司法等部门。

（四）间接估算法

由于受时间、人力和物力限制，一时无法做大型抽样调查，也可以利用手中掌握的相关统计资料、财务数据和各种参数，利用数学模型和计量经济模型等技术方法进行相关数据的推算。

（五）建立费用监测点

对卫生总费用核算中的一些"盲点"问题，即只知道费用的发生，但没有资料来源，可以建立稳定的费用监测点和经常性的报告制度，保证数据来源的可行性和连续性。

第三节 卫生总费用分析

一、卫生总费用分析层次和方法

（一）卫生总费用分析与评价的层次

卫生总费用分析与评价是社会宏观经济分析的重要组成部分，它是运用宏观经济统计分析方法，对卫生领域经济活动诸方面的反映、判断、分析和评价，它的基本特点是综合性、系统性和时效性。卫生总费用分析评价一般选择以年作为时期，在年度综合分析的基础上，可以突出某一方面进行重点分析，例如，突出反映成就，问题剖析，未来短期预测与展望，还可以突出计量经济模型、预警监测方法在宏观经济形势分析中的应用。

1. 从卫生经济角度分析

卫生总费用反映的是全社会的卫生服务总需求，因此卫生总费用应该反映卫生领域经济运行的基本状况，尤其是卫生服务需求的总体水平及其变化趋势。

2. 对卫生领域经济运行过程进行主导分析

其主要是筹资主导分析和卫生资源利用的主导分析。筹资主导分析重点分析卫生筹资结构，反映不同筹资来源在卫生总费用中所占比重，以及对卫生总费用发展变化的影响；卫生资源利用的主导分析反映各类卫生保健需求对卫生费用的决定关系。

3. 对卫生经济运行中存在的主要问题进行分析

例如，政策效应分析，主要分析卫生经济政策产生的影响和存在的主要问题，本年度出现的新问题，以及这些问题的性质，形成原因和变化趋势等做出系统分析。

4. 对卫生总费用变化趋势进行短期预测和展望

其包括卫生总费用基本状况，主要因素的变化及其影响，以及宏观经济调控政策的可能性和有效性做出展望，并提出对策建议。

（二）卫生总费用分析与评价的基本方法

1. 卫生总费用分析评价指标

从应用统计方法来说，卫生总费用分析评价指标主要反映卫生领域经济活动过程的某一方面或整体状态的评价指标，运行过程深层分析指标，变化规律反映指标等。应该认识到，科学分析指标的建立对于提高卫生总费用分析水平，深化对卫生经济运行规律的认识是非常重要的。但是，分析指标的开发研究不是简单的事情，它需要有较深的理论造诣，熟悉卫生经济发展现实问题，抓住实证认识和剖析的要点，以及量化技术和统计方法，做出潜心的研究。

2. 经济周期分析方法

经济周期分析方法属于应用统计分析方法，它着重于经济发展的动态过程，从时间上考察各种经济变量的特征，分析各种经济关系及其变化规律，以及变量间相互作用影响的统计分析方法。

3. 预警监测方法

提高分析的时效性是卫生总费用分析未来发展的重要方面之一。其中预警监测方法是其发展的基础之一，研究卫生总费用预警监测方法，建立卫生总费用预警系统，是卫生总费用研究的重要内容之一。

4. 短期计量经济模型

为了加强卫生总费用宏观分析，还要建立为之服务的计量经济模型。目前，由于我国处于经济体制改革时期，某些经济关系尚未稳定，统计资料不完整等原因，给这项研究工作带来不便。但是，随着经济变量范围的不断扩大和信息系统的完善，一定能建立适合我国国情的计量经济模型。

二、卫生总费用变动特点

（一）卫生总费用绝对数不断增长

"二战"以来，卫生总费用绝对数不断增长。美国卫生总费用 1960 年是 269 亿美元，1982 年达 3224 亿美元，1993 年为 9000 亿美元，2000 年为 1.4 万亿美元，2009 年为 2.5 万亿美元。2009 年全球卫生总费用估计 5.4 万亿美元，占全球 GDP 的 9.4%（表 8-6）。

表 8-6 全球卫生费用（2009 年与 2000 年对比）

地区	卫生费用占 GDP（%）		政府总体卫生投入占卫生总费用（%）		个人卫生费用占卫生总费用（%）		人均卫生费用（美元）	
	2000	2009	2000	2009	2000	2009	2000	2009
非洲地区	5.5	6.5	43.9	49.3	56.1	50.7	88	157
美洲地区	11.4	15.4	45.1	49.3	54.9	50.7	1987	3346
东南亚地区	3.7	3.8	31.9	37.1	68.9	62.9	62	120
欧洲地区	8.0	9.3	73.9	74.9	26.1	24.8	1215	2218
东地中海地区	4.2	4.7	47.2	50.9	52.8	49.1	173	342
欧洲前社会主义国家	6.0	6.5	63.9	64.4	36.1	35.6	296	614
全球总计	8.2	9.4	56.3	59.1	43.7	40.8	568	990

资料来源：World Health Organization. 2012. 世界卫生统计年鉴

（二）发达国家卫生总费用普遍较高

从总体上看，发达国家卫生总费用普遍较高。2009 年卫生费用占 GDP 的比重：美洲地区平均达 15.4%，人均费用达 3346 美元，欧洲地区分别为 9.3% 和 2218 美元（见表 8-6），从人均费用来看是全球平均水平的 2～3 倍。而 2009 年东南亚地区卫生费用占 GDP 的比重为 3.8%，人均费用为 120 美元，远低于全球平均水平的 990 美元。

（三）近年来卫生总费用上升速度趋缓

20 世纪 60 年代前后至 70 年代中期是西方发达国家卫生费用增长最快的时期。日本 1961～1976 年的 15 年内，卫生费用每年以 20% 左右的速度增长，最高的 1974 年达 36.2%。英国卫生费用 1960 年为 902 百万英镑，1980 年达 11 875 百万英镑，增长 13 倍。联邦德国卫生费用 1970 年为 70 亿马克，1976 年上升至 146 亿马克。

自 20 世纪 70 年代末开始，西方发达国家采取了一系列控制措施，取得一定成效，使卫生费用上升势头受到一定的扼制。联邦德国政府分别于 1977 年和 1981 年制定了第一次和第二次医疗保险费用控制法及医院费用控制法。法国政府于 1978 年和 1979 年实施了控制卫生费用的总预算法。这些措施的实施产生了明显效果。由表 8-6 可计算出 2000～2009 年全球卫生总费用上涨了 14.63%，平均每年约增长 1.63%，增长速度缓慢。

（四）政府和团体的负担加重

如表 8-6 所示，全球不论是哪个地区，政府总体卫生投入在总费用中的比重不断增加，而个人支付的费用比重下降。政府总体卫生投入占卫生总费用的比重平均达 59.1%，个人卫生费用占卫生总费用的比重平均为 40.8%。

三、中国卫生总费用分析

（一）卫生总费用筹资分析

1. 卫生筹资水平分析

（1）卫生筹资总额。按照当年价格计算，中国卫生总费用由 1990 年的 747.39 亿元增长为 2013 年的 31 668.95 亿元，增长了 42.37 倍。扣除价格因素影响，按可比价格计算（2013 年 =

100），卫生总费用由 1311.67 亿元增长为 31 668.95 亿元，反映实际卫生投入量只增长了24.14 倍。

（2）人均卫生总费用。中国人均卫生费用总体上逐年增加（图 8-3），1990 以来人均卫生费用增长较快，由 1990 的 65.37 元增加到 2013 年的 2327.37 元，按照当年官方汇率折算由 13.67 美元增长为 375.79 美元。

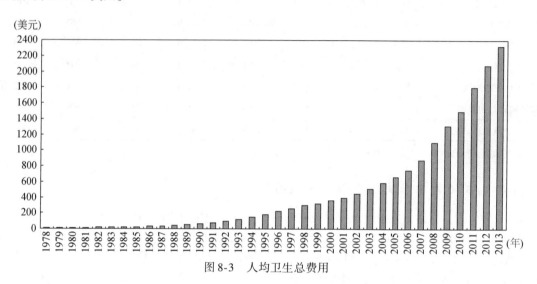

图 8-3　人均卫生总费用

（3）卫生总费用占国内生产总值比重。改革开放以来，伴随着中国市场经济的建立发展和完善过程，中国的经济实力大大增强，国内生产总值 GDP（名义值）已经从 1978 年的 3645.2 亿元增加到 2013 年的 568 845.2 亿元，增加了 156.05 倍（实际值增加 26.09 倍）。同时，社会对卫生事业的资金投入力度不断增强，卫生总费用占 GDP 比重，从 1978 年的 3.02%，增加到 1990 年的4.0%、2010 年的 4.98%、2013 年的 5.57%（图 8-4）。但是与发达国家卫生总费用占 GDP 10.0%以上的比重相比差距很大。未来随着社会经济发展水平的增长，应进一步提高卫生总费用占国内生产总值 GDP 的比重，根据 2014 年《中国卫生总费用研究报告》预测，2020 年卫生总费用占国内生产总值 GDP 比重将达到 6.84%。

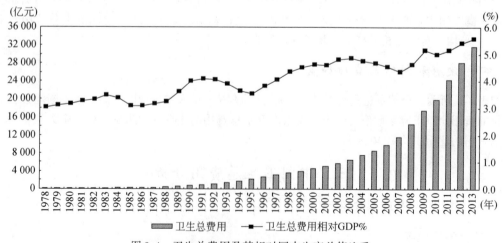

图 8-4　卫生总费用及其相对国内生产总值比重

（4）卫生消费弹性系数。1978～2013年，中国卫生总费用年平均增长速度11.7%，国内生产总值年平均增长速度10.0%，弹性系数为1.17，即GDP每增长1%，卫生总费用增加1.17%。从总体趋势上看，卫生消费弹性系数大于1，卫生总费用增长略快于国民经济增长。如果将国内生产总值增长速度设定为零，可以更直观地观察卫生总费用相对于GDP的增长变化趋势（图8-5）。近几年，随着经济新常态的出现，2013年卫生总费用虽然较上一年增长10.74%，但仍低于2009～2011年卫生总费用年平均增长速度13.61%的水平，也低于2011年13.24%的增长速度，但是明显高于当年GDP7.65%的增长速度。反映出卫生总费用增长速度依然快于国民经济增长速度。但是，在国民经济增速趋缓的背景下，2013年卫生总费用增速已显示出回落的趋势，略低于近10年的11.65%和1978年以来11.7%的平均增长速度。

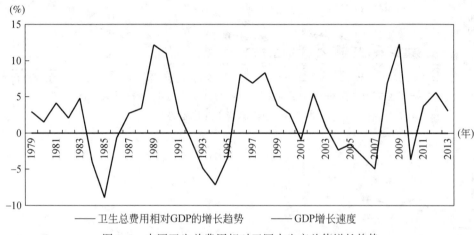

图8-5 中国卫生总费用相对于国内生产总值增长趋势

2. 卫生筹资结构分析

（1）卫生筹资构成。我国《卫生事业发展"十二五"规划》提出，到"十二五"末，政府卫生支出占卫生总费用比重超过30%，个人现金卫生支出占卫生总费用比重降到30%以下。中共中央、国务院《关于深化医药卫生体制改革的意见》中要求，逐步提高政府卫生支出占卫生总费用的比重，使居民个人基本医疗卫生费用负担明显减轻，政府卫生投入增长幅度要高于经常性财政支出的增长幅度，使政府卫生投入占经常性财政支出的比重逐步提高。改革开放以来中国卫生筹资结构变化情况见图8-6。

（2）政府卫生支出。中国政府卫生支出绝对值逐年增长，由1978年的35.44亿元，增加到1990年的187.28亿元、2000年的709.5亿元、2010年的5732.49亿元和2013年的9545.81亿元，极大地改善了医疗卫生服务条件和能力，提高了社会医疗保障水平；政府卫生支出占卫生总费用比重发展趋势是不断向上，但是期间也有曲折。1978～2000年政府卫生支出比重逐步下降，由1978年的32.16%下降到2000年的15.47%，个人卫生支出比重明显上升。2000年以后，政府卫生支出占卫生总费用比重开始上升，上升到2011年的30.66%，2013年的30.14%；政府卫生投入占经常性财政支出的比重总的趋势是向上，期间也有波动（图8-7）。

（3）社会卫生支出。自20世纪80年代中国经济体制改革以来，出现以政府卫生筹资减少影响作用下的公共卫生筹资下降、对个人卫生筹资过度依赖、卫生筹资公平性差等问题。原有的公费医疗、劳保医疗制度作用日渐削弱，传统合作医疗制度逐渐解体。直至2000年以后，在政府卫生投入不断加大带动作用下，职工医疗保险、居民医疗保险和新型农村合作医疗三项社会基本医疗保险制度不断发展完善，目前基本实现了对社会居民的全覆盖。因此，社会卫生支出占卫生总

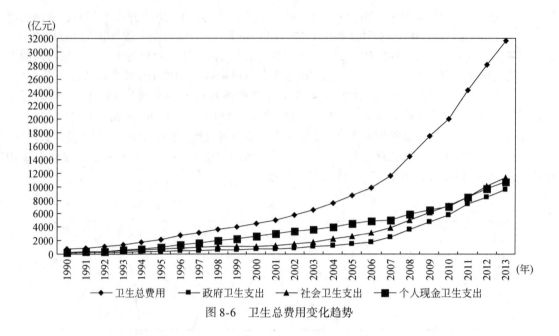

图 8-6　卫生总费用变化趋势

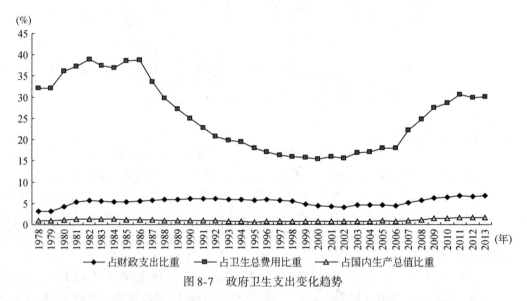

图 8-7　政府卫生支出变化趋势

费用比重由 1978 年 47.41% 下降到 2000 年的 25.55%，之后又逐渐增加，到 2011 年达 34.57%，2013 年达 35.98%（见图 8-6）。

（4）个人卫生支出。居民个人现金卫生支出占卫生总费用比重 1978 年为 20.43%，2000 年达 58.98%，2011 年为 34.77%，2013 年为 33.88%（见图 8-6）。可以看出，在 2000 前后，中国居民个人卫生费用负担之沉重，已经处于灾难性卫生费用个人筹资 60% 的边缘。2001 年后，这一指标逐渐下降，2013 年个人卫生支出占卫生总费用比重已经降到 33.88%，下降速度之快、幅度之大在国际上产生重大影响，初步达到了 WHO 所提出实现全民覆盖卫生筹资监测指标（个人卫生支出占卫生总费用比重不超过 30%~40%）。但是，没有实现我国《卫生事业发展"十二五"规划》确定的 30% 以下的目标。

（二）卫生总费用流向分析

1. 卫生总费用机构流向

总体上看，在我国几乎 70% 以上的卫生费用流向了各级医疗机构，55% 以上的卫生费用流向了县级以上医院，公共卫生服务机构卫生费用占 10% 左右（图 8-8）。2013 年中国医院费用为 20 842.46 亿元、占卫生总费用（机构法）的 62.56%，社区卫生服务中心和县镇卫生院费用 2902.74 亿元、占比 13.92%，公共卫生机构费用 2468.13 亿元、占比 7.41%。它反映出中国卫生资源配置的不合理，以及对公共卫生服务重视程度不够。

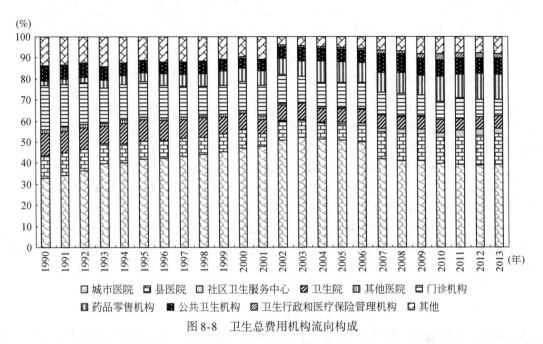

图 8-8　卫生总费用机构流向构成

2. 医疗机构卫生费用流向

2013 年在医院卫生费用中，城市医院、县医院、社区卫生服务机构、乡镇卫生院费用分别占 63.03%、22.88%、4.28%、9.64%。反映出卫生资源配置的倒三角状况，医疗卫生资源利用和患者就医流向不合理，主要流向城市大医院，乡镇卫生院和社区卫生机构等基层社区卫生服务的发展空间还很大。

3. 医疗机构药品费用流向

2013 年药品费用 13 113.17 亿元，占卫生总费用比重为 39.36%，其中门诊、住院和药品零售机构分别占比为 31.29%、38.46% 和 30.25%。1990~2013 年间，药品费用总额由 418.32 亿元增加到 13 113.17 亿元，人均药品费用由 36.59 元增加到 963.69 元，绝对值增加均较快。

随着卫生部门控制药品费用措施的陆续出台，药品费用占卫生总费用比重呈缓慢下降趋势，1990~2013 年，该比重由 48.61% 降至 39.36%。药品费用内部结构也发生变化，住院药品费用占药品费用比重从 1990 年的 25.74% 上升到 2013 年的 38.46%，门诊药品费用比重明显下降，从 69.67% 降至 31.29%，零售药品费用却从 4.59% 快速增长到 30.25%。药品零售机构费用的快速增长对医疗机构门诊药品费用产生了一定的影响（表 8-7）。

表 8-7　1990～2013 年全国药品费用

	2013	2011	2009	2007	2005	2000	1995	1990
药品费用（亿元）	13113.17	9826.23	7543.81	4903.16	4142.10	2211.17	1169.11	418.32
其中：门诊药品比重（%）	31.29	35.68	40.4	43.21	46.11	54.77	59.95	69.67
住院药品比重（%）	38.46	35.35	36.47	34.05	32.54	31.21	30.77	25.74
零售药品比重（%）	30.25	28.98	23.14	22.73	21.35	14.02	9.28	4.59
药品费用/卫生总费用（%）	39.36	38.43	40.63	40.74	45.00	45.40	48.81	48.61
人均药品费用（%）	963.69	729.30	565.29	371.09	316.78	174.46	96.52	36.59

资料来源：中华人民共和国国家卫生和计划生育委员会卫生发展研究中心. 2014 年中国卫生总费用核算研究报告（内部资料）

（三）城乡居民卫生费用分析

从中国城乡卫生费用筹资总额来看（表8-8），2001～2013 年城市卫生总费用筹资总额从 2001年的 2792.95 亿元增加到 2011 年的 23 644.95 亿元，而农村卫生费用筹资总额从 2232.98 亿元增加到 8024.00 亿元，城乡卫生费用筹资总额差距在 13 年间增长了近 28 倍。

从人均卫生费用的城乡差距来看，2001～2013 年城市人均卫生费用筹资水平增长迅速，11 年间增长了 2392.9 元，而农村仅增长了 1029.6 元，城乡人均卫生费用筹资总额的差距也从 596.4元增长到 1959.7 元。2013 年全国城镇居民人均卫生费用支出为 2909.29 元，农村居民人均卫生费用支出为 1717.01 元，城镇居民实际利用的卫生费用水平大约为全国平均水平的 1.26 倍，而农村居民人均实际利用的卫生费用相当于全国平均水平的 74%。城镇居民实际利用的卫生费用水平是农村居民的 1.69 倍，较之前 2011 年的 1.82 倍、2007 年的 2.77 倍和 2001 年的 3.34 倍的城乡差距有较大幅度的减少。

表 8-8　中国城乡卫生费用表

项目		2001 年	2003 年	2005 年	2007 年	2009 年	2011 年	2013 年
城乡卫生费用筹资（亿元）	城市	2792.95	4150.32	6305.57	8968.70	13 535.61	18 571.87	23 644.95
	农村	2232.98	2433.78	2354.34	2605.27	4006.31	5774.04	8024.00
人均卫生费用筹资（元）	城市	841.2	1108.9	1126.4	1516.3	2176.6	2697.5	3234.1
	农村	244.8	274.7	315.8	358.1	562.0	879.4	1274.4
城乡卫生费用支出（亿元）	城市	2777.23	3990.05	5846.43	8015.58	11782.98	15 950.27	20 641.99
	农村	2248.70	2594.05	2813.49	3558.40	5758.94	8395.64	11 026.97
人均卫生费用支出（元）	城市	836.46	1066.09	1044.34	1355.15	1894.80	2308.99	2909.29
	农村	246.94	292.76	377.43	489.13	807.84	1278.73	1717.01

资料来源：中华人民共和国国家卫生和计划生育委员会委卫生发展研究中心. 2014 年中国卫生总费用核算研究报告（内部资料）

（四）卫生总费用功能分析

1. 2012 年中国经常性卫生费用核算结果

（1）从卫生费用总量看。经常性卫生费用总量为 24 754.51 亿元，占卫生总费用（THE）的比重为 88.03%，占 GDP 比重为 4.77%。其中，治疗服务费用占比为 75.59%，预防服务费用占比为 6.74%。经常性卫生费用中家庭卫生支出占比为 42.60%，高于卫生总费用中家庭卫生支出占比（34.34%）。

（2）从服务功能看。经常性卫生费用中，治疗服务费用最高，为 18 711.47 亿元，占经常性卫生费用的 75.59%；其次是医疗用品费用，为 2704.8 亿元，占比为 10.93%；预防服务费用、卫生行政和筹资管理费用占比接近，分别为 6.74% 和 6.66%。

（3）从筹资结构看。2012 年我国居民经常性卫生费用中公共筹资占比为 53.01%；其次是家庭卫生支出，占比为 42.60%；自愿筹资方案为 4.39%。2012 年我国 THE 中个人卫生支出的比重为 34.34%，经常性卫生费用中个人负担的比重远高于 THE 中的个人负担比重。

（4）从费用的机构配置看。我国经常性卫生费用有 60.74% 发生在医院，发生在基层医疗卫生机构的费用占比为 11.65%，医疗用品零售机构费用占比 10.93%；卫生行政和筹资管理机构、公共卫生机构和门诊机构费用占比分别为 6.68%、5.24% 和 4.68%。

（5）从受益人群费用分布看。基本费用方面，2012 年我国不含预防费用的经常性卫生费用为 23 085.17 亿元，其中 68.25% 是用于非传染性疾病，费用高达 15 765.20 亿元；传染病、孕产妇、围生期及营养疾病费用为 3403.35 亿元，占比为 14.74%；伤害费用 1890.36 亿元，占比为 8.19%；其他症状或疾病费用为 2035.25 亿元，占比为 8.82%；疾病筹资方面，非传染性疾病公共筹资比重较高，为 55.98%，家庭卫生支出比重为 40.85%；而传染病、孕产妇、围生期及营养疾病则主要依靠家庭卫生支出，公共筹资方案和家庭占比分别为 42.61% 和 55.31%；伤害费用中公共筹资方案和家庭占比分别为 39.69% 和 56.50%；年龄费用方面，50 岁以后各年龄组卫生费用所占比重开始高于各年龄组人口所占比重。在所有年龄组中，55～59 岁年龄组卫生费用占比最高，达到 9.99%，而同期该年龄组人口比重为 6.40%。从老年人口费用看，2012 年我国 60 岁以上老年人口经常性卫生费用占全人群的比重高达 33.54%，而老年人口在全人群中的比重为 14.30%。

2. 2012 年中国儿童卫生费用核算结果

（1）2012 年中国儿童经常性卫生费用总量为 1752.46 亿元，儿童人均 2274.60 元；儿童卫生费用筹资主要依靠家庭卫生支出，主要用于传染性和围生期疾病。

（2）2012 年中国儿童治疗费用为 1131.85 亿元，占儿童经常性卫生费用的 64.56%，儿童人均治疗费用为 1469.08 元；传染病、围生期及营养疾病消耗了较多的治疗资源；治疗费用主要发生在医院，基层医疗卫生机构治疗费用份额较低；治疗费用中家庭卫生支出占比为 65.88%。

（3）2012 年中国儿童预防服务费用 411.61 亿元，占儿童卫生费用的比重为 23.49%，主要用于免疫项目、健康状况监测和疾病早期诊断。45.67% 的儿童预防服务费用由政府方案筹资，但家庭卫生支出仍占 26.00%；儿童预防服务主要由公共卫生机构及基层医疗卫生机构提供。为此，需要增加政府筹资和社会医疗保险筹资，优化儿童预防服务筹资结构，保障儿童健康。

四、卫生总费用变动影响因素

（一）社会经济因素

总体上看，随着社会经济的发展，人们对卫生服务需求会随之增加，这是引起卫生费用上升的主要原因。一般说来，社会经济比较发达的国家和地区，卫生费用都较高，增长也较快。

（二）人口因素

人口因素包括两个方面：一是人口数的增加。我国在 2000～2010 年的 10 年间，人均卫生总费用从 361.88 元，增加到 1490.1 元，年均增长速度约 15.20%，2000～2010 年的年平均人口增长速度为 0.6%，2000 年我国人口数为 126 743 万人，相当于 2000～2001 年这一年人口增长带来的卫生总费用约为 3.17 亿元；二是人口老龄化。OECD 国家运用计量经济学模型测算卫生总费用，结果表明，65 岁以上人口人均卫生费用大约是 65 岁以下人口的 2～8 倍。我国的卫生服务调查也显示，老年人医疗费用大大超过年轻人。人口老龄化的程度无疑对卫生总费用的高低具有重要影响。

（三）通货膨胀因素

由于通货膨胀因素的影响，物价普遍上涨，导致了卫生用品价格的上扬，加速了卫生费用上涨，各国的研究均证实了这一点。我国自 1978 年以来，通胀对人均卫生费用增长有明显影响，GDP 价格指数每增加 1%，将导致人均卫生费用上涨 2.07%，且影响程度越来越高。

（四）疾病因素

随着现代生活方式的变化和影响，疾病结构已发生了很大变化。心血管疾病、癌症、获得性免疫缺陷综合征、吸毒、精神疾病及其他由于病因不明和防治困难的慢性病在疾病谱中所占比重越来越大，成为卫生费用上涨的重要因素。

（五）医学科技因素

随着科技的发展，越来越多的高新技术、设备逐渐应用到医疗领域，治愈了很多以往无法治愈的疾病，挽救了很多以往无法挽救的生命，但随之而来的必然会造成卫生总费用的增长。同时，新药的研发与应用，是导致卫生费用增长的另一重要因素，虽然很多新药的效果的确优于普通药品，但价格也较普通药品贵得多，这些药品的应用（甚至一定程度上的滥用）会进一步促进卫生总费用的上涨。

（六）医疗服务及其他因素

随着卫生事业的发展，医疗保险覆盖面进一步扩大，医疗机构及从业人员显著增加，为社会提供的医疗服务越来越多，甚至有医生诱导医疗消费需求问题，这必然促使卫生费用增长。同时，随着社会经济的发展和人民生活水平的提高，人们的卫生保健需求及健康投资意识增强，无疑会促使卫生费用增长。此外，卫生经济政策的不尽完善等，也是影响卫生费用增长的因素。

应当认识到，卫生费用的增长一方面是由于社会经济和卫生事业发展客观需要等因素造成的，是合理的，另一方面是由于一些不合理因素所造成的。因此，作为政府应着重控制的是那些不合理的增长因素，特别是对一些医疗消费中供方和需方的不合理行为应当予以制约和控制。

第四节　卫生总费用利用和控制

一、卫生总费用利用和控制的原因

（一）卫生总费用筹资增长方面

1. 合理控制卫生总费用增长速度

卫生总费用快速增长是一个世界性问题。按可比价格计算（2013 年＝100），中国卫生总费用由 1311.67 亿元增长为 31 668.95 亿元，增长 24.14 倍，卫生总费用增长速度快于国民经济增长速度。但是，我国人均 GDP 相对较低，刚进入高中收入国家行列，卫生总费用占 GDP 比重也不高，

1978 年为 3.02%，2013 年才增加到 5.57%。因此，卫生总费用的快速增长将会给政府、社会和个人带来较大的压力和负面影响。

2. 促使卫生总费用增长结构趋好

纵观中国卫生总费用筹资结构变化，2000 年以来，政府卫生支出比重在不断上升，2013 年达到了 30% 以上，个人卫生支出比重在逐渐下降，但是 2013 年仍然在 33.88%，没有实现"十二五"时期制定的个人卫生支出占卫生总费用比重降到 30% 以下的目标。居民个人卫生负担依然沉重。

3. 均衡城乡卫生总费用增长

卫生总费用增长城市快于农村，虽然城乡差距不断减少，但是城乡卫生费用筹资水平不均衡依然严重，城乡居民利用卫生服务能力差距明显，2013 年城镇居民实际利用的卫生费用水平是农村居民的 1.69 倍。反映出卫生费用流向在城乡之间的不公平现象。

（二）卫生总费用机构流向方面

1. 把握卫生费用机构流向特征

2007 年以来，在机构法卫生总费用中，在城市医院所占比重逐渐减少的同时，县医院、乡镇和社区卫生机构、公共卫生机构所占比重在不断增加。但是，城市医院卫生费用所占的比重仍然过大，基层卫生服务机构和公共卫生机构所占比重较低。2013 年城市医院卫生费用仍然高达 39.4%，县医院卫生费用占 14.3%，公共卫生机构卫生费用只占 7.4%。

2. 揭示卫生资源合理配置重点

卫生费用的不合理流向，反映出卫生资源配置的倒三角状况，以及医疗卫生资源利用和患者就医流向的不合理。卫生资源主要配置和流向大城市大医院，乡镇卫生院和社区卫生机构等社区基层卫生服务的发展不足，需要大力加强。

（三）卫生总费用功能使用方面

1. 监测居民就医负担

2012 年我国经常性卫生费用中家庭卫生支出比重达到 42.60%，而同期卫生总费用中个人卫生支出的比重为 34.34%。近年来，我国卫生总费用中个人卫生支出快速下降，但居民对"看病贵"的反映仍比较强烈，这实际上与我国经常性卫生费用中家庭卫生支出占比仍比较高的结果相吻合。采用经常性卫生费用筹资指标能够更好地监测居民看病就医经济负担。

2. 发现相关卫生政策重点

功能法卫生费用研究结果显示，门诊费用中个人负担比重远高于住院，提示未来社会医疗保险改革应进一步加强门诊费用的风险分担设计；再如，研究结果发现预防费用中机构自筹占有相当的比重，这反映了机构"以医养防"现象，而且通过费用结果能够反映不同类型机构"以医养防"的政策性负担规模。

3. 揭示疾病重点干预目标

功能法卫生费用研究结果，显示了对卫生资源消耗高的疾病类别，从降低社会经济负担的角度，应对这些高费用疾病进行重点干预；年龄费用则反映了不同年龄组人群的费用负担情况，也能够为分析未来人口结构变化对卫生费用的影响提供基础。同时，对疾病、年龄费用的筹资分析能够反映疾病费用负担水平，以及特定疾病或人群是否存在服务利用的经济障碍。

二、卫生总费用利用和控制的途径

（一）控制卫生总费用

卫生总费用必须进行有效的利用，即对卫生费用的投入与产出之间的关系进行分析和评价，使卫生费用使用的效率和效果达到最优状态。近40年来，经济合作与发展组织（OECD）国家卫生费用的持续高速增长并没有获得同比例的健康效果，反而增加了这些国家和政府的财政负担，也在很大程度上抵消了经济发展的成果和个人收入增长可能带来的收益。所以，卫生总费用占GDP的比重并非越高越好，它应该与一个国家的经济增长速度息息相关，而且受技术、人口、居民预期和价格等多方因素的影响。因此"控制卫生费用"已成为OECD国家医疗卫生改革的主要目标之一。

从中国卫生费用的增长情况来看，近年来，随着疾病谱的改变、医疗技术的改进及人口老龄化的加剧，中国的卫生服务需求快速上升。同时，政府卫生投入不断增加，社会医疗保障覆盖面和保障水平不断提高，卫生服务需求得到进一步释放。如果不采取有效的费用控制措施，到2020年左右中国卫生费用占GDP的比重也将达到OECD国家的水平，卫生筹资的可持续性将受到较大影响。如何将卫生费用的增长控制在合理、可负担的范围之内，使之与国民经济发展水平相适应，是卫生总费用研究必须面对的问题之一。

（二）合理配置卫生资源

尽管较高的卫生资源投入往往伴随着较好的健康效果，但各国之间在健康效果方面却存在着明显的差异。在人均卫生费用较低的国家中，即使是很小的人均卫生费用差距，往往也会造成较大的健康调整期望寿命差异。而这些差距表明卫生资金如何使用、用在哪些方面和用于哪些人群对于健康效果有着相当大的影响。尤其对于卫生资金非常有限的国家来说，小到一美元的非最佳分配，都可能引起不均衡的差别。

中国卫生总费用变化呈现出的一个普遍性的特点是，卫生总费用不断增长，卫生总费用机构流向不合理，卫生总费用功能分布及配置不均衡。存在着卫生资源总量不足与严重浪费并存的现象。针对中国卫生资源的倒三角配置，城乡卫生资源的不均衡分配，要求我们加强基层卫生服务体系建设，重视基层卫生服务能力提升，以使基层居民能够做到"小病不出村（社区），大病不出县（区）"。

（三）推进公立医院改革步伐

公立医院是具有社会公益性的医疗卫生机构，实现其公益性职能的前提是完善医院的补偿机制，以抑制医药费用过快上涨。破除以药补医，理顺医药价格。改革医院支付制度，综合使用总额预付、按人头付费、按病种付费等不同形式的预付制度，以控制成本，提高资源利用的效果。明确政府、卫生行政部门和医疗机构三方责任，同时建立激励和约束相结合的机制，提高服务效率。强化医院的独立法人地位，落实经营自主权，建立现代医院管理制度。

（四）加强基层及公共卫生服务建设

加大公共卫生资金投入力度，强化慢病防控工作，将慢性病转诊管理和基本公共卫生服务均等化工作相结合开展，以通过减少疾病发病率和预防控制慢病，控制医疗总费用的上涨。健全基层卫生服务机构建设，大力培养"用得住、留得下"的基层卫生服务人才，实施科学合理的绩效考评制度，提升基层医疗卫生服务能力。建立"小病不出村（社区），常见病不出乡（社区），大病不出县（区），危重疾病可上转（二三级医疗机构）"有序可行的诊疗和就医格局。

（五）建立双向转诊制度

给予不同级医疗卫生机构进行功能定位，确定不同级别医疗机构的诊治病种，奠定分级诊疗制度基础。利用有级差的医保报销制度引导患者多利用基层卫生服务设施和适宜医疗技术，实施有效的干预措施引导患者就医更多地流向基层医院。开展"基层首诊、双向转诊、急慢分治、上下联动"的分级诊疗制度，盘活基层医疗卫生机构资源，有效解决"看病贵、看病难"的问题。

（六）推进价格机制改革

调整医药服务价格，拉开不同地域（省、市、县）、不同等级医院、不同技术等级医生、不同技术和风险医疗项目的服务收费水平。兼顾医疗服务价格调整与医保支付、财政补偿、医院收支、群众负担等方面的平衡，降低检查化验价格、合理提高医务人员技术劳务价格。同时，鼓励医务人员尽可能采用临床适宜的成熟技术，积极推行并落实医疗机构之间的检验检查结果互认制度。达到"医院收入不降低、医保补偿可承受、财政支持可持续、群众负担有减轻"的目标。

复习思考题

1. 试述卫生费用的含义及特征。
2. 卫生总费用核算的方法有哪些？
3. 卫生总费用变动有什么特点？
4. 如何对一个国家或地区卫生总费用进行分析和评价？
5. 试述卫生总费用利用和控制的原因和途径。

【案例分析】

解决医改世界性难题的中国式道路

人们会问，为什么医疗体制总是在改革中？为什么医改在全世界都很难？这是因为医疗制度牵涉每个人、每个家庭。既涉及政府、个人和企业之间利益关系的合理性，又要顾及社会资源的高效利用，不至于浪费和滥用。最重要的是，医疗制度之所以需要不断改革，是因为在今天的世界，医疗体制涉及人的基本权利——健康权的实现。"没有全民健康，就没有全面小康"，习近平总书记一语中的，道出了人民大众健康与实现中国梦的内在关系。

首先要确立的是医药费负担公平性原则。纵观现代世界各国的医疗保障体制，无论差异多大，一个总的原则是政府、社会（包括企业、团体、机构等）和个人共同参与、共同负担（除古巴、英国、朝鲜等少数国家外）是总趋势，区别在于各自承担的比例。

从我国目前情况来看，政府加大投入是问题的关键。虽然2009年启动新医改以来，财政投入逐年有所回升，但规模仍然不够大，细算起来，如果考虑到人口增长、货币贬值、物价增长等因素，政府支出的增长仍不足以支撑改革的需求。统计显示，到2013年，全国用于医疗卫生事业的总支出为31 661.5亿元（31 668.95亿元）人民币，占GDP的5.6%。这个比例和世界其他地区比较，的确显得偏低。这个数字在美国是17%，欧洲国家大多是10%左右，其他中等发达国家也都在8%~9%。问题是，在这个总支出中我国的分配比例大约是三个三分之一，即国家、社会和个人各占三分之一，分别是30.1%；36.0%和33.9%，实际上，是个人和社会占到70%，国家占30%。这里个人的三分之一在我国目前社会财富分配中贫富差距悬殊的情况下实在有失公平。可喜的是，我国目前的医保体制正在大踏步地向更公平的方向迈进。到2014年底，政府财政对新农合和城镇居民医保的人均补助标准已提高到380元。城乡二元制的不公平现象正在逐步消除。今天，新医改进入关键阶段，能否在五到十年间将政府在卫生事业总支出的比例提升到50%左右? 使医疗总费用占 GDP 总量的 5.6% 提高到目前中等发达国家的 8% ~ 9%。同时，应制定具体措施保证增加的经费侧重于农村地区，侧重于解决贫困人群医疗保障，比如拨出专项资金加大支持建立健全重大疾病医疗保险和救助制度。

其次是加强管理，确保改革后新的医药卫生体制高效运转，确保政府投入适得其所，物尽其用。

总之，中国式医改要建立的将是一个由政府主导的公益为主、多元并存、公众参与和人人享有的现代化医疗服务体系。

（案例来源：2015 年 5 月 26 日　作者：刘云德. 2015. 解决医改世界性难题的中国式道路. 光明日报）

【问题】

卫生总费用研究结果对制定卫生政策产生什么影响？

【提示】

从卫生总费用筹资来源的三个方面：政府卫生投入、社会卫生投入和个人卫生支出比例平衡入手阐述其对卫生政策制定的影响。

（于彩霞）

第九章
医疗服务成本与价格

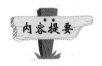

本章从成本和价格的基本理论入手，就医疗服务成本的内涵、构成、测算方法及如何分析做了介绍，并对医疗服务价格的形成、影响因素、定价原则和方法及如何改革进行了深入研究和探讨。

第一节 医疗服务成本概述

一、医疗服务成本的概念

医疗服务成本为卫生服务成本的一种，其构成及测算较为复杂。医疗机构在提供服务过程中，不仅要消耗劳动资料，还要消耗人力即劳动，而且这种劳动具有高度技术密集型特点，这些物化劳动和活劳动的耗费，归根到底是社会劳动的消耗。医疗服务所消耗的社会必要劳动，构成医疗服务的价值。它包括三部分内容：①已消耗的物质资料的价值 C；②医务劳动者为自己所创造的价值 V；③医务劳动者为社会所创造的价值 M。按照马克思关于成本的论述，其中 $C+V$ 的货币表现，就是医疗服务的费用，它是构成医疗服务成本的基础。换言之，医疗服务成本就是医疗机构在提供医疗服务过程中所消耗的物化劳动和活劳动的货币表现。

医疗服务费用按照一定的对象进行归集，就构成了该对象的成本。例如，按"门诊患者"项目归集，即构成"门诊人次成本"。按"阑尾炎切除手术"项目进行归集，就构成了"阑尾炎切除手术"成本。因此，医疗服务活动所耗费资源的货币表现及其对象化称之为医疗服务成本。

二、医疗服务成本的分类

（一）按成本的计入方法分类

按成本的计入方法可将成本分为直接成本和间接成本两类。

1. 直接成本

从整个社会的角度来看，直接成本（direct cost）是指用于医疗服务中治疗和预防所花的代价或资源的消耗。一般把与伤病直接有关的预防、诊断、治疗、康复等所支出的费用作为医疗服务的直接成本。这些费用不管是由国家、地方政府支出的，还是由集体或个人支付的，只要与医疗服务有关的支出就是直接成本。

2. 间接成本

间接成本（indirect cost）是指发生的费用无法直接计入某医疗项目，而必须用适当的方法在几项医疗服务中加以分摊的成本（含一次分摊和二次分摊）。

在医院成本核算时，直接成本和间接成本是按照另一种成本与医疗服务项目的关系划分的。

从具体的医疗服务项目来看，直接成本是指在医疗服务过程中能够直接计入某项服务的成本。如医疗服务中预防接种的疫苗费用，医疗中的药品费，外科手术中的消毒、缝合、包扎等药品材料的消耗，各种检查及化验等耗费均属于直接成本。在医疗服务各种条件不变的情况下，上述成本一般都是随着医疗服务量的增减而增减，是同医疗服务量变动呈正比例变动的成本。间接成本是指不能直接计入而要按一定标准分摊计入各种服务项目的成本。如行政管理费用、后勤辅助科室费用等都属于间接费用。

（二）按成本与服务量的关系分类

成本总额与医疗业务量之间的变动关系称为成本特性（cost behavior）。按照成本特性可以将医疗服务成本分为固定成本、变动成本和混合成本。

1. 固定成本

在医疗服务中，有些成本总额在一定时期和一定服务量范围内，不受业务量增减变化的影响而保持固定不变，这些成本称为固定成本（fixed cost），如固定资产折旧、办公费、旅差费、邮电费及固定工资等。虽然固定成本总额在一定时期一定服务量范围内不变，但是单位服务量的固定成本却随服务量的多少呈反向变化，服务人次越多，则每人次服务的固定成本就越低。

2. 变动成本

在医疗服务中有些成本的总额随服务量的多少呈正相关变化，服务量增加，成本总额随之增加，服务量减少，成本总额也随之减少，这些成本称为变动成本（variable cost）。如服务于患者的药品材料、计量服务工资等都属于变动成本。变动成本总额随医疗服务量的多少呈正向变化，但是就单位服务量的变动成本来说，却是相对等量的、不变的。要降低变动成本的总额，就是要降低每人次服务的变动成本。

3. 混合成本

医疗服务中有些成本属于部分固定、部分变动的成本，这些成本称为混合成本（mixed cost）。混合成本的总额随业务量的变化而变化，但与业务量的增减变化不成比例。如 X 线摄片费，一部分是机器折旧与维修费，属于固定成本；另一部分是材料费，其耗费取决于摄片量的多少，具有变动成本的性质。

（三）与决策有关的成本

1. 机会成本

机会成本（opportunity cost）就是将同一卫生资源用于另一最佳替代方案的效益。因此，做某一件事的机会成本就是以同样的资源做另一件事所能获得的好处。机会成本可以看作是做出一种选择而放弃另一选择的实际代价。只要资源是有限的，决定做一件事就必然包含着机会成本。成本–效益分析的思想就是只有所选择的方案的效益不低于其机会成本的方案才是可取的方案。例如，有一定数量的卫生经费可以用于建房、添置医院仪器设备，也可以用于疾病控制或乡村医生的培训。因为经费有限，做其中的某一件事，就意味着要放弃其他的事，所放弃的事情中能获最大效益的那件事的效益就是所做的这件事的机会成本。机会成本并非实际支出，只是在卫生经济分析与评价时作为一个现实的因素给予认真的考虑。

2. 边际成本

边际成本（marginal cost）就是指在原医疗服务量的基础上再增加（或减少）一个单位的服务量所增加（或减少）的成本额。例如，一天做 3 个阑尾炎的手术成本共计 4500 元，做 4 个阑尾炎手术是 5600 元，则第四个手术的成本即边际成本是 1100 元（平均成本由 1500 元降至 1400 元）。只要边际成本低于平均成本，所增加的服务量或多或少将使平均成本继续降低。当平均成本等于边际成本时，这时所能获得的经济效果最好，且每单位服务量的平均成本最低。

许多重要的经济理论都是通过边际成本和边际收益（即在原医疗服务成本的基础上增加一个单位的成本所增加的收益）的比较而进行阐述的。边际分析是预测或评价卫生规划方案经济决策后果的一种方法。有时我们对卫生规划方案的评价和决策不仅是在做与不做之间选择，而且常常是在做多少、做到什么程度之间进行选择，这就要用到边际成本和边际收益。

3. 沉没成本

沉没成本（sunk cost）是指过去的规划中已经支付的成本。它是过去发生的成本，与目前的规划没有关系，在成本计算时可不予考虑，对评价和决策不产生影响。国外会计界所普遍接受的沉没成本是"在某种情况下不能回收的过去成本"。沉没成本是无关成本，即与卫生规划的评价和决策无关的成本。

4. 非货币成本

非货币成本又称无形成本（non-monetary cost），一般是指因疾病引起的疼痛，精神上的痛苦、紧张和不安，生活与行动的某些不便，或因诊断治疗过程中带来的担忧、痛苦等。这些也是付出的代价，但很难定量计算，也无法用货币来表示。作为一种客观的实际存在，我们应该考虑到，对这方面的描述将会使我们对方案的评价和决策更为完善。

（四）按成本的可控性分类

开展成本核算主要目的之一是帮助管理者进行成本控制。成本控制是在职责范围内进行的，有的是医院控制，有的是科室控制，但在进行成本控制时又由于成本本身的特性，有些是可以控制的，有些是无法控制的。按成本的可控性划分，分为可控制成本与不可控制成本。

1. 可控成本

可控成本（controllable cost）是指某个部门或个人的责任范围内，能够通过管理活动可以加以控制而改变其数额的那些成本。如水电费、燃料费、药品费、卫生材料费等。

2. 不可控成本

不可控成本（uncontrollable cost）是指不是某个部门或个人的责任范围内可以加以控制而改变其数额的那些成本。如固定资产折旧及大修理费等。

一般情况下，变动成本和直接成本属于可控成本；固定成本和间接成本属于不可控成本。

第二节　医疗服务成本测算

一、医疗服务成本测算的意义

1. 医疗服务成本测算反映医院工作质量和工作效率

医院总成本测算反映了医院整个经济运行状况；科室成本测算反映医院内部各部门的经营情况，反映科室的成本效益；医疗服务项目成本测算多用于服务定价、投资论证、效益评估等。通过成本测算可了解全院各科室的成本、收入、结余的情况，并用"本—量—利"等分析方法对所有科室做出分析和判断，指导科室经营决策，了解不同项目对成本的影响，找到成本控制点。

2. 医疗服务成本测算为医院获得合理补偿、制定医疗服务价格提供依据

医院在提供服务后必须获得相应的补偿，来填补消耗的经济资源。究竟需要获得多少补偿，怎样获得补偿，都需进行成本测算，为医院获得合理补偿、制定医疗服务价格提供重要依据。随着职工医疗保险制度和新型农村合作医疗制度的逐步建立和完善，开展医疗项目成本测算和病种成本测算，加强医疗项目和病种的成本管理，具有越来越重要的意义。

3. 医疗服务成本测算服务于医院经济与经营管理

随着市场经济的不断推进和医疗卫生体制改革的深入及市场竞争的加剧，医院作为独立的经济实体，强化经济管理，成本测算，降低医疗服务成本，建立健全内部控制运行机制，对增强医院的竞争能力都有积极的作用。此外，进行成本测算，还可为医院建立健全物质激励机制奠定基础，为调动广大医务人员工作的主动性和积极性服务。

二、医疗服务成本测算框架

医疗服务成本测算系统与绝大多数的生产部门的产出是相似的，都是将各种资源投入各个部门，由这些部门分工协作，产出医疗服务。可以认为医疗服务成本测算主要包括三个大的部分：总成本描述、部门成本测算和单元成本测算。以医院为例，医院医疗服务成本测算就分为三个层次：医院成本测算、科室成本测算和服务项目成本测算。

根据财政部、原卫生部1998年颁布的《医院财务制度》，医院总成本由医疗服务成本和药品经营成本构成，包括行政和后勤科室费用在内的管理费用，按医疗和药品部门的人员比例分摊计入到医疗服务成本和药品经营成本中。为了便于分摊医疗服务成本，根据科室服务功能，将医院医疗科室分为医疗辅助、医疗技术、临床三类。根据医疗服务项目成本测算的需要，将医院医疗部门分为直接成本科室和间接成本科室，并把间接成本科室的成本按照一定的分摊系数分摊到直接成本科室中去。直接成本科室为医疗技术和临床科室，间接成本科室为医疗辅助科室。

《医疗服务项目成本分摊测算办法（试行）》确定的医院医疗服务项目成本测算基本框架为：医院总成本＝医疗服务成本＋药品经营成本，医疗服务成本＝各直接成本科室成本＋各间接成本科室成本＝各直接成本科室总成本＝服务项目成本。如图9-1。

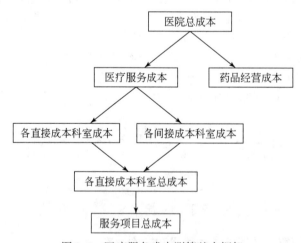

图9-1　医疗服务成本测算基本框架

值得注意的是，随着医疗事业的发展，财政部、原卫生部1998年颁布的《医院财务制度》与《医院会计制度》的弊端日益明显，相关成本核算规定已不切合医院实际。

财政部、原卫生部2010年12月修订的《医院会计制度》（财会［2010］27号）、《医院财务制度》（财社［2010］306号）（以下简称"新制度"）对成本核算进行了多方面改进与完善。新制度对成本核算提出了具体要求："根据核算对象的不同，成本核算可分为科室成本核算、医疗服务项目成本核算、病种成本核算、床日和诊次成本核算。"新制度明确了各级成本核算的概念和内容，优化了相关核算科目，提出新的费用分摊方法，要求新增成本报表，对完善我国医院成本核算体系有着重要意义。但是，《医疗服务项目成本分摊测算办法（试行）》（计价格［2001］1560号）还未修订，继续在实际中有所使用。

新制度中，成本核算一般应以科室、诊次和床日为核算对象，三级医院及其他有条件的医院还应以医疗服务项目、病种等为核算对象进行成本核算。为了便于分摊医疗服务成本，科室区分为临床服务类、医疗技术类、医疗辅助类和行政后勤类等。临床服务类指直接为患者提供医疗服务，并能体现最终医疗结果、完整反映医疗成本的科室；医疗技术类指为临床服务类科室及患者提供医疗技术服务的科室；医疗辅助类科室是服务于临床服务类和医疗技术类科室，为其提供动力、生产、加工等辅助服务的科室；行政后勤类指除临床服务、医疗技术和医疗辅助科室之外的从事院内外行政后勤业务工作的科室。

三、医疗服务成本测算要素

医疗服务成本测算是指医疗机构把一定时期内发生的医疗服务费用进行归集、汇总、分配、计算医疗服务成本的管理活动。医疗服务成本的测算，主要包括几个要素，即成本构成、直接成本科室和间接成本科室的划分、成本测算单元的确定和成本分摊。

（一）成本构成

1. 按经济性质分类

根据2010版《医院会计制度》、《医院财务制度》，医院成本构成包括人员经费、卫生材料费、药品费、固定资产折旧、无形资产摊销、提取医疗风险基金、其他费用等；其中，人员经费包括基本工资、绩效工资（津贴补贴、奖金）、社会保障缴费、住房公积金等；其他费用包括办公费、印刷费、水费、电费、邮电费、取暖费、物业管理费、差旅费、会议费、培训费等。

2. 按功能分类

根据2010版《医院会计制度》、《医院财务制度》，医院成本构成包括"医疗业务成本"和"管理费用"。"医疗业务成本"包括"临床服务成本"、"医疗技术成本"、"医疗辅助成本"。"临床服务成本"指医院临床服务类科室发生的直接成本合计数；"医疗技术成本"指医院医疗技术类科室发生的直接成本合计数；"医疗辅助成本"指医院医疗辅助类科室发生的直接成本合计数。

3. 下列支出项目不列入医疗服务成本

为了正确反映医院正常业务活动的成本和管理水平，在进行医院成本核算时，凡属下列业务所发生的支出，一般不应计入成本范围。

（1）不属于医院成本核算范围的其他核算主体及其经济活动所发生的支出。

（2）为购置和建造固定资产、购入无形资产和其他资产的资本性支出。

（3）对外投资的支出。

（4）各种罚款、赞助和捐赠支出。

（5）有经费来源的科研、教学等项目支出。

（6）在各类基金中列支的费用。

（7）国家规定的不得列入成本的其他支出。

（二）直接成本科室和间接成本科室的划分

直接成本科室是指能够直接产生医疗服务的科室，或是为患者直接提供服务的科室。包括临床、医技和手术科室。但是在实际的测算中，由于测算的服务单元不同，直接成本科室的划分也会有变化。

间接成本科室是指间接为患者提供服务而直接为直接成本科室提供服务的科室。包括以下两类科室：全院性间接科室和局部性间接科室，全院性间接科室即为全院所有科室提供服务的间接科室，包括全院性行政科室和全院性后勤科室；局部性间接科室，即只为医院中的部分科室提供服务的间接科室，如医务科、护理部、门诊办公室、病案室、挂号室、消毒供应室等。将间接成本科室分为全院性、局部性的原因是在成本分摊的过程中，不同科室的分摊范围不同。

（三）成本测算单元的确定

根据成本测算的目的确定成本测算单元，其确定原则是满足成本测算和分析的需要。以医院医疗服务成本为例，介绍几种常用的成本测算单元。

（1）医院。医院作为整体进行成本测算时，可以测算医院的总成本和各成本要素的成本。

（2）行政后勤科室。对行政后勤科室的成本测算并计算该项成本所占比例时，应以行政后勤科室为测算对象。

（3）医疗辅助科室。以医疗辅助科室为测算对象，对其的成本测算。

（4）诊次和床日。将诊次作为测算单元，可以测算每个诊次的平均成本，用于比较诊次成本和制定收费项目的标准。以床日作为测算单元，用于比较床日费用和成本及制定床日价格。

（5）临床科室。将所有临床科室或某个临床科室作为成本测算单元，可测算其科室的总成本、各要素成本及其占医院总成本的比例。

（6）病种。把每个病种或一组病种作为测算成本单元，用于制定按病种收费的价格，或用于评价病种收费的合理性。

（四）成本分摊

成本分摊用直接分配法、阶梯分摊法、双分配法和联立方程法向直接成本中心分配。使用最广的是阶梯分摊法。

1. 分摊参数和系数值

确定分摊系数是成本分摊的基础。分摊系数有两个含义：一是用什么参数分摊成本，称为分摊参数（allocation parameter）；二是分摊的系数值是多少，称为分摊系数值（allocation value）。确定分摊参数需要根据成本要素的性质。比如要把医院行政后勤人员的成本分摊到其他科室，因为人员数决定了成本的大小，因此，可以把其他科室人员作为分摊参数。分摊参数确定后，可以计算分摊系数值。同样的例子，各个科室中临床科室的人员数占总人员数的比例就可以作为分摊行政后勤人员成本的系数值。

表9-1列出了常用的几种分摊参数及其系数值的计算方法。需要注意的是，只有需要分摊的成本，才有必要确定分摊参数和计算系数值，能够在成本科室直接核算的成本不应采用分摊的办法。比如，若某医院所有科室的人力成本都可以直接核算，则不需要采用分摊办法核算该项成本。表9-1列出的方法是医院总成本向成本科室分摊，如果是间接成本科室向直接成本科室分摊，或者由直接成本科室向诊次、床日和服务项目分摊，参数的选择和系数的计算方法会有不同。

表9-1 医疗服务成本分摊参数及其系数值计算

待分摊的成本类型	分摊参数	分摊系数值计算
人力成本	人员	成本科室的人员数/医院总人员数
房屋折旧成本	房屋面积	成本科室的房屋面积/待摊房屋面积
设备折旧成本	设备值	成本科室的设备值/待摊设备总值
材料成本	材料消耗值或者人员	成本科室的材料（人员数）/待摊材料成本（总人员数）

待分摊的成本类型	分摊参数	分摊系数值计算
公务费	房屋面积或人员	成本科室的房屋面积（人员数）/医院房屋总面积（总人员数）
业务费	人员	成本科室人员数/医院总人员数
其他	人员	成本科室人员数/医院总人员数

2. 成本阶梯分摊法

阶梯分摊系数包括房屋使用面积百分比、人员数百分比、工作量百分比相对值等。阶梯分摊层次依次为行政科室成本、后勤科室成本、医疗辅助科室成本、医技科室成本。

分摊层次如图9-2所示，行政科室成本首先分摊到其他科室；其次分摊后勤科室成本；再次分摊医疗辅助科室成本；最后分摊医技科室成本。A1、A2、A3、A4表明了分摊由高向低分摊的层次。

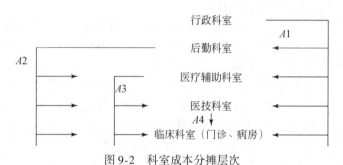

图 9-2　科室成本分摊层次

具体的分摊方法如下：行政管理费用分摊有2种方法：①按人摊销的方法，月摊销费=（管理费用总额/医、技科室总人数）×医、技科室成本核算单位人数；②分项分别摊销，即将行政、后勤部门的管理费用按项划分，分项摊销。管理费用直接从医院总收入中扣除，由医院负责控制和管理，不再在医技科室之间摊销。管理费用发生时直接细化到相关医技科室。

对于医疗辅助科室成本的分摊，有学者提出了用相对值和比例常数的方法进行分摊；对于医技成本向临床的分摊，有学者以各临床科室的门诊人次数、实际占用床日数两个指标来调整各医院由于直接成本科室不同造成的科室服务量的不同对成本分摊的影响，在调查一定量样本医院的基础上求得一组相对稳定的成本分摊系数，用于未进行系数测算的医院分摊医技科室的成本。

新财务制度中（2010）规定，各类科室成本应本着相关性、成本效益关系及重要性等原则，按照分项逐级分步结转的方法进行分摊，最终将所有成本转移到临床服务类科室。先将行政后勤类科室的管理费用向临床服务类、医疗技术类和医疗辅助类科室分摊，分摊参数可采用人员比例、内部服务量、工作量等。再将医疗辅助类科室成本向临床服务类和医疗技术类科室分摊，分摊参数可采用人员比例、内部服务量、工作量等。最后将医疗技术类科室成本向临床服务类科室分摊，分摊参数可采用工作量、业务收入、收入、占用资产、面积等，分摊后形成门诊、住院临床服务类科室的成本。

四、医疗服务成本测算方法

科学合理的成本核算能够提供真实的成本资料，为财政、物价、卫生、医疗保险等部门制定合理的预算补助标准、医疗服务收费标准、支付方式及支付数额提供依据。下面介绍几种成本测算方法。

1. 按层次划分

（1）科室成本核算。首先确定成本核算对象，将直接成本科室和间接成本科室根据科室之间各自不同的运营类型及不同的成本承担形式划分为5种成本责任中心，包括临床成本责任中心、医技成本责任中心、辅助成本责任中心、后勤成本责任中心、行政成本责任中心。其次要确定成本分摊系数。对于直接成本科室按科室实际支出进行核算，也可以采用一定分摊方法或分摊系数进行全院分配。对于间接费用分摊到直接成本科室一般采取服务量百分比的方法。行政和后勤科室的核算可以根据服务对象的不同，采用不同的分摊系数进行分配。科室成本核算反映医院内部各部门的经营情况，反映科室的成本效益，它主要用于医疗服务定价、内部成本价格制定、劳务成本测算和完善人员激励等方面。但大部分医院科室成本核算中所列成本不完全，对行政、后勤保障等部门的管理费用分摊十分有限，特别是医院投入的一些大型、贵重医疗仪器设备和房屋等的折旧还没有计入成本，所以，其核算结果不真实、不科学，减支增收的初衷难以实现。此外，各医院在开展科室成本核算时，对管理费用、成本中心的费用按各自的分配比例分摊到科室成本，缺乏统一标准，使医院横向比较失去可比性。

（2）项目成本核算。项目成本核算是以医疗服务项目为核算对象，归集费用与分配费用核算的方法。我国医院实行按医疗项目收费，随着医疗保险制度的实施，开展医疗项目成本核算和病种成本核算，加强医疗项目和病种的成本管理，具有越来越重要的意义。医疗项目成本核算一般可分为三类：以医疗项目为成本核算对象；以门诊、住院部为成本核算对象和以病种为成本核算对象。通过计算某服务项目点数占科室所有服务项目点数合计的比值，将直接成本科室总成本分摊到该服务项目上。成本当量指各服务项目的成本点数，即同科室各医疗服务项目之间的比价关系。即某服务项目单位成本＝［该项目所在科室成本×某服务项目成本当量（点数）］／∑（该科室各服务项目成本当量（点数）×服务例数）。

医疗项目成本核算多用于服务定价、投资论证、付费偿还、效益评估等。计算医疗项目成本可以为制定、调整医疗收费标准和国家调整对医院的补贴提供可靠的依据。但由于不能反映每一疾病的成本，不能为医院经济效益提供分析资料且医疗项目构成庞杂、种类繁多、计算繁琐，间接费用分摊困难，需要计算机网络支持，这种核算办法更需要在实际工作中反复论证测试，总结经验，逐步推广。在市场经济条件下，这种单项分解收费方式在客观条件上给医院乱收费开了"绿灯"，与控制医药费用增长过快目标不相适应，与规范医院和医生的医疗行为不相协调。要完善医疗成本核算的项目、名称、科目分类规范及其对应标准，确定成本核算内容和方法，包括间接费用分摊和固定资产折旧方法等，使医疗服务成本项目各子系统能够实现数据的自动分类和归集，最大限度地实现医院成本核算和费用分析的及时、准确。

（3）病种成本核算。病种成本核算是以病种为测算对象进行归集与分配费用，计算出每一病种成本的方法。目前，单病种成本核算方法主要有历史成本法和标准成本法，用于制定按病种收费的价格及评价病种收费的合理程度。病种成本包括病房床日成本、检查治疗成本、药品成本、手术成本、输血、吸氧成本。检查治疗成本包括化验、特殊检查、理疗等各项检查治疗成本。

平均病种成本＝［（病种病房床日总成本+病种各项检查治疗成本+病种药品成本+病种手术成本+病种输血、输氧成本）］/病种总例数。

它是以病种为成本核算对象归集与分配费用，建立单病种诊疗的标准成本，医疗服务标准成本是指医院在充分调查、分析和技术测定的基础上，根据现已达到的技术水平所确定的在有效经营条件下提供某种服务应当发生的成本。不同时期医院的病种成本对比分析，能反映各医院技术管理水平、医疗服务质量水平和经济效益的高低。将其与实际病种成本对比分析，找出差异原因，能有利于进行医院成本控制监督，为单病种费用付费方式提供成本数据。目前，病种的平均费用指标主要被用于尝试病种付费办法、成本核算。病种成本法虽是成本核算的发展趋势，但由于病种多，病情各异，核算工作量大，需要专业医护人员参与，实施起来仍需不断探索，积累经验。

2. 按范围划分

（1）完全成本核算。首先将医疗服务成本向各个成本中心归集，然后将间接成本中心的总成本分配到各直接成本中心，与直接成本中心的待摊成本相加得到间接成本中心的待摊总成本，最后将直接成本中心的待摊总成本分配到各服务项目中去，再加上一例服务项目直接消耗的医用材料成本、设备折旧成本即得到某服务项目的成本。直接成本中心的待摊总成本（分配总成本）向项目分配的主要方法包括比例法或成本相对值法。某项目应分配成本＝某项目标准数×（分配总成本/分配总标准数）；某项目的单位成本＝标准项目的单位成本×成本相对比值，标准项目通常是工作量和开展较稳定的项目。完全成本核算由于要考虑固定制造费用，它提供的信息很难反映成本、利润、生产量、销售量之间的关系，不利于分清部门责任和实行成本控制，也使同类医院之间的医疗服务成本失去可比性，掩盖了医院管理中的矛盾和缺陷。

（2）变动成本核算。变动成本计算可以为企业的决策和计划提供依据，为企业内部成本控制和绩效评价提供可靠的信息，加强市场研究提供参考依据。通常是为了满足内部管理和经营决策的需要，对外的财务报告会计准则仍要求建立在完全成本核算的基础之上。变动成本核算与完全成本核算的不同不在于成本核算的程序或技术方法上，而是在于其成本所包含的内容，即成本的构成上。它适用于企业内部各部门绩效的考核，有利于医院内部成本的分析、管理和控制。

3. 其他成本核算划分方法

（1）成本相对值核算方法。采用"量度评估"法，通过调查咨询医护人员制定出医疗服务项目成本相对值表，再由已核算的参照项目的实际成本乘以其与未核算项目的成本相对比值，得到未核算项目的实际成本。因量度评估法所得结果呈对数正态分布，故首先对相对成本进行对数变换，在删除两端极值后求出相对成本的几何均数，最后计算成本相对值和推算成本。实际核算法和成本相对值法的成本分配基础不同。成本相对值居中的项目的核算成本比较准确，较小的项目的核算成本偏高，较大的项目的核算成本偏低。

（2）作业成本核算。作业成本核算是以作业为成本分配的基本对象、以作业量为成本分配基础，旨在为作业管理提供更为相关、准确的成本信息的成本计算方法。该法根据成本动因和资源动因按照多种分配标准分配资源，成本可归属性大大提高，避免了由于采取单一分配标准进行分配而导致成本的严重扭曲。作为一种面向过程的会计方法，作业成本法对医疗过程、医院经营过程进行全面的过程分析和研究，将作业分为增值作业和不增值作业两部分，为医院避免无效作业、压缩成本提供了依据。多数研究表明，作业成本法在医疗机构的成本核算、控制成本上能取得较好效果，还可与其他医疗管理方法相结合，从整体上提高医疗服务的质量。

第三节　医疗服务成本分析

医疗服务成本分析就是根据国家的方针政策，利用成本核算和其他资料研究成本形成及变动情况，寻找降低成本途径的一种成本管理活动。医疗服务成本分析方法很多，这里介绍两种常用的分析方法：标准成本分析法和收支平衡分析法。

一、标准成本分析法

标准成本分析法，是指以预先制定的产品或服务项目标准成本为基础，将实际成本与其相比较，揭示各种成本差异，以便在成本差异中找出不同原因造成差异的影响程度，为成本控制和成本考核提供详细的信息资料。成本差异包括直接材料成本差异、直接人工成本差异和间接费用成本差异三部分。

（一）直接材料成本差异分析

直接材料成本差异，是指医疗单位在为患者提供医疗服务过程中，直接材料消耗的数额与标准成本中直接材料数额之间的差异。它包括直接材料价格差异和直接材料用量差异两部分。其计算公式为：

$$直接材料数量差异 = （实际消耗量-标准消耗量）×标准单价 \qquad （式9-1）$$
$$直接材料价格差异 = （实际单价—标准单价）×实际消耗量 \qquad （式9-2）$$
$$直接材料成本差异 = 直接材料数量差异+直接材料价格差异 \qquad （式9-3）$$

例如，某医院CT室，拍片每一人次平均实际耗用CT胶片1.3张，实际价格15元。按照标准成本规定，每人次平均标准耗用量为1.2张，标准价格为18元，计算直接材料成本差异。

直接材料数量差异 = （1.3-1.2）×18 = 1.8元（不利差异）；直接材料价格差异 = （15-18）×1.3 = -3.9元（有利差异）。

通过以上计算得知，由于直接材料用量高于标准用量，直接材料的用量差异为不利差异。分析认为，是由于CT操作人员技术不高造成的，还有待进一步提高医疗技术人员的操作水平和诊断水平。直接材料实际价格低于标准价格为有利差异，分析认为，是由于CT胶片价格下调的结果。

（二）直接人工成本差异分析

直接人工成本差异，是指直接为患者提供医疗服务的人员劳务费，在实际成本和标准成本之间的差异。它包括直接人工效率差异和直接人工工资率差异两部分。其计算公式为：

$$直接人工效率差异 = （实际工时-标准工时）×标准工资率 \qquad （式9-4）$$
$$直接人工工资率差异 = （实际工资率-标准工资率）×实际工时 \qquad （式9-5）$$
$$直接人工成本差异 = 直接人工效率差异+直接人工工资率差异 \qquad （式9-6）$$

（三）间接费用成本差异分析

间接费用成本差异，是指实际间接费用与标准间接费用之间的差额。它包括间接费用预算差异、间接费用效率差异和间接费用的生产能力差异三部分构成。

1. 间接费用预算差异

间接费用预算差异是指间接费用实际发生数与预算数不一致而发生的差异。间接费用的预算数通常按弹性预算方法编制，其计算公式如下：

$$弹性预算 = 原预算固定费用+（标准变动费用分配率×实际业务量） \qquad （式9-7）$$
$$间接费用预算差异 = 按实际业务量调整的弹性预算数-间接费用实际发生数 \qquad （式9-8）$$

例如，某医院成本中心制剂间接费用预算，每月固定费用为9000元，变动费用为直接人工工时为0.80。月标准产量的直接人工工时5000小时。因此，标准间接费用为直接人工工时每小时2.60元（固定费用为9000/5000+变动费用0.80元）。该月实际间接费用为12 700元（固定费用9200元，变动费用3500元），实际直接人工工时为4500小时，完成的产量按标准直接人工工时计算为4000小时，请计算间接费用预算差异。

弹性预算数 = 9000+（0.80×4500）= 12 600元；间接费用预算差异 = 12600-12700 = -100元。

2. 间接费用效率差异

以上间接费用预算差异为逆差（超支）100元，是由固定费用逆差200元（9000-9200）和变动费用顺差100元（3600-3500）构成间接费用效率差异。它是由于工作效率实际与标准不一致而产生的间接费用差异。其计算公式如下：

间接费用效率差异＝（实际产量的标准直接人工工时－实际直接人工工时）×标准变动费用分配率

（式9-9）

仍用上例计算：间接费用效率差异＝（4000－4500）×0.80＝-400元。

说明由于工作效率低于标准，损失500工时使成本逆差400元。

3. 间接费用的生产能力差异

间接费用的生产能力差异是由于生产能力利用程度实际与标准不一致而产生的间接费用差异。其计算公式如下（假定生产能力的利用仍以直接人工工时计算）：

间接费用的生产能力差异＝（实际产量－标准产量）×标准固定间接费用分配率

（式9-10）

仍按上例，以直接人工工时计算的标准产量为5000工时，而实际产量只达到4000工时，即损失1000工时，每小时应分摊固定费用1.80元，则：间接费用的生产能力差异＝（4000－5000）×1.80＝-1800元。

以上三项差均为逆差，合计2300元，与间接费用的差异总额相等。即：（4000×2.60）－12 700＝-2300元。

通过以上各因素的计算，及时发现问题，随时考核各级管理部门工作效率，发挥控制成本的作用，查明成本脱离标准的原因，以便采取措施，加以纠正。

二、收支盈亏临界分析法

该方法是用于研究医疗服务成本、医疗服务量和收益关系的分析方法（cost- volume- profit analysis），简称"本－量－利（CVP）分析"。盈亏临界点即收支平衡点，是指总成本与总收入相等，达到不盈亏时的服务量或保本业务收入。卫生事业单位的收入通常也分为两个部分：一是国家预算补贴，二是自己的业务收入。在将成本划分为固定成本和变动成本后，有了这些数据，就可以进行盈亏临界分析，即收支平衡分析。

（一）方程式法

根据决算表所列的内容，可以把成本、业务量和盈余（包干经费结余）三者之间的关系，列成下列计算式：

$$收入－成本＝盈余 \qquad （式9-11）$$
$$（经费补贴＋业务收入）－（变动成本＋固定成本）＝盈余 \qquad （式9-12）$$
$$业务收入＝变动成本＋固定成本－经费补贴＋盈余 \qquad （式9-13）$$
$$单位业务收入×业务量＝（单位业务变动成本×业务量）＋（固定成本－经费补费）＋盈余$$

（式9-14）

设：单位业务收入为P，业务量为X，经费补贴为I，单位业务变动成本为b，固定成本总额为a，盈余（经费结余）为S。

把这些因素代入上式，得：

$$PX＝bX＋a－I＋S$$

现在，为了保本，即收支平衡，设盈余$S＝0$，则：

$$X＝\frac{a－I}{P－b} \qquad （式9-15）$$

X为保本业务量，PX则为保本时的业务收入。

例如，某门诊医疗单位1996年国家预算补贴为125 000元，每门诊人次的变动成本为3.00

元。当年固定费用为 200 000 元，每门诊人次的平均收入为 3.60 元。求该门诊医疗单位全年完成多少门诊人次，才能达到收支平衡？收支平衡时门诊的业务收入是多少？

解：已知 $P=3.60$（元）$b=3.00$（元）$I=125000$（元）$a=200\,000$（元）。

求得 $X=(a-I)/(P-b)=(200\,000-125\,000)/(3.60-3.00)=125\,000$（人次）；$PX=3.60\times125\,000=450\,000$（元）。

当该门诊医疗机构全年完成 12.5 万人次门诊业务量，业务收入达 45 万元时可达到收支平衡；如果超过 12.5 万门诊人次，即可获得盈余。

（二）边际贡献法

边际贡献（又称毛利或边际收益）是单位业务收入（如上级主管部门按业务量进行补贴，则应包括单位经费补贴数），减去单位变动成本后的余额。设边际贡献为 C，则：

$$C=P-b \tag{式9-16}$$

边际贡献和单位业务收入相比，为边际贡献率（R），即：$R=\dfrac{C}{P}\times100\%$ （式9-17）

边际贡献，首先用于补偿固定成本和经费补贴不按业务量进行补助的经费补贴的差额。边际贡献总额恰好弥补这一差额的时候达到收支平衡。这部分的业务量就是收支平衡业务量；超过这部分业务量的边际贡献额，就是结余。保本业务量和保本业务收入可按边际贡献数据计算。设保本业务量为 X，保本业务收入为 P_x，则：

$$X=\frac{a-I}{C} \qquad P_x=\frac{a-I}{R} \tag{式9-18}$$

其盈余（S）为边际贡献乘以增量业务数（ΔX），即：

$$S=C\times\Delta X \tag{式9-19}$$

"边际贡献"是一个很重要的概念，是衡量经济效果的依据。卫生事业单位在制订收费标准时，应考虑边际贡献，作为保本或微利经营的依据。

应该指出，上述分析是以收费标准、单位变动成本和固定成本总额在计划期内不变为基础。这个假定，在预算与制订目标经费结余数时是必要的。但实际上，这个假定有一个有效的适用范围。如在业务量方面有个合理限度，不可能无限延伸。在一定数量内，单位成本不会发生变化，但超过一定数量，变动或固定成本必然会发生变动。又如由于技术进步、设备更新、工资福利增加等原因，经常会影响固定成本总额。另外，在时间上，一般适用 1 年以内。因此，这些假定如与实际情况有出入时，分析的结果必须做相应的修正。

三、成本控制

医疗服务成本控制是指使用一定的方法对医疗服务活动过程中所形成医疗服务产品成本的一切耗费，进行科学严格的计算、限制和监督，将各项实际耗费中预先确定在预算、计划或标准的范围内，并通过分析造成实际脱离计划或标准的原因，积极采取措施，以实现全面降低成本目标的一种管理行为。

医疗服务成本控制的程序：首先，确定医疗服务成本控制的目标或标准；其次，分解落实医疗服务成本控制的目标；再次，计算医疗服务成本差异，并分析成本差异；最后，针对影响医疗服务成本的各种因素，采取积极措施，对有关责任人员进行奖惩。

医疗服务成本控制的方法，主要是标准成本控制法。标准成本控制法是指围绕医疗服务标准成本的相关指标设计的，将成本的前馈控制、反馈控制及核算功能有机结合形成的一种成本控制系统。它具有事前估算成本、事中及事后计算与分析成本并揭露矛盾的功能，主要包括标准成本的制定和成本差异的计算分析，此方法已成为医院应用最为普遍和最为有效的一种控制手段。

从整个医院经营过程来看，医疗服务成本控制程序包括事前控制、事中控制和事后控制 3 个阶段。

1. 事前控制

事前控制是指从病房新建、扩建及新购设备直到医院经营前所进行的一系列降低医疗成本的活动，如费用限额、实物消耗定额等，是一种预防性成本控制。使人人明确成本目标及要求，在成本发生之前就置于控制之下。

2. 事中控制

事中控制是对医疗服务实际耗费的控制，包括对原材料、人工、医疗器械等耗费发生过程进行的控制。对成本各项管理情况进行经常性的检查监督，发现问题，及时解决。这种控制，一方面由各责任部门、各科室统计核算人员自觉地进行自我检查，实行自我控制；另一方面是由院领导和成本管理部门对全院各个环节的成本情况进行检查。因此，成本的事中控制是在发挥全体人员积极性的基础上进行的，是全员性成本控制。

3. 事后控制

事后控制是对住院患者和门诊患者就诊完毕这一环节的成本控制，具有全面性、总结性和补救性等特点。对该期全部成本进行分析，进一步查明影响医疗服务成本变动的各种因素、成本产生的原因以及应对此负责的部门或个人，总结管理经验，针对存在问题提出管理措施，以指导和改进下期成本核算和成本管理，以达到降低医疗服务成本的目的。

第四节　医疗服务价格

一、价格与医疗服务价格的概念

价格可定义为用以交换物品或劳务而支出的东西，它是商品价值的货币表现，是市场体系正常运行不可缺少的经济杠杆。在市场经济中，价格是经济信息的传递者，是人们经济交往的纽带，是人们经济利益关系的调节者。

医疗服务要花费人的劳动，作为一般人类劳动的耗费，使医疗服务具备了价值。有人认为，只有物化了的人类抽象劳动才能创造价值，这种看法未免片面。在商品经济条件下，作为商品出卖的，不仅限于物质产品，而且还有各种劳务，前者是一种有形商品，后者是一种无形商品，但这两类商品都能够满足人的某种需要，都具有一定的使用价值，又由于它们都要耗费人类的劳动，因而也都具有一定的价值。实际上，劳务作为商品来买卖，已经具有几千年的历史，不论我们主观上是否承认劳务具有价值，但在千百次的商品交换中，人们要想获得某种劳务，总是要付出代价的。

正如物质商品的价值是取决于它所耗费的社会必要劳动时间那样，医疗服务价值同样取决于生产它所耗费的社会必要劳动时间。这个社会必要劳动时间的耗费既包括劳动力的耗费，又包括房屋设备、医疗器械、药品材料、水煤电等物化劳动的消耗。它们按其实际消耗而转移到医疗服务中，作为医疗服务价值的一个构成部分。也就是说，医疗服务的全部价值 $=C+V+M$。现代经济学认为，价格是需求和供给两种相反的力量自发作用的结果，要说明一种商品价格的形成，就必须将需求和供给两者结合在一起。但医疗服务市场是一个特殊的市场，有它自身显著的特点。在医疗服务领域易出现市场失灵，政府常常采用价格管制手段进行行业管制。

综上所述，医疗服务是具有价值的。用货币来表现医疗服务的价值，就是医疗服务作为商品出卖时所获得的价格，即医疗服务价格，又叫医疗收费，包括门诊、住院、各项检查、治疗、检验、手术项目等的收费。

二、医疗服务价格的影响因素

（一）医疗服务的价值

医疗服务机构在提供医疗服务过程中所消耗的物质资料价值和必要劳动价值的货币表现总和构成医疗服务成本，这是医疗服务价格制订的基础和医院制订医疗服务价格的经济底线。现代医院管理要进行成本核算，客观、准确、全面地反映卫生活动中人力、物力、财力的消耗，为合理制定医疗服务收费标准和经费补助提供依据。

（二）医疗服务需求

是否选择医疗服务及选择何种医疗服务关系到健康和生命，所以就个人而言，医疗服务价格可能不是进行医疗服务决策时的决定性因素。比如，生命垂危的患者一般不可能因为高昂的抢救费而放弃医学治疗。但从整个医疗市场来看，医疗服务需求与价格的关系还是比较密切的。患者有病必须治疗，但他可以对几家医院的医疗服务价格进行比较，最终选择质优价廉的医院就医。对于一些保健性的医疗项目或特需医疗项目，如果价格过于高昂，需求会降低。这就说明，医疗服务价格的变动会引起医疗服务需求的变动。因此，医疗服务价格的制定，不仅仅要考虑成本因素，还需要考虑患者对医疗服务的需求因素。

影响医疗服务需求的因素有经济因素（如收入、货币储蓄、医疗服务价格）、人口因素（如性别、年龄、学历、婚姻状况、病情）、技术因素（如医疗水平、医院器械、医院等级、专家诊疗）及心理因素（如服务及时性、服务态度）等各项复杂的因素。一般情况下，随着居民收入水平提高，对健康和医疗的需求水平也随之提高。医疗需求水平对医疗服务价格的形成有着密切关系。如果一个地区经济发展水平较高、人们收入水平较高，或购买意愿较高，在一定程度上提高医疗服务价格则不会对卫生需求产生很大的影响。相反，如果人们收入较低，或健康状况较好，医疗需求不高，则提高价格的医疗服务的利用量将会受到抑制。

我们还可以通过需求价格弹性分析医疗需求对医疗服务价格的影响。价格弹性系数反映商品需求与价格之间的应变关系。在经济学中根据需求的价格弹性将商品或服务区分为富有弹性和缺乏弹性。医疗服务产品多数属于缺乏弹性的商品，即需求量的变动率小于价格的变动率，价格变化对需求量影响不大，即使价格发生较大变化，其需求量仍然变动不大。尽管大多数医疗服务产品属于缺乏弹性商品，但不同医疗服务产品之间相对而言存在着差异。例如，急诊相对慢性疾病治疗而言，弹性较小；整形美容、临终关怀、器官移植等特需服务相对基本医疗服务而言弹性较大。因此，在制定、调整医疗服务价格时，要充分考虑弹性因素。价格弹性较小，提高价格对需求影响不大，因此靠降价去大幅度提高销售量或服务量不能奏效，对总收入也无多大影响，而提高价格也不会大幅度减少需求量。例如，急诊的价格弹性很小，因此在我国医疗服务价格改革中，适当提高急诊挂号费，既能体现医务人员的劳动价值，又不会对就诊率造成很大影响。

（三）医院供给

按照供需价格理论，医院的供给影响医疗服务价格的制定。如果医疗服务的供给总量不能满足医疗服务的需求总量，必然导致医疗服务市场的供需失衡和价格失衡。另一方面，医疗服务价格是医院获得收益的来源，同时也是开展竞争的一种手段，应制定合理的医疗服务价格，以便在市场竞争中保持有利地位，保证医院的正常经营。

1. 医院的供给目标影响医疗服务价格的定位及价格水平

根据资产归属和投资受益人划分，目前我国医院分为非营利性医院和营利性医院，其供给目标分别为非营利性目标和营利性目标。

（1）非营利性目标医院供给如果以非营利性为目标，即为了维护人民的健康，实现社会福利目标，以社会效益为最高准则，那么，在定价方面就降低利润，甚至有的不考虑成本，实行成本补贴，以增进社会福利。

（2）营利性目标医院供给如果以营利为目标，即医院经营更多为了经济效益，那么，医疗服务定价更多以市场为走向，而医疗服务价格的制定可根据不同的营利目标制定不同的价格水平。

2. 医院的供给能力影响医疗服务价格的浮动

医院的供给能力形成了医院的竞争能力，这些能力包括显在竞争力和潜在竞争力。显在竞争力包括经营水平、质量效率水平和收费水平。经营水平是指医院以医疗服务满足社会需要并实现自身价格的能力大小。质量效率水平是指医院提供医疗服务的效果和工作效率。收费水平反映患者直接的医疗费用负担水平及收费中药品费用所占的比例。潜在竞争力包括科技水平、资金运作水平和资源水平。科技水平指医院通过科研费和培训费的投入所获得的科技产出，包括获奖成果数、公开发表论文数、开展新项目、新技术数。资金运作水平反映医院资金结构的合理性和高效运用资金的情况。资源水平反映医院资源投入和利用的情况。

（四）政策环境

我国的卫生事业是实行一定福利政策的公益性事业，卫生价格实行统一领导、分级管理。医疗服务的价值不完全由市场实现，国家的价格政策影响医疗服务价格的形成，甚至通过财政补贴来体现卫生事业的福利性。

1. 政府价格管制

（1）政府价格管制的类型。①最高限价：即政府规定某些产品价格的上限，以便把价格压到市场均衡价格以下，抑制涨风，如在需求膨胀，供给不足，发生通货膨胀时，政府往往限定最高价格，不允许厂家随意涨价，重要目的之一是保护消费者利益；②最低限价：即政府规定某些产品价格的下限，以便把价格保持在市场均衡价格之上，挽救跌势。其目的是保护生产者利益，鼓励某种商品生产，特别是保护国民经济中某些价格太低的生产部门；③双面管制：即政府对某些产品，既规定上限，又规定下限，只准在这个范围内上下波动，目的是防止物价暴涨暴跌；④绝对控制：即政府对某些产品直接规定一种价格，买卖双方都必须按照这种价格交易，没有任何伸缩余地。例如，政府希望增加某种产品的供应，就可以直接规定较高的价格，为了保障人民的一般消费品的消费，就可以直接规定较低的价格。

（2）政府价格管制的政策效应。政府价格管制既有有利的一面，也存在着严重的弊端。①政府价格管制的有利方面：用管制价格影响市场，调节市场供求关系，克服市场机制在调节产品供求关系时的局限性；限制和打击垄断现象，制止垄断组织人为地抬高物价或经济动荡时期的抛售行为；调节经济中的重要比例，避免经济发展的失衡和经济振荡的发生与破坏；保证和满足国家、社会的公共需要；引导和调节经济，使之发展以达到国家和社会所预定的目标；②政府价格管制的弊端：一是资源使用不当。例如，当需求增加，供给不变，需要涨价而政府不允许涨价时，消费者会由于价格便宜而多消费，而生产者会由于价格低下而缺乏积极性少生产，由此造成产品数量短缺。反之，若供给增加，需求不变，需要降价而政府不允许降价时，生产者由于价高能获得超额利润而多生产，消费者由于价高而少消费，由此造成产品数量过剩。这两种情况都意味着资源使用不当。二是导致商品短缺。政府实行最高限价或严格的管制价格会导致超额需求。超额需求的存在说明市场供给短缺，会出现排队抢购的现象，甚至会引发严重的通货膨胀或导致黑市交易的出现。三是管理成本增加。政府管制价格的目的之一是为了降低交易成本，但要制定出适合各地区情况的各类产品或服务的合理价格并随市场供求关系的变化而相应调整，需要大量的调查和分析成本，如寻找交易对象、运输费用、存储费用、监督费用、可能发生的法律诉讼费等。四是导致寻租行为的产生。寻租是一种通过非经营性活动而获利的行为，其实质是一种"钱权交易"。在一个非完全管制的社会，如果用行政力量干预市场活动，就可以在很多地方制造出商品的差价，这些差价被称为"租金"，提供者往往将差价中的一部分拿出来进行寻租活动。

2. 国家价格政策和财政补贴

国家价格政策会影响医疗服务价格的体系和格局。我国政府在 20 世纪五六十年代对医疗服务实行低价政策，医疗价格远远低于实际成本，政府则对医院的低价亏损进行补贴，从而使医疗机构保持收支平衡。但是，这样做导致了不能正常发挥价值规律的作用，带来政府经济负担重、医疗服务提供效率低等问题。进行市场经济体制改革后，对于非营利性医院，政府给予了允许"资金自筹"政策，这是由于受到财政拨款的限制，非营利性医院的发展处于拮据困境中而采取的解决措施。因此，医院通过多提供服务及药品来增加其收入，这导致部分医院出现收费不合理的现象。

各级政府财政能够对卫生机构提供较多的差额预算补助，医疗服务价格水平就可以适当定得低些。如果财政补助水平降低，那么，医疗服务价格就应该定得高些。要满足下列方程式：$A=C-B$。其中 A 代表医疗服务价格，C 代表要素成本，B 代表财政预算补助。

（五）医疗保障制度

医疗保障制度对医疗服务价格的影响可以从两个方面来分析：①对于参加医疗保险的消费者，由于保险为其支付了全部或部分的医疗费用，等于降低了他们在利用医疗服务时应直接支付的价格，因而个人医疗服务需求将会增加，利用医疗服务消费者的数量也会增加；消费者使用医疗服务时自付比例越低，那么相对来说这种服务越便宜，对消费者医疗服务需求影响越大；②从提供者的角度来分析，由于有了医疗保险，相当于在利用医疗服务时价格降低，因而消费者对价格反应变得不太敏感，需求弹性较没有参加保险时有所降低，即使价格有较大幅度的提高，只要自己支付的钱占收入的很小比例，就不会对需求产生很大影响。

三、医疗服务定价的原则与方法

（一）医疗服务定价的原则

传统的观点认为：价格决定主要依据是价值、供求、政策三因素。"三因素"理论适合于各种形成的定价，医疗服务定价也概莫能外。医疗服务商品除了具有一般商品的共性特征外，还有其特殊性。其定价应遵循以下基本原则。

1. 保本性原则

在观念上要增强市场意识，消除医疗赔本的传统提法。对医疗服务过程中发生的劳务商品交换，必须按照等价交换的原则进行，使医疗服务价格既要反映价值，又能反映供求关系，逐步做到保本经营。

2. 灵活性原则

在保证人民群众基本医疗的前提下，适应市场经济的价格机制，以满足不同层次的社会需要。对开展的加班手术、上门服务、专家门诊、特约会诊、点名手术、特殊护理和院外护理等，实行浮动定价，同行定价，拉开收费档次，发挥价格杠杆作用。

3. 自主性原则

市场经济的主体是按照市场经济自主性的要求，在医疗市场服务过程中的每个医疗单位，都具备自主经营权。对非基本医疗保健服务实行医院定价，市场调节。同时要求每个医疗单位坚持自主经营，自负盈亏。

4. 竞争性原则

竞争是市场经济的突出特点。医疗服务定价，首先涉及的是成本管理，管好医疗成本，就是要严格成本核算，千方百计地降低材料，减少不必要的消耗。其一，不管是优质优价，还是优先优价，都离不开成本，如果医疗成本提高了，医疗单位进入市场后就失去了竞争力，也失去了市场占有率；其二，医疗单位的等级竞争，分等定价，打破了按行政隶属关系划分等级，具体表现为定价的竞争，促使医疗单位必须为社会提供更多、优质、高效、低耗的医疗保健服务。

（二）医疗服务定价的方法

医疗服务的定价方法有很多，这里介绍常用的几种方法。

1. 成本加成定价法

成本加成定价法就是以医疗服务项目为基础，加上一定百分比的毛利来确定价格。这是一种最古老的，也是应用最广泛、最普遍的定价方法。其计算公式为：

$$单位医疗服务项目价格 = 单位服务项目社会平均成本 \times （1+加成率） \qquad （式9-20）$$

加成率是预期可得毛利占成本的百分比。不同时间、不同地区、不同医疗服务项目、不同市场环境的加成率可以是不同的。

成本加成定价法的优点是计算简便，其基本原则是"保本求利"，人们在观念上认为是合理的。但这种方法是以服务的提供方为中心观念的产物，它从保护医疗服务经营者的利益出发，忽视市场消费需求方的利益。由于不考虑业务量，固定成本的分摊无法计算，所以其成本数据是不真实的。再者，加成率也是一个经验估算数。

成本定价法是成本加成定价法的一个特例，其条件是加成率等于零。例如，某医疗服务项目的单位成本等于10，其中包括工资费用2元，利用成本定价法确定的该项目的价格：按全部成本定价：10元/人次；按不包含工资的成本定价：10−2＝8元/人次。

此种方法在我国现阶段还是有实用价值的，在计划经济体制下医疗服务收费标准达不到按成本收费，所以在向市场经济过渡的时期，利用成本定价法还是具有一定的积极意义。现在国家政策规定属于基本医疗服务项目的还是以成本收费为定价基点。

2. 变动成本定价法

变动成本定价法，也称边际贡献定价法，它是以变动成本为基础，剔除固定成本因素，按变动成本加边际贡献来确定价格的方法。其计算公式是：

$$单位医疗服务项目价格 = 单位变动成本+边际贡献 \qquad （式9-21）$$

变动成本随业务量变化而变化。就某一医疗服务项目而言，管理费用、固定资产折旧和固定职工的基本工资等就是固定成本，它在一定业务量范围内不因业务量的增减而变动。

边际贡献是指单位业务收入给医疗机构所带来的毛收入，数值上等于总收入减去变动成本。用变动成本法定价，只要求医疗服务的价格高于单位变动成本即可，而无需高于单位全部成本。例如，某医院手术科室某手术项目1000人次，消耗的药品材料等变动成本10 000元，设备折旧、基本工资等固定成本9000元，总成本为19 000元，边际贡献8000元，其价格应定为：

单位手术项目价格 ＝（10 000＋8000）/1000 ＝ 18（元/人次）；总收入 ＝ 18×1000 ＝ 18 000（元）；毛利（边际贡献）＝ 18 000−19 000 ＝ −1000（元）。

以上计算表明，按全部成本计算，单位亏损1000元，但若是不开展业务，固定成本9000元还是要消耗支付的，医院要净亏9000元。当然，业务量达到收支平衡点时，随着业务量的增加，毛利也随着增加。所以，业务量是变动成本定价法的重要参考依据。

3. 随行就市定价法

随行就市定价法，是指卫生部门根据当时市场通过的一般价格来制订和调整价格的方法。一般新添置的仪器设备检查收费，如果同类医院已经确定出了被人们接受的价格，则应以此为基础来确定我们的价格。

例如，某医院新购置一台设备，成本核算每人次是 25 元，别家医院的收费标准已经定价为 30 元，如果需要定价诊断技术同人家相当，定价时就应控制在 30 元以下。某一新开展的医疗项目成本核算每人次 10 元，而同类医院收费标准定为 8 元，就应根据这一情况考虑是否亏损经营，或是改变该项目的内含和质量，以提高项目的价格水平。当然，也可以直接沿用同类医院的收费标准，因为人家已经衡量过了的，且市场价格已经确定，随行就市是理所当然的了。随行就市是定价的一种比较稳妥的办法，可以随市场行情的变化而方便的操作，比较适合那些成本计算难以确定，消费者对价格了解有困难时的情况。

四、我国医疗服务价格政策改革

为适应社会主义市场经济体制的要求，建立健全医疗服务收费管理体制，理顺价格体系，全面推进我国城镇医疗保险制度和医药卫生体制改革进程，满足人民群众的基本医疗服务需求，促进医疗机构之间的有序竞争和医疗技术进步，降低医疗服务成本，减轻社会医药费用负担，必须重视医疗服务价格的改革。

（一）我国医疗服务价格体制的演变

我国医疗服务价格体制的演变，大致可以分为 3 个阶段。

第一阶段，从建国到 1957 年。我国政府规定，卫生事业是福利事业，预防保健服务免费，对职工实行公费医疗和劳保医疗制度。国家办的医院为非营利性质，政府由逐渐增加补助到实行差额预算管理，对亏损进行补偿。医院的收费标准虽然低于当时医务人员劳务费和医疗物资消耗费用，但加上国家的补助，卫生机构收支平衡，不存在赔本问题。在当时的历史条件下，对医院实行补贴，使医疗服务价格实际低于成本，全国人民不同程度地逐步享受到基本医疗服务的福利。

第二阶段，1958～1980 年。政府进一步提高医疗服务的福利水平，1958 年以后，政府进一步提高卫生福利水平，1958 年以后三次大幅度降低收费标准。三次大降价使得计划价格远远低于实际价格。政府负责医院的基本建设投资、设备购置及医务人员工资补助，对县及县以上医院实行"全额管理、定项补助、结余上缴"的政策，实际上是由政府承担了降价所带来的医院亏损补贴。同时，政府政策规定，医院可将药物的批零差价收入作为医院的收入。在这种医疗服务价格政策的影响下，国家背上了沉重的经济负担，对卫生机构的补偿显得越来越力不从心，使卫生事业的发展受到一定影响。

第三阶段，1980 年至今。随着我国改革开放和从计划经济向社会主义市场经济转轨，国家的价格体系和价格管理体制的改革逐步深化，卫生部门的服务收费标准也开始进行调整。

从 20 世纪 80 年代末 90 年初，国家开始对医药领域进行改革。1997 年年初，《中共中央、国务院关于卫生改革与发展的决定》提出，要完善政府对卫生服务价格的管理，区别卫生服务性质实行不同的作价原则。

2000 年出台的《关于城镇医药卫生体制改革的指导意见》在建立新的医疗机构分类管理制度和调整医疗服务价格方面提出了改革方向。国家在同一年出台了相应的配套措施，对我国医疗服务价格管理制度做出了重大调整。主要包括调整医疗服务价格管理形式、下放医疗服务价格管理权限和调整不合理的医疗服务价格 3 方面内容。取消政府定价，对非营利性公立医院实施政府指导价，对营利性医院则实施市场调节价。并于 2001 年统一了医疗服务项目、名称、内容及服务成本测算方法，为规范医疗服务价格行为创造了条件。我国现行的医疗服务价格实行的是统一政策分级管理的体制。国家相关部门制定医疗服务价格管理的相关政策和规定，但不具体定价；省市两级物价和卫生行政管理部门负责制定详细的医疗服务价格及方案。具体实施上主要有省级集中管理、省市分级管理和各部门分工管理 3 种模式。2001 年，原国家计委、卫生部、国家中医药管理局联合印发了《全国医疗服务价格项目规范（试行）2001 年版》。上述部门在不同时间又分别颁布了《全国医疗服务价格项目规范新增和修订项目（2007 版）》、《全国医疗服务价格项目规范（2012 年版）》。最新版价格项目规范的特点为：体现了打包原则、突出了技术劳务的成本因素、实现了医用耗材分类管理、体现了规范行为的理念、引导检验走集约化发展道路、统一了医药费用信息分类标准。

2015 年 10 月颁布的《中共中央国务院关于推进价格机制改革的若干意见》指出，将医疗服务价格列为六大重点改革领域之一，"建立以成本和收入结构变化为基础的价格动态调整机制，到 2020 年基本理顺医疗服务比价关系"。进一步提出，按照"总量控制、结构调整、有升有降、逐步到位"原则，"积极稳妥推进医疗服务价格改革，合理调整医疗服务价格"。其中，"公立医疗机构医疗服务项目价格实行分类管理，对市场竞争比较充分、个性化需求比较强的医疗服务项目价格实行市场调节价，其中医保基金支付的服务项目由医保经办机构与医疗机构谈判合理确定支付标准"。

（二）我国医疗服务价格政策内容

1. 调整医疗服务价格管理形式

按照国家宏观调控与市场调节相结合的原则，充分发挥市场竞争机制的作用，对医疗服务价格实行政府指导价和市场调节价，取消政府定价。

2. 下放医疗服务价格管理权限

中华人民共和国国家发展与改革委员会（简称发改委）同中华人民共和国国家卫生和计划生育委员会（简称卫计委）委制定国家医疗服务价格的方针政策、作价原则；规范医疗服务价格项目名称和服务内容；制定医疗服务成本测算办法。省级价格主管部门会同同级卫生行政部门按照国家医疗服务价格的方针政策、作价原则，制定和调整本辖区非营利性医疗机构的医疗服务指导价格；省级价格主管部门会同同级卫生行政部门也可只制定和调整主要医疗服务的指导价格，其他医疗服务的指导价格，由地、市级价格主管部门会同卫生行政部门制定和调整。

3. 规范医疗服务价格项目

全国实行统一的医疗服务价格项目名称和服务内容。在全国统一的医疗服务价格项目外新增的项目，由省级价格主管部门会同同级卫生行政部门审定后试行，并报国家发改委和卫计委备案。

4. 改进医疗服务价格管理方法

医疗服务指导价格的基准价和上下浮动幅度，要依据医疗服务的社会平均成本，并结合市场供求状况及政府考虑的其他因素制定和调整。在改革的过渡时期，可继续实行"总量控制，结构调整"的办法，调整不合理的医疗服务价格，体现医务人员的技术劳务价值。

政府指导价要引入市场竞争机制，对不同级别的医疗机构和医生提供的医疗服务分级制定指导价格，适当拉开差价；放宽非营利性医疗机构提供的供自愿选择的特需医疗服务的指导价格，以满足不同层次患者的需求；对主要医疗服务价格的制定和调整，以及在较大范围调整医疗服务价格时，价格主管部门应举行价格听证会，广泛征求社会各方面的意见。

5. 建立医疗成本与价格监测体系

价格主管部门会同卫生行政部门建立医疗成本与价格监测体系。加强对医疗服务价格及成本要素的市场监测，为适时调整医疗服务价格提供依据。

6. 加强医疗服务价格监督

医疗机构要建立健全自我约束机制，增加价格透明度。应在提供服务场所的显著位置公布主要服务项目名称和价格，自觉接受社会监督。

7. 价格综合改革

理顺医疗服务价格是"新医改"的一个重要目标。根据我国国情，医疗服务价格改革要强化价格、医保、医疗等相关政策衔接，不能单一改革，要着力做好"三个结合"，一是与充分发挥医保控费作用相结合；二是与建立科学补偿机制相结合；三是与减轻患者负担相结合。确保医疗机构良性运行、医保基金可承受、群众负担不增加。从国外对医疗服务价格体系的实践和研究看，主要集中在医疗保险（需方分担成本）和医疗服务供方支付方式方面，医疗服务价格由医疗服务的供需双方谈判协商决定，而不是微观的价格管制，主要有供需方支付方式和预付费系统等，本书第7章"卫生筹资与支付"中有详细介绍。

复习思考题

1. 什么是医疗服务成本？什么是医疗服务价格？
2. 怎样进行医疗服务项目成本测算？
3. 医疗服务定价的常用方法有哪些？
4. 如何改革和完善我国医疗服务价格政策？

【案例分析】

成都市建立基本医疗保险药品和医疗服务费用谈判机制

2011年4月28日，成都市医保局组织召开基本医疗保险药品和医疗服务费用谈判专家评审会。会上，该市医保局与5家药品供应商开展了药品谈判工作。参加谈判的药品供应商分别对生产、流通、销售环节做了详细阐释。来自医学、药学和经济学的专家对谈判药品的临床功效、支付价格等方面进行了全面评审。本着公平、公正、公开的原则，经过双方谈判，涵盖抗生素、扩血容量、调整渗透压等范围的10个品种药品与市医保局达成一致意见，团购优惠价平均降幅达到4%。此举，标志着该市基本医疗保险药品和医疗服务费用谈判工作专家评审机制正式建立并运行。

为加快推进基本医疗保险药品和医疗服务费用谈判工作，2011年以来，成都市医保局按照《关于建立基本医疗保险药品和医疗服务费用谈判机制（试行）的通知》要求，积极探索建立基本医疗保险药品和医疗服务费用谈判专家评审机制。评审工作由专家组、监督组、工作组按职责共同完成。专家组由临床药学专家、临床医学专家、药品经济学专家、社会保险专家、市人大代表、市政府参事等人员组成；市纪委纠风室、市医改办工作人员组成监督组，负责谈判过程监督；工作组负责谈判具体工作。

成都市基本医疗保险药品和医疗服务费用谈判建立专家评审机制后，将逐步扩大谈判范围，将协议管理、付费方式等纳入谈判，扩大参保人员的受益面。对定点医疗机构可纳入谈判的内容以医疗服务的标准、质量和支付结算方式；对制药企业和医用材料生产商，则主要通过谈判获取优惠的药品、医用耗材"团购"价。

（资料来源：中国劳动保障新闻网．http：//www.clssn.com/html/Home/report/39772-1.htm）

【问题】

成都市实行医疗保险谈判的实践对医疗服务价格与药品价格有何影响？

【提示】

通过医疗保险谈判形成现代医疗服务价格，医疗服务价格将实现从供方定价到双方谈判，能有效降低医疗费用。从时间纵向角度来看，医疗保险谈判机制的构建，近期目标是为了降低医药费用，缓解"看病难、看病贵"的困境，远期目标则是建立科学合理的医疗服务价格形成机制。

（周尚成　朱永芬）

第十章
疾病经济负担

本章从疾病负担的概念入手，介绍了疾病经济负担的概念和分类、疾病经济负担研究的意义、疾病经济负担的测算方法、疾病经济负担的现状和影响因素，阐述了减少疾病经济负担主要措施及健康投资所带来的社会经济效益。

第一节 概 述

一、疾 病 负 担

疾病负担（burden of disease）是指由于疾病带来的损失，这个损失包括经济上的损失、生活质量的恶化和生命年的损失。

1993 年世界银行在《1993 年世界发展报告——投资于健康》报告中首次提出全球疾病负担（global burden of disease，GBD）概念，把疾病负担研究范围从社区扩大到全球，研究世界各国的疾病负担，并进行比较性研究，用于帮助发展中国家及中等收入国家确定控制疾病的优先重点项目及基本的一揽子服务。此后全球疾病负担成为卫生经济学研究领域中的一个热门课题。

二、疾病经济负担及其分类

疾病经济负担（economic burden of disease）是指由疾病造成的经济损失。包括由于疾病、失能、伤残、早死给患者、家庭和社会带来的经济损失，以及为防治疾病而消耗的经济资源。完整的疾病经济负担包括疾病直接经济负担、疾病间接经济负担和无形经济负担。

（一）疾病直接经济负担

疾病直接经济负担（direct economic burden）是指家庭和社会在防治疾病过程中直接消耗的各种经济资源。包括直接医疗经济负担和直接非医疗经济负担两个方面。

1. 直接医疗经济负担

生病就医是有一定经济能力的患者的一般需求行为，无论到哪一级别的医疗机构就医，患者都会产生一定的经济花费或者支出，不管这种支出是个人支付还是保险支付。直接医疗经济负担（direct medical costs）即是购买卫生服务的费用：如挂号费、检查费、诊断费、治疗费、处置费、手术费、药品费（包括处方要求的药品和自购药）、康复费、临终关怀费等治疗疾病的费用。直接医疗经济负担可以发生在医院内，如各级各类医院、诊所、基层医疗卫生服务机构；也可以发生在医院外，如零售药店等。直接医疗负担的分类与各国医疗卫生服务体制和支付制度有关，如美国直接医疗负担分为四个部分：门诊费、住院费、药品费和急救费。我国一般分为三个部分：

门诊费、住院费和药品费。

2. 直接非医疗经济负担

直接非医疗经济负担（non medical direct costs）即为了获得利用医疗卫生服务机会，治疗疾病过程中产生的支持性活动的费用及疾病发生过程中产生的财产损失，如交通费、膳食费、营养费、住宿费、陪护人员费用和财产损失费等。交通费不仅包含患者及陪护家属在居住地往返于住所与医疗机构，以及医疗机构之间的费用，还包括跨省甚至跨国寻求救治而产生的交通费用。疾病治疗和康复的过程可能会产生一些特定的费用，如用于患者所需的特殊膳食、特殊衣服、方便患者移动的工具（轮椅等）、清洁、陪护等。财产损失是指如酗酒或醉酒引发车祸带来的财产损失，还有吸毒引发犯罪行为带来的财产损失。

（二）疾病间接经济负担

疾病间接经济负担（indirect economic burden）是指因病、伤残、死亡给社会间接带来的经济损失。它虽然不像疾病直接经济负担那样明显，但却和它一样是衡量医疗保健服务经济效益的重要尺度。

疾病间接经济负担来源于发病，由失能和过早死亡所带来的时间的损失从而导致有效劳动生产力损失，包括早亡成本（mortality costs）、因病休工、休学的成本（morbidity costs）和家人陪护的成本（informal care costs）等。由于健康状况不佳影响工作效率；因病就医的劳动力会损失社会劳动时间甚至失去工作；另外在就医过程中如果有成人劳动力陪护，那么陪护的劳动力则会损失社会劳动时间等这些都是疾病引起的间接经济负担。但是由于精神损失和健康状况不佳而引起的工作效率下降在实际工作中难以测算，因此所带来的经济损失也很难定量估算。

因此，国际上研究疾病间接经济负担主要包括 3 个组成部分：①过早死亡造成生命年损失的成本（mortality costs）；②因疾病或伤残导致长期失能造成的成本（morbidity costs）；③因疾病或伤残导致短期失能（如休工、休学、卧床）造成的成本。另外，还可包括陪护患者引起的误工等成本。

（三）无形经济负担

无形经济负担（intangible economic burden）也叫无形成本，是指患者及其亲友因疾病或失能给家庭和本人造成的痛苦、焦虑与不便所带来的生活质量的下降，以及其他相关成本的花费。患了疾病的人总是痛苦的，或多或少都会有精神上焦虑或不安。如果是重大疾病或者是疑难杂症，还可能会使患者及家属背上沉重的思想包袱，这种负担是无形的。例如，恶性肿瘤患者因为疼痛，害怕死亡变得焦虑、烦躁和不安；传染病患者害怕被歧视和不被社会接受变得孤独。一些研究使用生命质量来测算无形成本，但这部分成本很难量化和货币化。

关于疾病经济负担的研究角度非常重要，不同的决策者会从不同的角度看待问题，也决定了研究所需要分析的内容不同。在以往的研究中人们往往非常重视疾病对整个社会和人群所带来的经济损失。从社会角度出发点，需要关注疾病所引起的社会经济损失和给人群带来的经济消耗，即社会整体疾病经济负担（social economic burden of diseases），研究内容应包括所有的直接、间接、无形经济负担等。如果是从保险方出发，则只需要关心保险报销范围以内的疾病经济负担。从医疗机构出发，医疗机构只关注救治患者时医院所花费的成本，而较少关心患者劳动力损失和出院后康复所产生的经济负担。从患者角度出发，患者会关心自己及家庭所需要支付的卫生支出，如果是拥有医疗保险的患者对直接经济负担就只会关心起付线以下、封顶线以上和共付比的多少。

但是从 20 世纪 80 年代后期开始，国际社会越来越重视卫生公平性，关心由于疾病支付的医疗费用对家庭生活方式和生活质量产生的影响，因此家庭疾病经济负担（family economic burden of diseases）的测算就变得越来越重要。国际上对家庭疾病经济负担研究，已将家庭现金支付的医药费用和家庭消费性支出结合起来进行分析，并用家庭灾难性卫生支出（catastrophic health expenditure household）这个指标来反映家庭经济负担大小。

三、研究疾病经济负担的意义

（一）有利于了解疾病对社会经济带来的影响

卫生系统常用发病率、患病率、死亡率，以及死因顺位来反映疾病的严重程度和危害性。但是这些指标只能反应出疾病发生的频率，不能说明疾病所产生的卫生资源的消耗和对国家、社会带来的经济负担。疾病经济负担分析将这种影响定量化，以便人们从社会经济的角度进一步理解疾病问题，分析疾病经济负担的构成、发展趋势及影响因素，挖掘减轻经济负担的潜力，控制疾病费用的上涨幅度。

（二）有利于帮助决策者确定重点卫生问题

为了将有限的卫生资源投入到最需要解决的疾病防控领域，降低卫生资源投入的随意性，在资源配置之前往往需要弄清楚卫生问题的优先重点。通过分析卫生现状、人口结构变化及将不同疾病的经济负担排序，既能弄清楚哪些疾病危害了人群健康，又能弄清哪些疾病影响了或者是严重影响了社会经济发展，哪些问题是亟待解决的卫生问题，从而为确定重点卫生问题、合理配置卫生资源提供信息，为卫生政策的制定提供参考。

（三）有利于了解各类疾病对患者及其家庭带来的影响

通过家庭疾病经济负担的测算，获得患者治疗疾病自付的医疗费用占家庭可支配收入的比例，确定灾难性卫生支出的界定标准，反应疾病对人民生活带来的负担。了解我国不同地区、不同人群有多少家庭支付医疗费用比例超过界定标准，陷入"因贫致病，因病返贫"的灾难性境域之中，反映家庭遭遇灾难性卫生支出打击的严重程度。为研究影响灾难性卫生支出发生的因素、制定有针对性的政策和措施、降低家庭疾病经济负担、减少灾难性卫生支出的发生率、提高卫生公平性提供信息。

（四）有利于对各类干预措施和卫生项目进行卫生经济学评价

疾病经济负担的测算一方面反应了疾病对人群和社会带来的总的经济损失；另一方面，如果卫生部门实施各种卫生项目和措施，降低了疾病的发生频率和严重程度，使得疾病经济损失不发生或者是少发生，从这个角度，疾病经济负担也看成是卫生部门采取各种措施通过不懈的努力，在防病治病、恢复劳动力、提高劳动力生命质量所取得的成绩，也即实施卫生项目和措施获得的效益。那么疾病经济负担就为成本效益评价提供了一个衡量尺度。另外在疾病负担测算过程中所使用的一些反映生命质量的指标，比如质量调整生命年（quality adjusted life years）和伤残（失能）调整生命年（disability adjusted life year）是用于成本效用评价中测算效用值最常用的指标。

（五）有利于为医疗保险方提供信息

医疗保险制度是因疾病带来的医疗费用的经济补偿制度，通过风险转移和补偿转移，将个体的由疾病风险所导致的经济损失分摊给所有受同样风险威胁的成员，用集中起来的医疗保险基金补偿由疾病带来的损失。疾病经济负担的测算为医疗保险费用的偿付标准和偿付方式提供了信息，包括医疗费用消耗的数量和生产能力减少的情况等。同时大量的研究证明医疗保险能有效降低患者的疾病经济负担，增加参保人员抵御风险的能力，这也为推行全民医疗保障制度起到积极的推动作用。

第二节　疾病经济负担测算

一、社会整体疾病经济负担测算

（一）测算疾病经济负担的相关指标

1. 疾病指标

疾病指标主要有发病率（incidence rate）和患病率（prevalence rate）。发病率指在一定时期内，一定人群中某种疾病新病例出现的频率。观察的时间单位根据病种的特点来确定，通常多以年表示。发病率可按不同特征（如年龄、性别、职业、民族、种族、婚姻状况等）分别计算，即发病专率。患病率又称现患率，指某特定时间内总人口中，某疾病新旧病例所占比例，可分为点时患病率和期间患病率，点时患病率较为常用。患病率的大小取决于发病率和病程。

$$发病率 = \frac{一定时期内某人群中某疾病新病例数}{同时期暴露人口数} \times K \qquad （式10-1）$$

$$患病率 = \frac{某观察期间人群中某疾病的新旧病例数}{同期的平均人口数（被观察人数）} \times K \qquad （式10-2）$$

式中，$K = 100\%$，$1000\permil$，或 10 000/万等。

发病率与患病率作为常见的疾病指标其侧重点有所不同，发病率在本质上反映某一人群从无疾病状态转为患病状态的转变速度，具有时间单位，应用时必须加上时间单位。患病率通常用来表示病程较长的慢性病的发生或流行情况，不适合做病因研究。

2. 死亡指标

描述疾病死亡的指标主要有死亡率（mortality rate）、病死率（fatality rate）、累积死亡率（cumulative mortality rate）、死亡比（proportional mortality ratio）和早亡等。死亡率表示在一定期间内，在一人群中死于某疾病或所有原因的频率。死于所有原因的死亡率又称粗死亡率，根据不同疾病或特征分别计算的死亡率称为死亡专率。病死率表示一定时期内，患某疾病的全部患者中因该病死亡者所占的比例。其可以表示确诊该病的死亡概率，也可以表明疾病的严重程度，还可以反映医疗技术水平。累积死亡率指一定时间内死亡人数占某特定人群中的比。疾病的死亡比指某种疾病引起死亡者占总死亡的比例。

$$死亡率 = \frac{某时期内（因某病）死亡总数}{同期平均人口数} \times K \qquad （式10-3）$$

$$病死率 = \frac{某时期内因某病死亡人数}{同期患某病的患者数} \times 100\% \qquad （式10-4）$$

$$死亡比 = \frac{某时期内因某病死亡人数}{同时期死亡总人数} \times 100\% \qquad （式10-5）$$

式中，$K = 100\%$，$1000\permil$，或 10 000/万等。

3. 伤残/失能指标

在疾病经济负担的测算研究中常使用的伤残/失能指标主要有病残率、潜在减寿年数、质量调整生命年和伤残调整生命年。

（1）病残率（disability rate）。是指某一人群中，在一定时期内每百人（或千、万、十万）人中实际存在的病残人数与调查人数之比。用来反映病残在人群中的发生频率，是人群健康状况评价的指标之一。

$$病残率 = \frac{某时期病残人数}{同期调查人口数} \times K \qquad （式10-6）$$

式中，$K = 100\%$，$1000‰$，或 10 000/万等。

（2）潜在减寿年数（potential years of life lost，PYLL）。是指某年龄组人群因某病死亡者的期望寿命与实际死亡年龄之差的总和，即死亡所造成的生命损失。PYLL 是 1982 年由美国疾病预防控制中心提出的疾病负担指标，现已在世界范围内广泛使用。用 PYLL 来评价疾病对人群健康影响的程度，可消除死亡者年龄构成的不同对预期生命损失的影响，更加合理的评价疾病造成的死亡负担。其计算公式为：

$$潜在减寿年数（PYLL） = \sum_{i=1}^{e} a_i d_i \qquad （式10-7）$$

其中 e 为预期生命（岁）；i 为年龄组（通常计算其年龄组的组中值）；a_i 为第 i 年龄组剩余年龄；d_i 为第 i 年龄组的死亡人数。

PYLL 在评价疾病负担时比传统的一些指标更加客观、准确和合理，但同时也有较大的局限性。例如，它只能反映疾病负担的一种结局的情况，对于超出期望寿命的死亡却难以评价；该指标的计算是以期望寿命为基础的，当某个地区的期望寿命值不容易得到或不准确时，就只能用其他地区或全国的人口平均期望寿命来代替，这样会造成较大的误差。

（3）质量调整生命年（quality adjusted life years，QALY）。质量调整生命年是综合反映生命时间长短和生命质量好坏的一个正向综合测量指标，它全面考虑了健康的三个维度，把生命质量和数量相结合以时间为测量单位反映。这一指标是 20 世纪 80 年代后期发展起来的健康综合评价指标，计算时应注意使用不同的效用值来表示不同的功能状态和健康水平，效用值的取值在 0~1，0 表示死亡状态，1 表示处于完全健康状态，效用值越大个体越健康，各种状态下的效用值可由被调查者主观评价也可聘请专家根据具体情况研究决定，如表 10-1 为某地男性处于不同功能状态的效用值。

$$质量调整生命年（QALY） = \sum_{i=1}^{n} w_i y_i \qquad （式10-8）$$

式中，w_i 为效用值作为权重；n 为功能状态数；y_i 为各种状态下的生存年数。

表 10-1　某地男性的质量调整生存年数

功能状态	效用（w_i）	生存年数（y_i）	$w_i y_i$
住院	0.33	0.80	0.264
长期活动受限	0.57	7.70	4.898
暂时活动受限	0.88	2.70	2.438
完好	1.00	59.04	59.04
合计	—	70.24	66.14

（4）伤残调整生命年（disability adjusted life years，DALY）。DALY 是指从发病到死亡所损失的全部健康生命年，包括因早死所致的生命损失年（YLL）和疾病所致伤残引起的健康生命损失年（YLD）两部分。Murray 和 Lopez 首次将 DALY 成功地应用于 1990 年全球疾病负担的分析中。DALY 的出现标志着全球疾病负担的研究进入了一个崭新的阶段。DALY 特别强调其指标在不同社会、不同国家和不同种族之间的可比性，已成为目前应用的最多、最具代表性的疾病负担测量指标。

DALY 的计算主要由 4 个方面构成：死亡损失的健康生命年、伤残损失的健康生命年、健康生命年的年龄贴现和时间贴现。

1）死亡损失的健康生命年（years of life lost，YLL）

$$YLL = \sum_{x=0}^{e} d_x(e-x) \qquad （式10-9）$$

x 为年龄或年龄段组中值；d_x 为第 x 年龄组的死亡人数；e 为潜在生命上限，在计算中用期望寿命来表示。

2）伤残损失的健康生命年（years lived with disability，YLD）

$$YLD = \sum_{i=1}^{m} r_i n_i t_i \qquad （式10-10）$$

i 为第 i 类伤残；r_i 为第 i 类伤残的权重系数；n_i 为第 i 类伤残的人数；t_i 为第 i 类伤残所持续的时间。

哈佛大学和世界卫生组织的专家会同全球 100 多名学者用意愿时间交换法确定了 22 种具有代表性的伤残症状和这些症状的严重程度权重系数以及相应的伤残等级，见表 10-2。

表 10-2 伤残等级分类及 22 个典型症状

伤残等级	权重系数	典型症状
第一级	0.00~0.02	脸部瘢痕；体重身高比例失调（两个标准差之内）
第二级	0.02~0.12	腹泻；严重咽喉疼痛；严重贫血
第三级	0.12~0.24	胫骨骨折；不育；阴茎勃起障碍；风湿性关节炎；心绞痛
第四级	0.24~0.36	膝下截肢；耳聋
第五级	0.36~0.50	直肠阴道瘘；轻度智力迟钝；先天愚型
第六级	0.50~0.70	精神抑郁症；失明；半身不遂
第七级	0.70~1.00	精神分裂症；痴呆；严重心绞痛；四肢瘫痪

3）健康生命年的年龄贴现：对于不同年龄段人群的生命损失需要用不同的权重系数加以贴现，其计算公式为

$$cxe^{-\beta x} \qquad （式10-11）$$

式中，c 为年龄权重调节因子，一般取 0.1658；x 为具体年龄；e 为自然常数；β 为年龄权重函数的参数，其值一般在 0.03~0.05，常被确定为 0.04。

4）健康生命年的时间贴现：现有伤残的影响可能长达数年，因此需要解决未来损失和现在损失之间的转换，考虑了社会性的时间偏好，贴现率 r 一般取 0.03。不同伤残的连续贴现函数计算为：

$$e^{-r(x-a)} \qquad （式10-12）$$

式中，e 为自然常数；r 为贴现率 0.03；x 为具体年龄；a 为伤残发生的年龄。

综上分析，DALY 的计算公式为

$$伤残调整生命年（DALY）= \int_{x=a}^{x=a+L} Dcxe^{-\beta x}e^{-r(x-a)}dx \qquad （式10-13）$$

式中，x 为具体年龄；a 为伤残发生的年龄；L 为伤残持续时间或早亡损失的时间；D 为伤残权重（取值 0~1）；c 为年龄权重调节因子，一般取 0.1658；e 为自然常数；β 为年龄权重函数的参数；r 为贴现率 0.03。

4. 时间损失指标

疾病经济负担的测算中所指的时间损失主要包括患者患病后因病休工、休学或者是因病早亡等带来的工作学习时间的损失。经常采用两周患病持续天数，两周患病休工、休学天数，病休、

误工时间（卧床天数、缺勤天数、病休天数等），医院病床占用天数等指标来反映。

5. 卫生服务利用指标

卫生服务利用指实际发生的卫生服务的数量，既反映某时某区域的居民实际卫生需求量，也直接描述卫生系统为居民提供卫生服务的数量。其指标大体上分为门诊服务利用、住院服务利用和预防保健利用等。门诊服务利用包括两周就诊率、两周患者就诊率、两周患者未就诊率和两周就诊人次数等；住院利用指标包括住院率、人均住院天数和未住院率等；预防保健服务利用指标包括计划免疫、妇幼保健、康复、健康体检、慢性病防制等利用指标。严格来讲患病后只有利用了卫生服务才会产生直接疾病经济负担。

$$两周就诊率 = \frac{调查人群两周内就诊人（次）数}{调查人口数} \times 100\% \qquad （式 10-14）$$

$$住院率 = \frac{某期间调查人群住院人（次）数}{同期调查人口数} \times 100\% \qquad （式 10-15）$$

（二）疾病直接经济负担测算

1. 数据的收集

疾病的直接经济负担多以收集各种费用的方式进行，分为直接医疗费用和直接非医疗费用，包括社会和家庭用于疾病预防、诊断、治疗和康复过程中直接消耗的各种费用。主要是通过现场调查获得数据，直接医疗费用的调查可以从两个方面来进行：从医疗保健机构调查，通过医疗保健机构对就诊患者所记录的信息来收集所有病种住院患者和门诊患者在就医期间发生的门诊费、住院费、手术费、药品费、检查费和化验费等。此种方式所收集的资料数据可靠，但却不能反映患者所支付的所有直接医疗费用，所以还需要通过向医疗服务对象调查来获得患者自购药品所发生的费用，尤其是慢性病的患者这部分的费用是比较大的。在实际调查中要将这两种收集直接医疗费用的方式结合起来使用。直接非医疗费用主要包括了伙食营养费、交通费、差旅费、住宿费、陪护费等，这部分费用主要通过对患者和患者家属的调查来获得。

2. 疾病直接经济负担的测算方法

（1）上下法（top-down method）。基本思路是先获取全国或某一地区总的医疗费用，然后将其按照一定的标准分配到患者人群中，这样得到疾病总费用和例均总费用。

（2）分布模型法（step-model method）。将医疗费用分成几个部分，对每一个部分分别建立各自的数学模型，通过模型来测算每部分的医疗费用。所建立的数学模型充分考虑了影响医疗费用的各种因素，包括年龄、性别、收入、文化程度等因素。此法可对人群医疗利用和费用做全面研究，科学性强，精度较高。表10-3为山西长治两家医院2010年对因乙肝感染引起相关疾病而住院的患者直接疾病经济负担的测算情况。

表10-3 长治地区乙肝病毒感染引起相关疾病直接经济负担的测算结果 （单位：元）

类别	直接医疗费用				直接非医疗费用			直接疾病经济负担
	门诊费	住院费	自购药	总计	差旅费	营养费	总计	
急性乙肝	23	9661.29	352.83	10 037.12	106.25	969.69	1075.94	11 113.06
重型乙肝	205	19 571.98	1108.46	20 885.44	406	1343.27	1749.27	22 634.71
HBeAg 阳性慢性乙肝	3092	11 194.59	1601.68	15 888.27	283.27	1800.67	2083.94	17 972.21
HBeAg 阴性慢性乙肝	460	10 211.95	611.52	11 283.47	220.33	923.58	1143.91	12 427.38
慢性乙肝 HBeAg 未查	998	12 184.22	374.96	13 557.18	153.15	868.68	1021.83	14 579.01
慢性乙肝（小计）	1680	11 149.32	699.36	13 528.68	227.74	1518.50	1746.24	15 274.92
乙肝肝硬化代偿期	3159	15 524.52	1657.05	20 340.57	388.42	932.36	1320.78	21 661.35

续表

类别	直接医疗费用				直接非医疗费用			直接疾病经济负担
	门诊费	住院费	自购药	总计	差旅费	营养费	总计	
乙肝肝硬化失代偿	2394	16 859.36	1265.98	20 519.34	627.63	1197.83	1825.46	22 344.8
乙肝肝硬化（小计）	2651	16 410.26	1397.93	20 459.19	547.15	1108.51	1655.66	22 114.85
原发性肝癌	7533	13 692.68	2130.83	23 356.51	556.33	620.67	1177	24 533.51
合计	1808	13 132.46	1037.84	15 978.30	334.12	1149.59	1483.71	17 462.01

资料来源：段培芬等．长治地区乙型肝炎相关疾病直接经济负担及其影响因素分析．现代预防医学杂志，2015（3）

（3）直接法。是指根据调查得到的某疾病患者的直接经济负担，结合当地的人口总数、患病率等信息推算出总的直接经济负担。由于患病人数不等于治疗人数，有一些患者因种种原因无法得到治疗而未产生直接经济费用，因此这种方法计算的费用会高于实际数值。

（三）疾病间接经济负担测算

疾病间接经济负担指疾病给社会带来的经济损失，主要因劳动者工作能力的下降和工作日的减少而产生。疾病间接经济负担的数据收集一般只能向患者或患者家属进行调查，再结合当地的社会平均工资、国民生产总值或国民收入等指标进行综合测算。其测算的关键是如何将损失一天或一年的有效工作时间转化为用货币表示的经济损失，常见的方法有现值法、人力资本法、支付意愿法和磨合成本法。

1. 现值法

现值法（present value method）指用工资标准来计算疾病的间接经济负担，在西方国家很常用。其理论依据是均衡价格理论，在我国可以根据当地的平均工资作为折算指标，农村可以用日均劳动力收入作为折算指标。

2. 人力资本法

人力资本法（human capital method）是根据患者损失时间后带来收入的降低来测算间接经济负担。损失的时间价值相当于个人对未来社会生产贡献的贴现值之和。具体计算方法为：损失时间×市场工资率（或人均国民生产总值），也可以将人力资本法和伤残调整生命年（DALY）结合起来核算疾病间接经济负担。需注意的是要考虑各组早亡或伤残的生产力权重系数，还有所带来的未来收入减少的贴现。例如，表10-4为使用全国城乡年平均收入来转换的间接疾病测算出的结果。人力资本法是使用较为广泛的测算间接经济负担的方法，但其也有一定的缺陷，比如用工资率代替人的生产力不合适，因为工资会受到性别歧视、种族歧视、地区差异等因素的影响；另外此法对人的生命价值货币，存在一定的伦理道德争议。

表10-4　1993–2011年中国60岁以上老年人口疾病经济负担

指标	2011 年	2008 年	2003 年	1998 年	1993 年
总的疾病经济负担（亿元）	14 283	9211	3939	1737	775
其中：疾病治疗负担	9127	5551	2706	1365	542
残障照料负担	5156	3660	1233	372	233
CPI 调整总的疾病经济负担（亿元）	6896	4813	2452	1082	775
其中：疾病治疗负担	4407	2900	1685	850	542
残障照料负担	2490	1912	767	232	233

续表

指标	2011 年	2008 年	2003 年	1998 年	1993 年
疾病治疗负担占卫生总费用的比例（%）	40.3	38.2	41.1	37.1	39.3
疾病治疗负担占 GDP 的比例（%）	2.1	1.8	2.0	1.6	1.5
总的疾病经济负担占 GDP 的比例（%）	3.3	3.1	2.9	2.0	2.1

资料来源：钱军程，陈育德，孟群.2012.中国老年人口疾病经济负担变化趋势与应对策略.中国卫生政策研究，2012（2）

3. 支付意愿法

支付意愿法（willingness to pay method）的出发点是测量患者为获得治好该疾病的这种结果愿意支付的货币数量而不是实际治好某疾病得到的心理好处。是通过询问患者为了避免某种疾病或者死亡的发生所愿意支付的最多的费用。此法是在假定的情境下收集数据，需要假定有一个"市场"，可以购买到使疾病痊愈的卫生服务商品。这种方法充分体现了更广意义上健康的价值，包括生命时间的长短、生命质量、劳动力价值、心理压力、精神状态等；缺点是主观性比较强，受患者的偏好影响，不同的人口社会学特征会获得不同的支付意愿。这种方法在国内的卫生经济学领域应用的还不多，在广州、深圳、云南石林等地有研究使用过。表10-5为对广州市 SARS 患者用支付意愿法询问调查的情况。

表10-5　广州市 SARS 患者支付意愿问题回答调查

支付意愿	人数（人）	比例（%）
拒绝回答	21	6.2
不愿意花钱	22	6.5
1000 元以下	35	10.3
1000 ~ 10 000 元	56	16.5
10 000 元以上	89	26.3
所有财产	116	34.2

资料来源：杜琳.2007.广州市 SARS 疾病负担的研究.中国公共卫生，2007（3）

4. 磨合成本法

磨合成本法（friction cost method）主要估算患者生病离开岗位到其他人完全能胜任该项工作这一过程中所产生的社会损失。其基本思想是疾病和伤害导致生产损失的数量取决于组织为恢复生产所花费的时间，再将这个时间损失转化为货币。其前提是短期工作的损失可以被新员工弥补，且雇佣新员工所带来的成本只是聘用、培训、新员工使其从不熟练到熟练这个过程中产生的成本。所以利用此法时需要关注几个问题：磨合是何时发生的、磨合持续的时间、磨合期间经济损失的计算和对单位产生的宏观影响。由于磨合成本法只计算付费生产力的损失，没有计算未付费生产力的损失、家人陪护的时间损失等，所以一些学者认为该法属于不完全的间接成本的测算方法。

（四）疾病无形经济负担测算

疾病的无形经济负担是患者和家属因疾病所遭受的心理上、精神上和生活上的痛苦与不便，将这种生活质量问题进行货币化就可以测算无形经济负担。目前，可以用来评价无形经济负担的方法有2种：支付意愿法和 QALYs 测量法。QALYs 测量法比较好理解，但是其效用值的测量难度比较大，计算也比较复杂，在常规的评价中不合适。所以在实际的研究中选用较多的是支付意愿法，此法是测量生命和健康价值的一种可替代方法。

（五）疾病经济负担测算应注意的事项

1. 时间价值

在测算间接经济负担时，我们会经常使用伤残和早亡损失的健康生命年，这些损失的生命年是未来的时间，所带来的经济损失是未来的损失。如果用现值来计算未来的损失是不准确的，所以需要对未来的经济损失贴现。在疾病负担研究中可以采用现行银行利率，也可以参考其他类似研究采用一个固定利率（如选用 3%）。但是使用不同的贴现率计算出来的疾病经济负担可能会出现偏性，会夸大或缩小疾病经济负担的实际水平。

2. 生产力权重

对于不同年龄段的疾病和伤残所造成的时间损失进行货币转化时需要考虑到不同年龄人群的生产力水平，应该对不同年龄组赋予不同的生产力权重。如 Barnum 将年龄组分为 4 组，各组赋予不同的权重，见表 10-6。

表 10-6　各种年龄组生产力权重

年龄组	权重
0 ~ 14	0
15 ~ 44	0.75
45 ~ 59	0.8
≥60	0.1

资料来源：程晓明 . 2007. 卫生经济学 . 第 2 版 . 北京：人民卫生出版社

3. 可比性问题

在经济负担测算时采用不同的调查方法、不同的测算思路、不同的折算方法，所测算出来的结果都可能差异很大。所以在不同疾病之间进行疾病经济负担的比较时需要注意方法上的可比性。例如，美国有关吸烟的经济负担测算常采用计量经济模型，但中国目前有关的研究常采用疾病别法，两者的结果不能直接比较；又比如某城市在计算冠心病患者人均间接经济负担时采用按工资计算的现值法和按年平均国内生产总值计算的人力资本法，这两者的结果也不具备可比性。

4. 就诊问题

经济学观点认为卫生服务需要与需求是不同的两个概念，即不是所有的发病人群都利用了卫生服务，而产生了医疗费用。我国第四次国家卫生服务调查结果显示，两周内新发病例未就诊比例为 38%，应住院而未住院的比例为 21%。当将实际发病率和患病率用于人群疾病经济负担的计算时，可能夸大该病所引起的实际经济负担；反过来，如果发病率和患病率资料不准确，漏报严重也可能会缩小疾病的实际经济负担。

5. 数据的代表性问题

在测算疾病经济负担时往往采用的是抽样调查方式，因此需要注意抽样误差与样本代表性问题。例如，从医疗机构收集直接疾病经济负担时，如果患者在一年内分别在几家医院住过院，那么仅在一家医疗机构就难以收集其全年的疾病费用，更无法回答自购药品费用的多少等其他医疗费用。

二、家庭疾病经济负担测算

（一）家庭疾病经济负担

家庭疾病经济负担（family economic burden of diseases）是指从个人和单个家庭的角度来衡量

患者的疾病和伤残所带来的经济负担，即个人和家庭所支付的医疗费用。随着全球卫生总费用的不断增加，在一些医疗保障制度不健全的国家或地区，人们往往需要自付较多的医疗卫生费用来治疗疾病。在这种情况下如果家庭成员患了重病，那么整个家庭将面临着巨大的医疗经济风险，给家庭带来沉重的疾病经济负担。若这种医疗费用的支出超过了一定程度，影响了家庭的其他支出甚至是正常生活时，可称为家庭灾难性卫生支出。

所谓家庭灾难性卫生支出（catastrophic health expenditure household）是指一定时期内，家庭自付医药费用超出家庭承受能力，导致严重的经济风险和生活水平的下降，进而陷入破产、贫困。灾难性卫生支出是卫生筹资公平性研究中的一个关键指标，也可用于家庭疾病直接经济负担的研究中。

灾难性卫生支出的计算涉及两个指标，一个是家庭医疗卫生自付费用（out of pocket payments，OOP），又称家庭卫生支出，作为分子；另一个是家庭经济情况，作为分母。家庭经济情况可用家庭收入、家庭总支出或家庭消费等指标来衡量。家庭收入与医疗费用支出比例不能全面反映出不同家庭的卫生筹资水平，这里还与家庭的储蓄有关，没有储蓄的家庭其更容易发生灾难性卫生支出。家庭总支出用作分母的话，灾难性卫生支出的发生与医疗支出在总支出中所占的预算有密切关系。低收入国家的家庭在医疗支出方面的预算会较低，当然也更容易发生灾难性卫生支出。有些学者提出的较为合适的方法是将总支出中的食品支出去除，剩下的"可支配支出"或者"支付能力"来代替作为分母来计算。

世界银行推荐使用家庭卫生支出（OOP）占家庭非食品支出的40%作为是否发生灾难性卫生支出的标准，或者以家庭卫生支出（OOP）占家庭总支出支出的15%作为标准。不同国家和地区需要根据自身的经济发展水平和卫生改革目标来确定当地的标准。

（二）家庭灾难性卫生支出发生的频率和强度测算

1. 灾难性卫生支出发生的频率

灾难性卫生支出发生的频率指发生灾难性卫生支出的家庭数量与接受调查的家庭总数之比，也称灾难性卫生支出发生的广度。

$$H = \frac{1}{N} \sum_{i=1}^{N} E_i \qquad \text{（式 10-16）}$$

其中 H 为灾难性卫生支出发生率；N 为调查家庭数量；E_i 指第 i 户家庭是否发生了灾难性卫生支出，若发生了其值取1，若没发生其值取0。

2. 灾难性卫生支出发生的强度

灾难性卫生支出发生的频率不能反映医疗卫生支出比例超过灾难性支出标准的程度，这个程度称为灾难性卫生支出发生的强度。可以用发生灾难性卫生支出家庭的医疗费用支出占家庭总支出或"可支配支出"的实际比例与判断标准之间的差值求和后再除以调查家庭数量，反映灾难性卫生支出发生的严重程度。

$$O = \frac{1}{N} \sum_{i=1}^{N} E_i \left(\frac{T_i}{X_i} - Z \right) \qquad \text{（式 10-17）}$$

其中 O 为灾难性卫生支出发生的强度；N 为调查家庭数量；T_i 为第 i 个家庭的 OOP；X_i 为总的家庭支出或者"可支配支出"；Z 为灾难性卫生支出发生的判定标准；E_i 指第 i 户家庭是否发生了灾难性卫生支出，若发生了其值取1，若没发生其值取0。

将灾难性卫生支出发生强度与发生频率的比值称为平均超支水平。灾难性卫生支出只分析了家庭疾病直接经济负担，未考虑间接经济负担和无形经济负担。要全面衡量家庭疾病经济负担还需要采用社会整体疾病经济负担的相关测算方法来对家庭间接经济负担和无形经济负担进行测算。

第三节　疾病经济负担分析

一、疾病经济负担现状

(一) 全球疾病经济负担现状

美国华盛顿大学健康评价与测量研究院于 2014 年 12 月发布了《2013 年全球疾病负担研究》,它估计了全球 188 个国家的人口死因数据。

1. 期望寿命

目前,就全球来说,在 2013 年出生的婴儿平均可活到 71.5 岁;男性出生时的"健康期望寿命"为 58.3 岁,女性为 61.8 岁;2010 年,"期望寿命"和"健康期望寿命"的差别中男性为 9.2 年,女性为 11.5 年。在过去 20 年中"健康期望寿命"增长低于"期望寿命"增长,"期望寿命"每增长 1 岁,"健康期望寿命"仅增长 0.8 岁。致残失能的变化对"健康期望寿命"的影响要小于死亡率的变化,也就是说,致残或带病的情况在过去 20 年没有或少有改善。全球疾病负担(GBD)2010 研究的结果还显示当今人口由病致残导致的健康生命年损失要比 20 年前多。女性因残失能导致的生命年数的损失高于男性,而这种差别无论是"期望寿命"还是"健康期望寿命"都是女性高于男性,且这种差异还在持续加大。

2. 死因顺位

在死亡方面,GBD2013 研究的结果显示:按死亡人数排序,2013 全球的前十大死亡原因依次是缺血性心脏病、中风、慢性阻塞性肺疾病、肺炎、老年痴呆、肺癌、道路伤害、人体免疫缺陷病毒/艾滋病、糖尿病及肺结核,其中前三位死因占总死亡人数的近 32%。从全球层面看,20 余年来老年痴呆、人体免疫缺陷病毒/艾滋病和糖尿病导致的死亡上升到前十位,腹泻病、早产并发症、疟疾已退出前十位死因。表 10-7 显示 1990 年、2010 年和 2013 年前 10 位死因情况。

表 10-7　1990 年、2010 年与 2013 年全球死因顺位

1990 年	2010 年	2013 年
缺血性心脏病	缺血性心脏病	缺血性心脏病
中风	中风	中风
下呼吸道感染	慢性阻塞性肺疾病	慢性阻塞性肺疾病
慢性阻塞性肺疾病	下呼吸道感染	肺炎
腹泻	肺癌	老年痴呆
结核病	HIV/AIDS	道路伤害
早产并发症	腹泻	人体免疫缺陷/艾滋病
肺癌	交通意外	糖尿病
疟疾	糖尿病	肺结核

3. 全球疾病负担

以 DALYs 作为评价指标,全球范围内,2010 年前十大危险因素分别为高血压、吸烟(包括二手烟)、饮酒、固体燃料导致的室内空气污染、低水果饮食、高体重指数(BMI)、高空腹血糖、儿童期体重过低、空气颗粒物污染及缺乏体育锻炼。自 1990 年来,上升幅度较大的危险因素为高体重指数（BMI）、高空腹血糖及低水果饮食，分别由原来的第 11、9、7 位上升至第 6、7、5 位，造成的 DALYs 损失分别上升了 82%、58% 及 29%。

慢病非传染性疾病已经成为首要的疾病经济负担，而且这种状况在未来 20 年将会演变的更加惊人。研究表明，心血管疾病、呼吸系统疾病、癌症、糖尿病和精神疾病在未来 20 年会带来 47 万亿美元的经济损失，占全球 2010 年 GDP 的 75%。美国 2007 年全国糖尿病前期和糖尿病的疾病经济负担为 2.18 亿美元；欧盟各国每年心血管疾病经济负担为 1690 亿欧元。传染病在经济不发达地区和国家所造成的经济负担也不容忽视。传染病与贫困密切相关，传染病每年造成约 1000 万人死亡，主要集中在非洲，全球每年由于传染病损失 3.5 亿伤残调整生命年（DALYs）。淋巴丝虫病给印度每年可造成的损失高达 10 亿美元，而疟疾使非洲国家年经济增长速度降低 1.3%。据研究报道，如果没有世卫组织控制结核战略规定的有效治疗，2006 ~ 2015 年南撒哈拉非洲结核相关死亡造成的经济损失约为 5190 亿美元。

（二）我国疾病经济负担情况

1. 期望寿命

根据 2010 年第六次全国人口普查资料，我国人口平均预期生命达到 74.83 岁，比 2000 年的 71.40 岁提高 3.43 岁，比世界平均高出 2.4 岁。分性别看，男性为 72.38 岁，比 2000 年提高 2.75 岁；女性为 77.37 岁，比 2000 年提高 4.04 岁，如表 10-8 所示。

表 10-8　我国各年人口平均预期生命情况

年份	合计	男	女	男女之差
1981	67.77	66.28	69.27	−2.99
1990	68.55	66.84	70.47	−3.63
2000	71.40	69.63	73.33	−3.70
2010	74.83	72.38	77.37	−4.99
2013	75.30	73.5	80	−6.50

资料来源：国家统计局. 2010. 第六次全国人口普查资料

2. 死因顺位

死亡的主要原因依次为恶性肿瘤、心脏病、脑血管病、呼吸系统疾病、损伤和中毒、内分泌营养和代谢性疾病消化系统疾病、神经系统疾病。

根据 GBD2010 研究的结果，2010 年中国前十位主要健康危险因素分别为高血压、吸烟（包括二手烟）、低水果饮食、空气颗粒物污染等，见表 10-9。值得注意的是室外空气颗粒污染已经成为我国第四位致死的风险因子，我国的 PM2.5 浓度、空气污染导致的疾病负担都是全球最高的，已造成 2500 万的健康生命损失年。

表 10-9　全球和中国前十位主要健康危险因素

全球	中国
高血压	高血压
吸烟，包括二手烟	吸烟，包括二手烟
饮酒	低水果饮食
室内空气污染	空气颗粒物污染
低水果饮食	室内空气污染

全球	中国
高体重指数（BMI）	高盐饮食
高空腹血糖	高空腹血糖
儿童期体重过低	饮酒
空气颗粒物污染	高体重指数（BMI）
缺乏体育锻炼	缺乏体育锻炼

资料来源：Murray. 2012. 2010 年全球疾病负担研究．柳叶刀

我国的居民健康面临着传染性疾病和慢性疾病的双重威胁，主要传染病包括病毒性肝炎、肺结核、性病艾滋病，以及手足口病、SARS、禽流感等新发传染病；主要慢性病包括循环系统疾病、恶性肿瘤、糖尿病等。

在疾病的发病和患病方面，2014 年，报告发病数居前五位的乙类传染病病种依次为病毒性肝炎、肺结核、梅毒、细菌性和阿米巴性痢疾、淋病，占乙类传染病报告发病总数的 90.40%，报告死亡数居前五位的病种依次为艾滋病、肺结核、狂犬病、病毒性肝炎和人感染 H7N9 禽流感，占乙类传染病报告死亡总数的 98.24%。报告发病数居前五位的丙类病种依次为手足口病、其他感染性腹泻病、流行性感冒、流行性腮腺炎和急性出血性结膜炎，占丙类报告发病总数的 99.57%，报告死亡数居前三位的为手足口病、流行性感冒和其他感染性腹泻病，占丙类传染病报告死亡总数的 99.47%。慢性病患病方面，2012 年全国 18 岁及以上成人高血压患病率为 25.2%，糖尿病患病率为 9.7%，与 2002 年相比，患病率呈上升趋势。40 岁及以上人群慢性阻塞性肺病患病率为 9.9%。根据 2013 年全国肿瘤登记结果分析，我国癌症发病率为 235/10 万，肺癌和乳腺癌分别位居男、女性发病首位，十年来我国癌症发病率呈上升趋势。2012 年全国居民慢性病死亡率为 533/10 万，占总死亡人数的 86.6%。心脑血管病、癌症和慢性呼吸系统疾病为主要死因，占总死亡的 79.4%，其中心脑血管病死亡率为 271.8/10 万，癌症死亡率为 144.3/10 万（前五位分别是肺癌、肝癌、胃癌、食管癌、结直肠癌），慢性呼吸系统疾病死亡率为 68/10 万。经过标化处理后，除冠心病、肺癌等少数疾病死亡率有所上升外，多数慢性病死亡率呈下降趋势。

3. 全国疾病负担

有研究表明，2005 年我国疾病总的经济负担已达 2.3 万亿元，其中直接经济负担 9753 亿元，间接经济负担 14 215 亿元。疾病经济负担占同年 GDP 的 13.1%，直接经济负担相当于 GDP 的 5.3%，间接经济负担相当于 GDP 的 7.8%。按当年价格计算，与 1993 年相比，2005 年我国疾病经济负担增加了 6.5 倍，其中直接经济负担增加了 5.5 倍，间接经济负担增加了 7.3 倍，各类经济负担的增幅都大于 GDP 增幅（4.2 倍）。

2013 年底，我国的卫生总费用达 2.43 万亿元，人均卫生费用达 2372 元，这还未包括疾病间接经济负担。我国家庭灾难性卫生支出发生的比率为 13.0%，致贫比率为 7.5%；随着人口老年化和疾病谱等因素的变化，我国医药卫生费用正在快速增长，远远超出我国的经济增长水平。

二、疾病经济负担的影响因素

1. 卫生服务半径的大小

如果卫生服务半径大，造成患者就医的路途远，不但增加交通费用等一些直接非医疗经济负担，而且还会延误病情，从而造成更大的疾病经济负担。

2. 社会医疗保障制度

如果社会医疗保障制度健全，有合理的支付方式，重视疾病预防工作，就可以杜绝一些传染

病的流行，同时也会使一些疾病（如心脑血管病、肿瘤等）做到早发现、早检查、早治疗，最大程度地减少应就诊而未就诊的患者。另外，社区卫生服务机构完善的话，还会方便患者，使一般的疾病能就近医疗，从而减少疾病的各种经济负担。

3. 医疗服务提供方的素质

一是技术水平，如果医技水平不高，会使患者的病情加重，延长住院时间和陪护时间。二是道德素养，如果受到利益驱动，滥用昂贵药品，做不必要检查，都会大大增加疾病的经济负担。

4. 物价变动

物价上涨、劳动力工资提高等因素也将会使疾病的经济负担增加。此外，患者在门诊候诊时间、陪护休工天数、往返路途休工天数等，都是影响疾病经济负担的重要因素。

影响疾病经济负担的因素有很多，与医药卫生费用的增长因素有许多相同点。一般来说能够影响卫生费用增长的因素，例如，人口老年龄化、疾病谱的变化、先进的医疗设备的普及和人们健康意识的提高等，都直接或间接地影响疾病经济负担。以上影响疾病经济负担的因素中，有些是合理的，有些是不合理的。我们研究疾病经济负担的目的，就是要在实践中加强卫生工作的管理，努力寻求降低疾病经济负担的途径与方法，以提高健康投资的社会效益和经济效益。在一般情况下，疾病的直接经济负担应小于间接经济负担，即直接经济负担与间接经济负担的比值小于1。一般来说，直接经济负担的增长快于间接经济负担的增长，这是由医疗费用的增加、高新技术的采用、卫生资源配置不合理等因素引起的。

三、减少疾病经济负担主要措施

1. 建立健全全民保险制度，避免灾难性卫生支出的发生

我国的三大医疗保险制度现已经实现了全覆盖，建成了低水平、广覆盖的基本医疗保险体系，一定程度上缓解了居民的疾病经济负担。但目前个人支付在卫生总费用中的比例仍然高达35%，加上卫生总费用不断上涨、卫生筹资的不公平、卫生资源配置不合理等因素，导致不少家庭仍然发生了灾难性卫生支出和因病致贫因病返贫的现象。所以要减少家庭的疾病经济负担，应该继续完善我国的医疗保障制度，在覆盖全人群的基础上，提高医保的保障水平、扩大保障范围、改革医保支付制度和完善医疗救助体系，从而进一步降低广大人民群众的疾病经济负担，减少灾难性卫生支出的发生。

2. 做好慢性病防控工作，有效降低疾病经济负担

根据全球疾病负担研究的结果，我国的死亡人群已经由出生性死亡，转向了40岁以上人群的慢性病死亡为主的模式。世界卫生组织预测在今后的20年里，中国40岁以上的人群中，慢病患者人数将增长2~3倍，疾病负担将增长近50%。慢性病带来总体经济损失也是非常巨大，2005~2015年，心血管疾病、中风和糖尿病将会给中国造成5500亿美元的经济损失。减少慢性病的疾病经济负担，首先要做好慢性病防控工作，从影响健康的四大因素入手，从根源上控制慢性病的流行。防控应采取多种措施，多部门合作的综合干预模式；借助我国新医改的契机，将卫生工作重心下沉，贯彻"预防为主"的卫生工作方针。

3. 合理配置卫生资源，完善就诊制度

在疾病经济负担的研究中，有些地区由于就医可及性问题和技术水平的限制，直接非医疗负担包括交通费、膳食费、住宿费等，这部分费用非常巨大，并且都要由患者及其家庭自付。政府减轻这些疾病经济负担的主要措施就是合理配置医疗资源，建立健全分级诊疗、双向转诊制度，积极推进基层首诊负责制试点；动员高层次医务人员下基层，鼓励医疗卫生机构采取主动服务、上门服务等方式，开展巡回医疗，推动服务重心下沉。

4. 采取有效措施，控制医疗费用的不合理增长

医药费用增长是全球的大趋势，有其合理性，但其中有属于不合理增长的成分。为了控制医药费用不合理增长，减低疾病经济负担，2015 年 10 月国家卫计委等部门印发《关于控制公立医院医疗费用不合理增长的若干意见的通知》（国卫体改发〔2015〕89 号），提出了一系列控制医疗费用不合理增长的措施：加大政府卫生投入，尤其是公共卫生的投入；深化公立医院改革，逐步转变以药补医的补偿机制；完善药品价格政策，合理调整医疗服务价格，实行医药分开核算、分别管理；逐步提高医生劳务价格，使医院和医生能专注于服务质量和效率的提升，引导其逐步回归公益性，降低医疗费用；进行卫生服务支付方式的改革；加强基层医疗机构服务能力建设，注重卫生人才培养，增强居民对基层卫生服务机构的认同感；合理引导就医流向，提高卫生系统的效率，降低总体医药费用。

第四节 健康投资效益

一、健康投资的内涵和功能

（一）健康投资的内涵

健康投资（health investment）是指为了恢复和发展人群健康而消耗的全部经济资源，包括人民的基本生活资料、教育、卫生保健和环境保护等方面的经济投入。从狭义讲，健康投资仅指向医疗卫生事业投入的经济资源。从生产的意义上来讲，我们可以这样认为，健康投资它是一种十分重要的生产性投资，是对人的投资，能形成人力资本。它是人力资本投资的重要组成部分，对于提高人力资本，促进社会的稳定和社会经济的发展都将起着积极的作用。

《1993 年世界发展报告——投资于健康》中提出了向健康投资的倡导，并提供了一种三管齐下的方法，即促成一种使居民能改善卫生的环境、改善政府对医疗卫生的支出和促进公共卫生领域多样化的竞争。

按照综合健康医学模式，健康投资至少来自四个方面：一是改变影响人类健康行为生活方式的费用；二是改善人类遗传因子的费用；三是提高人类生活水平和改造生活环境的费用；四是医疗保健服务的费用。

（二）健康投资的功能

健康投资是人类生存和社会发展的必要条件，具有重要的社会经济意义。健康投资的主要功能表现为以下四方面。

第一，健康投资具有人力资源开发功能。健康投资不仅能提高全社会劳动力的数量，也能提高人力资源的质量。良好的健康可以增加个人的劳动时间、劳动能力与劳动效率，从而具有获得更高经济收入的能力。

第二，健康投资具有经济学价值。劳动者健康状况的改善可以使劳动者的生命时间延长，生病时间减少，提供更多的劳动时间，提高劳动生产率，使得工作质量提高，为社会创造更多的经济价值。

第三，健康投资具有社会保障价值。人民群众的身体保持健康，无论是在劳动期还是在退休期均会大大减轻我国社会保险的压力，尤其减轻医疗保险中的医疗费用的支出。

第四，健康投资有利于维护社会和谐稳定。当一个国家或地区的人民健康出现较大问题的时候，就会给社会带来不稳定因素，影响国家和社会的正常发展。

二、健康投资效益分析

健康投资的效益是指健康投资活动所取得的健康结果与所占用或消耗的卫生资源之间的对比关系。其效益可以分为经济效益和社会效益两个方面。健康投资经济效益，是卫生服务过程中劳动耗费同劳动成果的比较。健康投资的社会效益指从社会角度考察反映卫生服务的宗旨和历史使命的实现程度。健康投资是以社会效益为最高准则，经济效益是检验科学管理的标尺。

健康投资效益评价的指标包括卫生服务指标、健康水平指标、社会经济发展指标等。

（一）卫生服务指标

反映卫生服务的指标主要有：诊疗人次数、入院人次数、病床使用率及平均住院日等。

诊疗人次数指患者找医生看病的次数，也包括初级保健门诊。入院人次数指患者因病重而入院的次数。这两个指标的变化可反映出健康投资的经济效益。根据 2012 年卫生统计公报，全国医疗卫生机构总诊疗人次达 68.9 亿人次，医院 25.4 亿人次，基层医疗卫生机构 41.1 亿人次；全国医疗卫生机构入院人数 17 812 万人，年住院率为 13.2%。其中医院 12 727 万人，基层医疗卫生机构 4209 万人；医院医师日均担负诊疗 7.2 人次和住院 2.6 床日；全国医院病床使用率 90.1%；医院出院者平均住院日为 10.0 日。

（二）健康水平指标

健康水平不仅仅是一个医学概念，而且也是一个社会学概念，是反映人民生活水平的一个综合指标。在卫生部门，通常用死亡率、伤残率、患病率、发病率、平均期望寿命来评价健康水平。

世界卫生组织用人均期望寿命、婴儿死亡率和孕产妇死亡率三个指标来衡量一个国家的健康状况。2010 年我国人均期望寿命为 74.83 岁，2012 年婴儿死亡率为 10.3‰，孕产妇死亡率为 24.5/10 万。健康投资的目的就是保持身心健康，提高健康水平，也就反映了健康投资的经济效益和社会效益。如前所述，建国 60 多年来我国人民的健康水平得到了很大提高，相对于较少的卫生费用来说，我国的健康投资效益从总体来讲还是比较高的。

（三）社会经济发展指标

健康投资可以节约劳动力生产费用。目前我国婴儿存活率有了很大地提高，这就意味着婴儿人均实际抚养费用相对降低。

健康投资可以提高人口素质。我国遗传病发病率比较高，积极开展优生学的教育和遗传咨询服务，提高人口素质，是一项具有重大经济价值的健康投资。

健康投资还可以提高劳动力的质量，从而增加每一个劳动力的劳动时间。我国平均期望寿命由新中国成立初的 35 岁提高到目前的 74.83 岁，即等于劳动资源增加了一倍，对社会经济的发展起到了积极的促进作用。

复习思考题

1. 什么是疾病的直接经济负担和疾病的间接经济负担？
2. 疾病经济负担测算的相关指标有哪些？
3. 简述疾病经济负担的影响因素有哪些？
4. 试述健康投资的意义。

【案例分析】

某省百日咳、新生儿破伤风疾病经济负担分析

某省为了了解百日咳、新生儿破伤风（以下简称"新破"）病例所造成的经济负担，2008 年度开展了百日咳和新破疾病的经济负担调查，从家庭角度分析传染病造成的经济负担。调查选取了 2007 年 1 月 1 日至 2008 年 6 月 15 日通过国家疾病监测信息报告管理系统（NNDRS）报告的百日咳和新破确诊病例。通过对确诊病例的回顾性调查，收集患者因患病而造成的经济损失情况。在征得病例监护人员同意接受调查后，采取一对一访谈的形式调查填写问卷。问卷包括社会人口学特征、疾病直接和非直接医疗费用、监护人监护时间损失等，其中住院患者的费用从患者就诊的医院收集。

共调查百日咳 121 例，新破 54 例；175 例患儿男性占 56%，女性占 44%，男女性别比为 1.27：1，差异无统计学意义（$P>0.05$）。百日咳病例 100% 均在市及市级以上的医院就诊；新破病例有 33.34% 在县及县级以下医院就诊。百日咳和新破病例的住院率分别占 74.38% 和 79.63%。住院患者百日咳最短 1 天，最长 160 天，平均 14.48 天；新破最短 1 天，最长 48 天，平均 13.30 天。

调查的百日咳和新破病例直接经济费用分别为 489 101 元和 188 583 元，平均每例直接费用分别为 4042 元和 3492 元；间接费用分别为 1780 元和 1009 元；总经济负担，百日咳为 704 556 元，新破为 243 058 元；平均每例所造成的总经济负担，百日咳为 5823 元，新破为 4501 元。

调查结果显示，平均每例百日咳和新破的直接经济费用为 4042 元和 3492 元，病程越长所消耗的直接费用就越高。

调查可见，这两种传染病不仅消耗大量的医疗资源，还给家庭带来一定的经济负担。目前这两种传染病均有有效、经济的预防疫苗。2008 年，国家已用精制百白破和无细胞百白破疫苗来替代过去的吸附百白破疫苗，因此，更应该进一步提高疫苗的接种率，控制百日咳和新破的流行。

【问题】

结合案例谈谈研究疾病经济负担的意义。该案例中疾病经济负担的测算有何特点，存在什么问题？

【提示】

从两种疾病的预防与治疗两个方面来谈。案例中时间价值未提及。

（张美丽　朱丰根）

第十一章
卫生资源优化配置

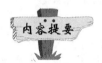 本章主要介绍卫生资源配置的基本概念、配置的内容与指标、配置的原则与方式，阐述卫生资源配置的相关理论，介绍卫生资源配置标准如何测算，以及卫生资源优化配置的评价指标和评价方法等内容。

第一节 概　　述

一、卫生资源配置的概念

（一）卫生资源

卫生资源（health resource）是卫生工作的重要因素，其定义有广义和狭义之分。广义的卫生资源是指人类在一切卫生保健活动中所使用的社会资源。狭义的卫生资源是指在一定社会经济条件下，社会投入到卫生服务中的各类资源的总称，包括卫生人力资源、物力资源、财力资源、技术和信息资源等。其中，卫生人力资源是最重要的资源，被经济学称为第一资源。

卫生资源分为存量和增量两部分。存量指原来所拥有的卫生资源总量，增量指将要增加的卫生资源补充量。

卫生资源具有三个特点：一是有限性，即卫生资源是一种稀缺资源，社会可提供的卫生资源与人们对卫生保健实际需要之间存在着一定的差距；二是选择性，指卫生资源有各种不同的用途，人们在使用卫生资源时都应该考虑机会成本问题；三是多样性，卫生资源可用于医疗、预防、保健、康复、医学教育与科研等多方面。

（二）卫生资源配置

卫生资源配置（health resource allocation）是指一个国家或区域，将筹集到的卫生资源在不同卫生行业（或部门）内的分配和转移。主要包括卫生机构、人力、物力、财力资源及卫生管理资源等构成卫生资源的诸要素如何分配、分配的数量及结构和布局等。

卫生资源配置包括两层含义，一是卫生资源的分配，称为初分配，主要指卫生资源的增量配置；二是卫生资源的转移，称为再分配，主要指卫生资源的存量转移，即对原有卫生资源的重新分配，改变不合理的分配现状，优化资源配置。

（三）卫生资源优化配置

卫生资源优化配置（health resource optimizing allocation）是指在一定时空范围内，区域内全部卫生资源在总量、结构与分布上，与居民的健康需要和卫生服务需求相适应的组合状态。

卫生资源配置的最优化包括供需平衡、效率和效益的最大化。卫生资源优化配置包括两层含义：一是实现卫生服务的供需平衡。这是卫生资源配置的一级优化（初步优化），称为合理配置。卫生资源的合理配置是优化配置的基础。二是实现效率或效益的最大化。即在卫生服务供需平衡的基础上，实现有限卫生资源的充分利用，发挥卫生资源最佳利用效率，获得最大的卫生服务效益（即产出投入比最大化）。这是卫生资源配置的二级优化（最终优化），称为优化配置。

卫生资源优化配置应遵循需要原则、公平原则和效益原则，在需要和公平的原则下，重视效益原则。卫生资源优化配置就是要盘活存量，控制增量，合理配置并充分利用现有的卫生资源，发挥卫生资源的最佳效率，获得最大的经济和社会效益。卫生资源的优化配置不能单纯依靠以需求为导向的市场配置方式，也不能单纯依靠以需要为导向的政府宏观调控的计划配置方式，必须以计划为主，市场调节为辅的卫生资源配置方式，才能发挥两种资源配置方式的优势，使有限的卫生资源得到优化配置，使卫生服务得到最好的利用。

卫生资源的合理配置对于卫生事业持续、稳定、快速、健康地发展具有重要的促进作用。

二、卫生资源配置的内容与指标

（一）卫生资源配置的内容

从卫生资源配置角度来看，卫生资源配置主要包括以下内容。

1. 卫生资源配置总量

卫生资源配置总量主要包括卫生人员、床位、机构、设备等数量和质量。

2. 卫生资源配置结构

卫生资源配置结构是指各类卫生资源在不同区域、不同领域、不同阶层的分布状况及比例关系。

（1）卫生资源配置的纵向结构：主要指卫生资源在不同层级之间的配置。如各级医疗机构之间资源的配置。

（2）卫生资源配置的横向结构：主要指卫生资源在层级内的配置。包括：①不同类别的卫生资源配置。例如，医院人员与床位的比例；②卫生资源的地区结构。例如，资源在城乡之间的配置；③卫生资源的专业结构。例如，医疗与预防之间的资源配置；④卫生人力资源。包括专业结构、学历结构、职称结构和其他结构等。

（二）卫生资源配置的指标

1. 卫生财力配置指标

卫生财力资源是指国家、社会和个人在一定时期内对卫生领域投入的、以流动货币形式表现的卫生资金。卫生财力配置指标包括卫生总费用、政府卫生支出、卫生机构之间的费用比例、门诊和住院费用比例、农村卫生费用、公共卫生费用及人均卫生费用等。

2. 卫生物力配置指标

卫生物力配置指标主要体现为卫生部门的房屋建筑、仪器设备及床位、药品、卫生材料等方面的总量、构成和分布状况等。

3. 卫生人力资源配置指标

卫生人力资源配置指标包括卫生人员数量与分布、卫生人员的专业结构、学历结构、职称结构等。

4. 卫生资源利用效率指标

卫生资源利用效率指标包括医生日门诊量、床位使用率、每医生日门诊量、每医生日负担床日、平均住院日、床位使用率、门诊次均费用、次均住院费用和平均处方费用等。

三、卫生资源配置的原则和方式

(一) 卫生资源配置的原则

1. 卫生资源配置与经济和社会发展相适应的原则

社会经济发展在很大程度上会影响到卫生事业的发展，卫生事业的发展如何与社会经济发展相适应，是卫生资源配置中必须考虑的问题。随着改革开放的不断深入和发展，社会经济环境的变化对卫生服务的结构、数量和质量均产生了深远的影响。首先，我国的疾病谱发生了很大的变化，从以急性传染病为主转化为以慢性非传染性疾病为主，这就要求卫生服务的提供要发生相应的变化；其次，居民对卫生服务的需求有了较大的提高，卫生资源配置的总量应随之增加；再次，随着经济的发展和人民生活水平的提高，居民对卫生服务的购买力增强，要求卫生服务提供者能提供更多、更好的服务，因而对卫生服务的质量要求也更高。

2. 公平与效率的原则

公平的概念涉及伦理道德、正义和公正。世界银行《2006 年世界发展报告：公平与发展》中把公平定义为两项原则：一是机会公平；二是避免剥夺享受成果的权利，尤其是享受健康、教育、消费水平的权利。卫生服务领域的公平一般有两种：卫生资源配置的公平性和卫生服务利用的公平性。卫生资源配置的公平是起点意义上的公平，是按照需要或需求原则来分配各种可利用的卫生资源，在满足基本卫生服务需要的基础上，使得社会中的每个人都能以相同的机会受益；卫生资源配置上的公平性主要体现在卫生服务产品的提供在不同区域、不同群体和不同阶层的合理化。

效率包括三层含义：一是不浪费资源，即技术效率、经济效率和规模效率；二是具有成本-效果（效益）；三是配置效率。卫生效率既是一个经济学概念，也是一个伦理学概念。如果卫生资源得不到合理配置，既缺乏效率，也不道德。

卫生资源配置的公平性和效率是卫生事业可持续发展必须解决的两个关键问题。保证社会成员得到公平有效的卫生服务是政府在卫生领域追求的重要目标之一，卫生资源配置的公平性直接关系到人民群众的卫生利益。

3. 以健康需要和卫生服务需求为依据的原则

以提高人群健康为中心、以满足社会需求为导向，是卫生资源配置应遵循的指导原则。这就要求一个地区的卫生资源配置要从需方的角度来考虑，必须对区域内的卫生资源实行统筹规划与合理配置，从而使卫生服务的供给和卫生资源的配置与卫生服务需求相适应，满足社区居民的基本卫生服务需要和需求，体现"以人为本"的理念。要避免一些领域出现"供大于求"或"供不应求"的状况，有效解决卫生资源过剩与短缺的突出问题。

4. 保证重点兼顾全局的原则

我国新时期卫生工作的方针提出"坚持预防为主、以农村为重点、中西医并重"。我国大部分农村地区卫生基础薄弱，因病致贫、因病返贫的现象仍很严重。卫生资源城乡之间分配不均衡已经成为我国目前卫生资源分配不合理的一个突出表现，而且健康是人的基本生存权利之一，所以在卫生资源配置时要考虑向农村地区和预防保健倾斜。新增卫生投入与制定政策要优先向农村倾斜，使农民最终与城镇居民享有同样的基本医疗卫生服务。优化城乡资源配置已成为我国卫生事业改革的重要方面，也是改变看病难、看病贵的重要途径。

5. 成本效益原则

在需要和公平的前提下，重视和提高卫生服务（卫生资源）的利用效率和效益，是社会主义市场经济的要求。提高卫生资源利用的综合效益，实现卫生资源配置最佳化和效益更大化是卫生资源优化配置的核心和目标。成本效益原则要求在配置卫生资源时，要运用有成本–效果的投入组合，在提高人们健康水平的同时，实现生产成本最小化。

（二）卫生资源配置的方式

1. 计划配置

计划配置是卫生资源配置的重要手段，又称为宏观配置或二级配置。计划配置是以政府指令性计划和行政手段为主的卫生资源配置方式。其主要表现是政府统一分配卫生资源、统一安排卫生机构、发展规模等。计划方式有两种：一种是指令性计划，另一种是指导性计划。

计划配置从全局和整体利益出发来规划卫生事业的发展规模和配置卫生资源，体现了卫生事业的整体性和公平性。但由于计划管理体制本身存在的弊端，会导致卫生服务的利用效率低下、更多人的卫生服务需求难以得到满足、卫生事业发展缓慢等问题。

2. 市场配置

市场配置是卫生资源配置的基础手段，又称为微观配置或一级配置。市场配置是按照市场需求和市场机制来配置卫生资源的方式。市场配置从市场的实际情况出发，应用市场的供求机制、价格机制和竞争机制来进行卫生资源的配置。市场配置考虑了市场的实际情况和经济效益的大小，体现了卫生服务的商品性和效益性，市场配置在提高资源配置效率方面有很大的优越性。市场配置方式通过市场机制实现卫生资源在不同层次卫生机构和不同类型卫生服务之间的分配，这种方式较好体现了效率原则，把有限的卫生资源配置于效率较高的服务，满足人们多方面、多层次的卫生需要。

市场配置方式也存在着一些不足之处，由于市场机制作用的盲目性和滞后性，有可能产生社会总供给和社会总需求的失衡，产业结构不合理，以及市场秩序混乱等现象。市场机制的局限性表现在这个机制不能解决卫生服务分配不公的问题，也不能解决人人享有卫生保健的问题。只有通过发挥政府投入职能，才能减少市场机制本身存在的盲目性和"市场失灵"对医疗事业带来的影响。

3. 计划和市场相结合的配置

计划和市场相结合的配置方式，又称为复合配置。是指在政府的宏观调控下，以市场配置为基础、计划配置为主导的卫生资源配方式，即建立在政府宏观调控下的社会主义市场经济的卫生资源配置模式。

卫生资源配置的实践证明，单一的市场配置或计划配置都不利于卫生资源的合理有效配置，也不利于卫生事业的发展。只有计划和市场有机结合的配置方式，才是实现卫生资源配置的有效手段。

4. 区域卫生规划配置

1997 年《中共中央国务院关于卫生改革与发展的决定》中提出实施区域卫生规划，指出区域卫生规划是政府对卫生事业发展实行宏观调控的重要手段。区域卫生规划是在一个特定的区域范围内，根据社会经济、居民健康状况和卫生服务需求等因素，以满足区域内全体居民的卫生服务需求、保护和增进健康为目的，确定区域内卫生发展的目标、模式和规模，对机构、床位、人员、设备等主要资源进行统筹规划、合理配置，以提高资源的利用效率，保持卫生服务的供需平衡。

区域卫生规划有两种含义：一是指对某一区域范围内卫生服务发展的整体规划，主要从卫生服务的需求与供给方面来进行规划，侧重于解决区域内卫生服务的结构、各服务部门之间的相互合作与分工、卫生服务的发展与区域经济发展相适应的关系等问题，也就是通常所称的区域卫生规划；二是指区域之间卫生服务如何进行协调发展的规划，主要是从社会整体发展的角度来考虑，称为区际卫生规划。根据进行规划的主体划分，中央政府所进行的一般是区际卫生规划，而省一级政府则既可以进行区域卫生规划，也可以对下一级进行区际卫生规划。

四、卫生资源配置理论

（一）总需求与总供给平衡

总需求与总供给平衡指卫生服务的总供给和社会人群健康的总需要达到相对的动态平衡，即卫生服务的总供给量与社会人群的健康需要和需求对卫生服务的总需要量相等。如果总供给大于总需求，就会造成社会资源的浪费；如果总供给小于总需求，又会造成物价上涨，引起经济生活的不稳定。供需平衡是评价卫生资源配置是否合理的重要内容之一。

（二）公平与效率

卫生资源配置的公平性是指人人享受医疗卫生保健服务，至少都能享受到基本的医疗卫生保健服务。经济学的效率是分配效率，只有配置合理才能提高效率。随着社会经济和科技的发展，人们对健康的认识水平不断提高，对卫生服务的要求也在日益增加。合理配置有限的卫生资源，实现配置过程中的公平和效率是满足人们医疗卫生服务需求的重要保障。

1. 帕累托最优理论

帕累托最优（Pareto optimization）也称为帕累托效率、帕累托改善或帕累托最佳配置，是经济学中的重要概念，这个概念是以意大利经济学家维弗雷多·帕累托的名字命名的。帕累托最优是指资源分配的一种理想状态，即在这种状态下，资源配置的改变不会在任何一个人效用水平至少不下降的情况下使其他人的效用水平有所提高。处于这种状态的资源配置就是实现了帕累托最优，或经济效率。如果经济上可以在不减少某个人效用的情况下，通过资源的重新配置而提高其他人的效用，则这种资源配置状态可称为"帕累托无效率"（Pareto inefficiency）。

帕累托改进（Pareto improvement）是指一种变化，在没有使任何人境况变坏的情况下，使得至少一个人的境况变得更好。帕累托最优的状态就是不可能再有更多的帕累托改进的余地。

2. 基于外部性的社会卫生保健计划的经济效率原理

当市场交易以外的人，也就是说，既不是买者也不是卖者的人直接受到交易的影响而没有得到或进行相应的补偿时，就会产生外部性。外部性既有正外部性，也可能有负外部性。比如传染病的免疫接种，这里市场交易以外的人，也即没有进行免疫接种的人，受到免疫接种的影响，减少了传染病传播的机会，对社会产生了正外部性；另一方面，医疗卫生保健可能会存在负外部性，即对社会或私人产生一种负效益。比如医院存在诱导需求，为了追求个人经济利益，谋求一种以医卖药的行为，从而导致了整体社会效益的下降，即产生了负外部性。

由于存在正的外部性，竞争性市场倾向于在较低的产出水平上进行低效率的生产。在单一市场中，帕累托有效可以等价地表述为边际收益等于边际成本时的均衡。理论上讲，在运行良好的完全竞争市场中，消费者个人会不断消费医疗保健服务直到边际收益等于边际成本为止。在没有外部性影响时，这样的均衡会带来有效的消费水平。如果该消费对于社会上其他人而言存在边际外部收益，就必须将其加入到边际私人收益中，形成边际社会收益。而边际社会收益曲线对于整个社会而言，有效产出水平对于市场的产出水平而言则是一个无效率的低水平产出。

3. 社会公平理论

为决定经济资源的公平或公正分配服务的伦理学通常称为社会公平理论（theory of social justice）。社会公平是社会主义卫生事业性质和宗旨的要求和体现，是卫生资源优化配置的基本准则。目前尚未有一种公认的社会公平理论。比较有代表性的如下所述。

（1）亚当斯社会公平理论：社会公平理论是社会心理学中解释人们公平感的一种观点，由美国心理学家约翰·斯塔希·亚当斯于1965年提出，该理论是研究人的动机和知觉关系的一种激励理论。理论认为员工的激励程度来源于对自己和参照对象的报酬和投入比例的主观比较感觉，也就是人的工作积极性不仅与个人实际报酬多少有关，而且与人们对报酬的分配是否感到公平更为密切。人们总会自觉或不自觉地将自己付出的劳动代价及其所得到的报酬与他人进行比较，并对公平与否做出判断。公平感直接影响职工的工作动机和行为。因此，从某种意义上讲，动机的激发过程实际上是人与人进行比较，做出公平与否的判断，并据以指导行为的过程。公平理论为组织管理者公平对待每一个职工提供了一种分析处理问题的方法，对于组织管理有较大的启示意义。

（2）罗尔斯公平理论：约翰·罗尔斯于1971年提出。罗尔斯的公平理论是迄今为止西方社会中所有对公平价值观念所做的解释中最令人满意的一种。罗尔斯把他的公平观概括为两个原则：第一个原则：每个人对与所有人所拥有的最广泛、平等的基本自由体系相容的类似自由体系都应有一种平等的权利；第二个原则：社会和经济的不平等应这样安排，使它们在与正义的储存原则一致的情况下，适合于最少受惠者的最大利益，并且依系于在机会公平平等的条件下职务和地位向所有人开放。第一个原则可概括为平等自由原则，第二个原则可概括为机会的公平原则与差别原则。

4. 凯恩斯的有效需求理论

凯恩斯的有效需求理论，是指商品的总供给价格和总需求价格达到均衡时的社会总需求，即有效需求，也即有支付能力的社会总需求，他包括消费需求和投资需求部分。有些需求不足，是因为货币购买能力不足所导致的，从而引发经济萧条。凯恩斯认为，有效需求总是不足的，其需求理论建立在三大心理规律基础上：一是边际消费倾向递减，即消费者的收入增加，会引起其消费也增加，但消费的增加不与收入成比例增加，而是消费增量小于收入增量，这会造成消费需求不足；二是资本边际效率递减规律，即增加投资时的预期利润率降低，这会造成投资需求不足；三是流动性偏好规律，即增加投资时的预期利润率降低，这会造成投资需求不足。凯恩斯认为，市场机制不能解决由上述这些原因引起的有效需求不足问题。

凯恩斯理论的政策含义就是要通过政府干预措施来扩大有效需求，这种干预被称为"需求管理"，即主张一旦社会出现有效需求不足，政府就必须通过财政政策和货币政策主动干预经济，通过增加政府公共支出、刺激消费来促进经济增长。凯恩斯理论从第二次世界大战后一直到20世纪70年代都是西方资本主义国家制定政策的理论依据。

（三）以需要和需求为基础的资源配置

按照需要配置卫生资源，实现卫生服务供需平衡，这是卫生资源优化配置的基本原则。在卫生资源配置过程中，按照需要分配，则要求分配卫生资源时要根据不同人群的疾病负担来分配资源。按照需求分配，则是要按照购买力来分配卫生资源。

卫生服务需求和需要的不同将对卫生资源配置的数量和质量提出完全不同的要求。根据卫生服务需求配置的资源数量将低于卫生服务需要配置的数量，根据卫生服务需求配置的卫生资源使用的效率相对较高。

第二节 卫生资源配置标准测算

2009 年卫生部发布《医疗机构设置规划指导原则（2009 版）》，提出了医疗机构设置规划的指导原则。2015 年国务院办公厅印发《全国医疗卫生服务体系规划纲要（2015—2020 年）的通知》（国办发〔2015〕14 号），要求进一步优化配置医疗卫生资源。这些文件为卫生资源配置标准的测算提供了重要依据。

一、卫生机构配置标准测算

卫生机构配置要根据本地区社会经济发展水平、地理条件、人口状况、居民卫生服务需要，综合考虑支付能力、医疗服务可及性转化成为服务需求的潜力，分年度预测、规划周期医疗服务需求，进而确定所需要的医疗机构类别、级别、数量、规模及分布，并确定必需床位总数和必需医师、护士总数。

医疗机构设置应当遵循公平性原则、整体效益原则、可及性原则、分级医疗原则、公有制主导原则和中西医并重原则。

医疗机构设置要明确公立医院的设置与发展规划，确保公立医院的主导地位，积极鼓励社会资金设立非营利性医疗机构。

医疗机构的布局要满足各层次医疗服务需求，便于居民就诊和转诊。功能相同、相近的医疗机构应当具有适当的间距。

二、医院床位配置标准测算

医院床位配置常用的方法有床位需求量法、床位需要量法、服务目标法、供需平衡法等。

1. 床位需要量法

$$医院床位需求量=\frac{人口数\times 年实际住院率\times 平均住院天数}{平均年床位开放日数} \qquad (式 11-1)$$

该法由于没有考虑患者由于支付能力、时间等因素实际上并没有住院治疗的情况，故采用该法测算的结果比居民的实际需求数要高，可能导致医院床位资源的闲置。

2. 服务目标法

先根据现有统计数据求出基年标准床位数，然后再考虑人口自然增长率和医疗服务需求潜在增长等因素，对目标年床位数进行预测。

$$基年标准床位数=\sum （各级医院年实际占用病床日数/365 天） \qquad (式 11-2)$$

$$预测年床位数=基年标准床位数\times（1+年人口自然增长率）n\times（年前在需求增长率）n$$
$$\qquad (式 11-3)$$

$$年潜在需求增长率=1+年人均收入增长率\times 医疗服务需求弹性系数 \qquad (式 11-4)$$

$$床位需求量=人口数\times 年住院率\times 平均住院天数/365/标准床位利用率 \qquad (式 11-5)$$

3. 供需平衡法

$$床位需求量=人口数\times 年住院率\times 平均住院天数/365/标准床位利用率$$

根据不同等级的医院，标准床位利用率可按 90%，80%，70%，60% 等计算。

三、卫生人力资源配置标准测算

卫生人力资源配置的方法有很多，这里介绍 WHO 推荐使用的四种。

1. 健康需要法

健康需要法（health need approach）是建立在卫生服务需要量基础之上的，假设人们对卫生服务的费用均有支付意愿和支付能力。

人群的健康需要水平通过对人群健康状况的测量来反映人们的健康需要，目前常用的反映人群健康状况的指标主要有死亡指标和残疾指标。常用的反映医疗需求水平的疾病指标有：两周患病率、慢性病患病率、人均年患病率、人均年休工天数、人均年休学天数等。健康需要法的人力配备计算公式为：

$$某卫生技术人员需要量\ W = （P×C×V×T）/S \qquad （式 11\text{-}6）$$

式中，P 为服务人口数或目标人口数；C 为每人每年预期的发病或患病平均次数；V 为每年需要提供给每名服务对象的平均服务次数；T 为平均完成 1 次服务所需要的时间；S 为每名卫生技术人员每年直接参与卫生服务的总时间。

该方法的优点是从人群的健康及生物学需要出发来提供卫生服务，不考虑社会经济等因素对接受服务的制约，是一种理想的卫生人力需求模式。缺点是没有考虑患病和患病后与就诊之间的关系，以及社会经济及医疗制度等因素对居民医疗服务利用程度的影响。专业人员对卫生人力需要量的预测是在资源不受制约的条件下做出的判断，与实际情况会有很大差距，因此计算出的卫生人力需要量只能是粗略的估计。

2. 健康需求法

健康需求法（health demand approach）考虑了卫生服务利用程度，计算的服务利用是建立在居民卫生服务有效需求量的基础上的。这种方法的关键是确定目标年度卫生服务利用率。计算公式为：

$$某类卫生技术人员需求量\ W = （P×C×D×T）×S \qquad （式 11\text{-}7）$$

式中，P 为服务人口数或目标人口数；C 为每人每年预期的发病或患病的平均次数；D 为每年每名患者实际可能接受的平均服务次数；T 为平均完成 1 次服务所需要的时间；S 为每名卫生技术人员每年直接参与卫生服务的总时间。

健康需求法得到的卫生人力配置数量是满足居民卫生服务需求所应达到的最低数量标准，所提供的卫生服务是社区或居民个人有支付能力的、能够实现的卫生服务。由于这种方法需要更加详细、完整、高质量的资料，因而在利用上受到很多客观因素的限制。健康需求法常用于医院床位配置和卫生人力资源配置。该方法要考虑潜在需求的问题。

3. 服务目标法

服务目标法（service target approach）也称工作量法。服务目标法是从服务提供的角度来进行测算的，卫生人力需要量的确定以服务产量目标为基准。服务目标的确定可依据以往的经验数据、专家调查得出的结论、卫生部颁布的法则和标准来获得，也可采用专家咨询法来进行预测。计算公式为：

$$某类卫生技术人员需要量\ W = （HNS×Pr）/S \qquad （式 11\text{-}8）$$
$$HNS = 目标年人口数×一年内确定的服务量标准（次/人） \qquad （式 11\text{-}9）$$

其中：HNS 为应该完成的卫生服务总量；Pr 为某类卫生技术人员完成总服务量的百分比；S 为某类卫生技术人员人均年完成服务总量。

4. 人力/人口比值法

人力/人口比值法（health resource/population ratio approach），该方法既可预测卫生人力需要量，又可预测人力供应量。对于目标年卫生资源；人口比值数的确定，可以参考其他国家的经验，或采用本国的人力/人口比值，也可以结合历史资料使用德尔菲法或趋势外推法等方法获得。计算公式为：

未来卫生人力需要量 W = 目标年人力/人口比×目标年人口数 （式 11-10）

人力/人口比值法简单易行，通俗易懂。主要用于结构单纯、卫生服务量比较稳定的指标，如床位配置、人力资源配置和大型医疗设备配置。但由于计算工作过程中未引入服务的概念，难以了解卫生人力内部结构及提高产出量和改善工作效率等在人力规划中的作用。此外，选用不合适的人力/人口比值作为预测标准，可能对人力政策产生不利影响。

四、卫生设备资源配置标准测算

卫生设备通常包括两大类：第一类为常规医疗设备，第二类为大型医疗设备。卫生设备的配置必须与卫生机构层次、功能相适应，提倡应用适宜技术和常规设备。大型医用设备要按照区域卫生规划的要求，严格控制总量，合理布局，资源共享。

为了有效地控制大型医用设备的配置数量，许多发达国家都实行宏观调控，配置数量的测算方法主要是按照人口比例进行控制。大型医疗设备包括甲类设备 9 种，乙类设备 5 种。甲类设备配置规划由卫生部制定，乙类大型设备配置由省级负责。

根据《2009-2011 年全国乙类大型应用设备配置规划指导意见》（卫办规财发 ［2009］ 67号），五种乙类大型医用设备配置规划由省级卫生行政部门会同省级发展改革部门负责制定，区域内各部门、各行业、各类性质医疗机构的乙类大型医用设备均纳入规划范围。省级卫生行政部门对区域内所有乙类大型医用设备实行全行业和属地化管理，按照配置规划要求，统筹规划，严格准入，加强监管。这五类大型医用设备为：X 线电子计算机断层扫描装置（CT）、医用磁共振成像设备（MRI）、800 毫安以上数字减影血管造影 X 线机（DSA）、单光子发射电子计算机断层扫描仪（SPECT）和医用直线加速器（LA）。

大型医用设备的配置亦可按照需要理论与方法、需求理论与方法和效率理论与方法测算其配置数量。

1. 需要理论与方法

该种方法需要明确设备服务的人口数量、服务的病种、人群疾病两周患病率、设备的年最大工作量、设备的理想工作效率等。可通过专家咨询法来获得相应指标。

2. 需求理论与方法

该方法在需求理论的基础上，在计算设备配置量时，考虑了患者由于支付能力、时间等因素实际上并没有住院治疗的情况，以及大型设备利用中存在的诱导需求和道德损害等问题，剔除了这些不必要的需求，同时还要考虑设备利用的可替代性问题。

理论配置量 = 某大型医疗设备的真实需求量/（年开机天数－年停机天数）×日单机最高工作效率

（式 11-11）

真实需求量 = 区域人口数×26×该设备两周利用率×检查必要率+区域人口数

×26×被替代设备两周利用率×可替代比例 （式 11-12）

3. 效率理论与方法

该方法是从供方的角度出发，依据需求平衡的原则进行资源的配置。通过对大型设备的技术效率分析，来决定是否需要配置该设备。如果设备的工作量处于不饱和状态，则不应配置该设备；如果设备的工作量处于超负荷运转状态，则可考虑新增设备。大型设备的技术效率指标用年能力利用率反映。

年能力利用率 $= \sum T_i / \sum M_i \times (D_{1i} - D_{2i})$ （式 11-13）

其中：T_i 指第 i 台设备的年检查或治疗人次；M_i 指第 i 台设备的日最大工作量；D_{1i} 指第 i 台设备年开机天数；D_{2i} 指第 i 台设备年停机天数。

第三节　卫生资源优化配置的评价

一、卫生资源优化配置的评价指标

卫生资源优化配置是卫生资源管理中最重要、最根本的任务。我国"新医改"方案高度重视卫生资源的优化配置问题，要求"充分利用和优化配置现有医疗卫生资源，对不符合规划要求的医疗机构要逐步进行整合，严格控制大型医疗设备配置，鼓励共建共享，提高医疗卫生资源利用效率"。

卫生资源优化配置的评价指标主要包括以下内容。

（一）卫生服务需要量指标

1. 疾病发生频率指标

（1）两周患病率

$$两周患病率 = ［前两周内患患者（次）数/调查人数］×100\% 或 1000‰ \quad （式11-14）$$

（2）慢性病患病率

$$慢性病患病率 = ［前两周内慢性病患患者（次）数/调查人数］×100\% 或 1000‰$$
$$（式11-15）$$

（3）健康者占总人口百分比

$$健康者占总人口百分比 = （健康者人数/调查人数）×100\% \quad （式11-16）$$

2. 疾病严重程度指标

（1）两周卧床率

$$两周卧床率 = ［前两周内卧床人（次）数/调查人数］×100\% 或 1000‰ \quad （式11-17）$$

（2）两周活动受限率

$$两周活动受限率 = ［前两周内活动受限人（次）数/调查人数］×100\% 或 1000‰$$
$$（式11-18）$$

（3）两周休工（学）率

$$两周休工（学）率 = ［前两周内因病休工（学）人（次）数/调查人数］×100\% 或 1000‰$$
$$（式11-19）$$

（二）卫生服务利用指标

卫生服务利用可以分预防保健服务利用、医疗服务利用（门诊服务利用和住院服务利用）、康复服务利用和卫生资源使用效率四种类型。卫生服务利用资料可从常规医疗卫生机构的工作登记和统计报表及家庭人群健康询问调查中得到。

1. 门诊服务利用指标

（1）两周就诊率

$$两周就诊率 = ［前两周内就诊人（次）数/调查人数］×100\% 或 1000‰ \quad （式11-20）$$

（2）两周患者就诊率

$$两周患者就诊率 = ［前两周内患者就诊人（次）数/两周内患者总人数］×100\% 或 1000‰$$
$$（式11-21）$$

（3）两周患者未就诊率

两周患者未就诊率＝［前两周内患者未就诊人（次）数/两周内患者总人数］×100% 或 1000‰

（式11-22）

2. 住院利用服务指标

（1）住院率

住院率＝［前一年住院人（次）数/调查人数］×100% 或 1000‰ （式11-23）

（2）人均住院天数

人均住院天数＝患者总住院天数/住院患者总人（次）数 （式11-24）

（3） 未住院率＝（前一年内需住院而未住院患者总数/需住院患者总数）×100% （式11-25）

3. 预防保健服务利用指标

预防保健服务包括计划免疫、健康教育、传染病控制、妇幼保健等。常用的预防保健服务利用指标主要有健康教育覆盖率、健康教育参与率和预防接种率。

4. 反映政府、社会提供卫生资源的使用效率的卫生服务利用指标

其主要包括每个门诊医生年均接诊人次数、每个住院医生年均承担的床日数、病床使用率、病床周转人次数和大型医疗器械使用率等。

二、卫生资源优化配置的评价方法

卫生资源优化配置的目标只有两个：提高效率和实现公平。因此，卫生资源优化配置评价的内容和方法主要从公平性和效率两个方面介绍。

卫生资源优化配置的评价可采用卫生服务综合评价方法和卫生资源优化配置公平性和效率的评价方法。

（一）卫生服务综合评价方法

卫生服务综合评价方法主要从医疗资源需要、卫生服务利用和卫生资源配置水平三个方面对不同地区卫生资源的配置情况进行分析。

卫生服务常用的综合评价方法包括定性评价方法、统计分析方法、系统工程分析方法、秩和比法、模糊综合评价法、层次分析法和数据包络分析法（DEA）等。定性评价方法主要包括专家评分法和德尔菲专家咨询法；定量评价方法主要包括多元线性回归分析法、主成分分析法、因子分析法、判别分析法、聚类分析法等。

（二）卫生资源优化配置公平性和效率的评价方法

卫生资源优化配置的公平性和效率研究是卫生事业可持续发展必须解决的两个关键问题。由于卫生资源稀缺性，如何合理公平配置卫生资源，提高资源的配置效率，已成为世界关注的重要问题。

1. 卫生资源配置公平性的评价方法

（1）洛伦兹曲线。洛伦兹曲线（Lorenz curve）由统计学家洛伦兹于1905年提出，他把社会总人口按照收入水平由低到高平均分为10个等级，每个等级均占人口的10%，再计算每个等级的收入占总收入的比重。然后以人口累计百分比为横轴，以收入累计百分比为纵轴，绘出一条反应居民收入分配差距状况的曲线，称为洛伦兹曲线。洛伦兹曲线的弯曲程度有重要意义。一般来讲，它反映了收入分配的不平等程度。弯曲程度越大，收入分配越不平等，反之亦然。

（2）基尼系数。基尼系数（Gini coefficient）是意大利经济学家 C. Gini 于1912年提出的，是根据洛伦兹曲线计算出一个反映收入分配公平程度的指标，称为基尼系数。基尼系数取值介于0

和 1 之间，基尼系数越大表示越不均等。基尼系数为 0，表示收入分配绝对平等；当基尼系数为 1 时，表示收入分配绝对不平等。

（3）泰尔指数。泰尔指数（Theil index）是 1976 年由 Theil 提出的，它是从信息量与熵的概念来考虑不公平性和差异性，将总体不公平性分解为各部分间差异性和各部分内容差异性。泰尔指数只有相对意义而无绝对意义。泰尔指数越小，说明差异越小，反之，则越大。

（4）差异指数。差异指数（the index of dissimilarity，ID）表示人群健康状况在每个社会经济组分布的差异。公平的健康状况应是人群健康的分布与人群的分布相一致。分布的差异越大，不公平程度就越高；分布的差异越小，则公平程度就越高。差异指数法同洛伦兹曲线一样反映社会经济状况对健康不公平的影响。

（5）极差法。极差法（range method）通过比较人群社会经济状况最高组与最低组之间的健康状况、卫生服务利用、支付能力的差异，来反映健康在不同社会经济状况人群之间分布的不平等。极差法简单明了，仅反映了最高组和最低组之间的差别而没有考虑到各组之间的变化。

（6）集中曲线法。集中曲线（method of concentration curve）的横轴表示各组人群累计百分比，纵轴是人群健康或疾病、卫生费用等指标累计百分比。X 为横轴，Y 为纵轴。计算集中指数（CI）的公式：

$$CI = 2 \times (0.5 - S) \text{ 或 } CI = 2COV(X, H)/M \tag{式 11-26}$$

$$S = \frac{1}{2} \sum_{i=0}^{n-1} (Y_i + Y_{i+1})(X_{i+1} - X_i), \text{ 其中，} Y_0 = 0, X_0 = 0$$

式中，X 为社会阶层的秩次，H 为相应的健康水平或疾病患病率；M 为整个人群的健康水平或疾病患病率的平均水平。

集中指数取值范围是从 $-1 \sim 1$。当集中曲线在对角线之上时集中指数是负值，当集中曲线在对角线之下时，集中指数为正值。如果健康水平在社会经济组间分布是均等的，则集中曲线与直角平分线重合；如果较差的健康水平在较低层的社会经济组，则集中曲线在对平分线下方；曲线与平分线越远，则表明健康不公平程度越大。

2. 卫生资源配置效率的评价方法

卫生资源配置效率的评价包括技术效率评价和配置效率。

（1）技术效率：经济学把管理效率称为技术效率，技术效率（technical efficiency）是指在生产技术和市场价格不变的条件下，按照既定的要素投入比例，生产一定量的产品所需的最小成本与实际成本之比。

技术效率的评价指标是投入产出比，投入一定时产出最大；产出一定时投入最小。目前常用的评价技术效率方法有比率分析法、秩和比法、综合指数法和数据包络分析（DEA）等。

（2）配置效率：经济学的效率是分配效率，只有配置合理才能提高效率。配置效率（allocating efficiency）是指以投入要素的最佳组合来生产出"最优的"产品数量组合。在投入不变的条件下，通过资源的优化组合和有效配置，效率就会提高，产出就会增加。

常用于评价配置效率的指标主要有：医疗和预防服务的比例、基本医疗和非基本医疗服务的比例、卫生总费用的流向等。另外，用生产函数的经验模型和数据包络分析（DEA）软件也可以评价卫生机构的配置效率。

复习思考题

1. 什么是卫生资源配置？什么是卫生资源优化配置？
2. 卫生资源配置的原则是什么？
3. 卫生资源配置标准如何测算？
4. 卫生资源配置公平性的评价方法有哪些？

【案例分析】

叫停大医院扩张，引导家门口看病

中国江苏网 8 月 24 日讯　昨日央视新闻报道称，我国将严格控制公立医院规模过快扩张，同时暂停审批公立医院新增床位。国家卫计委正在组织编写《全国医疗卫生服务体系规划纲要》，将明确各级各类医疗卫生机构的功能定位和资源配置标准。此前，下发紧急通知，控制公立医院规模过快扩张，严格控制公立医院配置大型医用设备，禁止举债建设，对擅自扩大建设规模和提高建设标准的公立医院，要进行通报批评，同时追究主要负责人责任。

大医院一床难求，扩大规模，不是缓解看病难吗？其实这是一条"南辕北辙"之路——稀缺的优质医疗资源高度集中到几家大医院，大量的中型医院、百姓家门口的社区医院，得不到很好的发展，迫使患者"华山一条道"地往大医院跑，这种畸形的资源配置，正是"看病难"的"病根"之一。

"限制公立医院的规模，保基本，强基层，让百姓小病在社区，大病进医院，这是医改的目标。"据南京一家三甲大医院的院长介绍说，其实早在七八年前，卫生主管部门就要求各地医院保持克制，不要盲目地比拼规模、大修大建，不要争相购买高精尖设备。但这些年来，公立大医院膨胀的脚步从未停止过，该建不该建的都建了，该买不该买的也买了，还没把自己搞大的医院仍在前赴后继，单靠一纸禁令，不拿出实质性的措施来，恐怕难以遏制大医院的扩张潮。

同全国一样，近年来南京各大医院的扩张也是你追我赶：2010 年，南京市第一医院建筑总面积近 12 万平方米、拥有 1500 张床位的新大楼启用。2012 年 5 月投入使用的江苏省中医院南院，医疗用房面积由 7 万平方米扩大到 18 万平方米，核定床位由 1200 张增加到 2500 张，门诊量由当年的 150 万人次，猛增至去年的近 400 万人次。同年 12 月，南京鼓楼医院耗资 11 亿元、建筑面积达 22 万平方米的新大楼也竣工投入使用，开诊首日接诊人数达到 9000 人次，医院总开放床位数接近 3000 张。南京市妇幼保健院、南京市儿童医院、南京市胸科医院、江苏省人民医院相继有新大楼投入使用或在紧锣密鼓地建设当中。

大医院的楼越建越高，里面的科室越分越复杂，走廊、过道、地下室、停车场如同迷宫一般，给一些行动不便的患者就诊、检查造成了很大困难。

"许多检查要在北院做，而住院却住在南院，中间相隔差不多半里路，还要楼上楼下跑，实在不方便。"昨天记者在江苏省中医院采访时，患者耿先生抱怨道。南京鼓楼医院新大楼也被吐槽：60 多部电梯，即使同一楼层，南北东西之间还不互通。"老病号"也抱怨医院太大，经常会迷路。

"80% 的常见病应该在一、二级医院治疗，作为'塔尖'的三级医院，应该集中解决 20% 的疑难危重患者，而现在大医院就诊却多数是小毛病。"大医院越建越大，医院也越来越忙。今年暑假期间，南京市儿童医院每天的门诊量都在 6000 人次左右，最高一天超过 7500 人次，破历史纪录，骨科、泌尿科等科室一床难求，小病号住院至少要等上十天半个月。而与此同时，小医院床位空置严重，三级大医院的无序扩张，直接"抢"了小医院的饭碗。南京市白下区建中中医院西边一街之隔是江苏省中医院，东边一墙之隔是南京市妇幼保健院，再往北 500 米，是南京医科大学附属口腔医院暨江苏省口腔医院和南昌大学附属眼科医院，处在夹缝中的南京市白下区建中中医院，可谓度日如年。"三级大医院，应该把更多的精力投入到大病和疑难杂症诊治上，但现在很多专家却在应对常见病。"该院院长余庭源说，我们这样的二级医院门诊量是省中医院的 1/20。

医院患者越多，设备越先进，创收就越多，在利益的驱动下，医院很难抑制住扩张的冲动。大医院盲目扩张，债务动辄数亿元，需要几任院长还钱，患者医疗成本加大，检查多、看病贵就不足为奇了。

据了解，南京军区南京总医院是近十年来南京众多大医院中唯一没有扩张的三甲医院，至今医院床位数未突破2000张，但该院的住院量每年仍以超过10%的速度增长。该院如何解决这一矛盾？"我们主要是通过缩短平均住院日、提高床位周转率。我们的平均住院日每年缩短0.3天左右，目前平均住院日只有9天多一点，而十年前平均住院日接近两周。"该院院长史兆荣介绍说，他们还与一些二级医院建立了"双向转诊"模式，让大病患者做完手术后及时回到社区医院去康复，既节省费用，又腾出大医院床位接纳更多患者，两全其美。

（资料来源：中国江苏网–新华日报.2014年8月24日）

【问题】

为什么出现各大医院争相扩大规模、购买高精尖设备的现象？

【提示】

从资源配置失衡的角度分析。

（于永娟 李珊珊）

第十二章
卫生人力资源

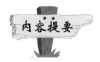 本章主要介绍卫生人力资源的概念、卫生人力资源的需求与供给、卫生人力资源市场，对卫生人力资源短缺和过剩进行分析，介绍卫生人力资源预测的方法，对卫生人力资源的基本状况进行分析，提出卫生人力发展的经济政策。

第一节 概　　述

一、卫生人力资源

（一）卫生人力资源的概念

卫生人力资源（health human resource）是指以提高全体人民的健康水平、延长健康寿命和提高生活质量为目标的具有一定专业技能的各类卫生工作者（劳动者）数量和质量的总和。在卫生领域中，卫生资源包括卫生人力资源、卫生物力资源、卫生财力资源、卫生信息资源、卫生品牌资源等，而卫生人力资源是所有卫生资源中最重要的资源，没有卫生人力资源，其他卫生资源无从谈起。

根据卫生人力资源的服务领域不同及工作性质等方面的差异，一般将卫生人力资源分为医疗卫生系统的管理人员、专业技术人员及技能工勤人员。其中，专业技术人员可以分为卫生技术人员和其他技术人员，而卫生技术人员主要包括医师、护士、药剂人员、检验人员、影像人员等；卫生管理人员是指从事医疗保健、疾病控制、卫生监督、医学科研及教学业务管理工作的人员；而卫生系统的技能工勤人员一般是指信息维护、设备维修、安全保卫等后勤服务人员等。

在制定卫生人力发展规划时，还可以把卫生人力资源划分为三类，即：实际拥有的卫生人力；潜在的卫生人力，指那些受过专门训练，但目前并没有从事卫生工作的人员；预期的卫生人力，指那些正在接受卫生（或卫生管理）专业教育和训练，将来准备从事卫生工作的人员。

"二战"以来，世界各国为了发展卫生事业，将卫生人力的培训和规划作为优先重点来安排，20世纪50年代中期，前苏联就产生了初具规模的卫生人力发展计划。其后逐步认识到，发展卫生人力的数量并不能完全解决卫生人力资源短缺的问题，更重要的是提高卫生人力的质量。WHO卫生人力发展署在20世纪80年代提出将卫生人力系统、卫生人力规划和卫生人力发展三位一体作为各国卫生人力资源研究的方向。2004年5月WHO明确将卫生人力资源作为2006～2015年的重点工作领域。

我国卫生部门十分重视卫生人力发展研究，特别是近三十年来，卫生人力发展研究有了很大进展，无论是在广度深度上，还是在方法学方面，均取得重要成果。1982年世界银行和我国政府同意双方共同开展卫生人力发展研究。1986年原卫生部决定开展系统的卫生人力发展研究，并成立了研究组织。2007 年卫生部人才中心正式成为 WHO 人力资源合作中心，在我国卫生人力发展规划和区域卫生规划中起到了重要作用。

（二）卫生人力资源的特点

卫生人力资源是保障人民健康，进行社会生产最基本、最重要的资源，与其他卫生资源相比较，具有如下特点。

1. 知识密集型资源

卫生服务工作者集科学知识于一身，不仅包括诊断、生理、病理、免疫、内科、外科等临床医学知识，还包括医学人文知识、法律、管理、统计学等其他知识，而且在当前科学技术日益更新与进步的年代，卫生人力资源在提供卫生服务的过程中，往往要将自身的专业知识同一定的仪器设备和相应的设施结合起来使用。

2. 培养周期长

卫生行业的特殊性和卫生服务的专业性决定了卫生人力资源的培养周期比较长，培养和管理过程比较复杂，包括培养、分配、考核、晋升、继续教育、职业发展和奖惩制度等，任何一个环节出现问题都会影响卫生人力资源的开发。

3. 有情感、有思维的资源

卫生人力资源中的每一个成员都蕴藏着极大的潜力，而且不同类型的卫生人力，其激励因素也各不相同，因此卫生人力资源的使用、管理要比其他资源困难得多。

4. 具有社会性

不同类型的卫生人力，即便是同一类型的卫生人力他们来自不同的社会层次和家庭，有不同的社会关系，也具有很明显的社会性。因此要求卫生人力资源管理者合理配置卫生人力资源，注重团队建设，最大限度地发挥每一个人和每一个群体的积极性，以便向人群提供安全、有效、方便、价廉的卫生服务。

5. 具有主观能动性

主观能动性是卫生人力资源区别于其他资源的本质所在。其他资源在被开发的过程中，完全处于被动的地位，而卫生人力资源具有主观能动性，能有目的地、有意识地、主动地利用其他卫生资源为人群的健康服务。

二、卫生人力资源需求

（一）卫生人力资源需求的概念和特点

卫生人力资源需求是指在一定时间和一定的工资水平下，用人单位（或雇主）愿意并且能够雇佣的卫生人力资源数量。具有以下几个特点。

1. 派生需求

基于健康的考虑，卫生服务的消费者形成了卫生服务的需求，而满足这种需求必须通过医疗卫生机构（供方）在提供卫生服务的过程中得以实现，而医疗卫生机构（供方）只有借助于它所拥有的卫生人力资源才能满足人们对卫生服务的需求。正是基于人们的卫生服务需求，医疗卫生机构（供方）才形成了对卫生人力资源的需求。所以对卫生人力资源的需求，实质上是一种派生需求，即由于具有健康的需求，则产生卫生保健需求，而卫生保健的需求则产生对卫生人力资源的需求。

2. 联合需求

卫生人力资源必须结合其他的生产要素（诸如医疗设备、房屋）共同作用，才能够更好地完成卫生服务的提供。而且卫生人力这种生产要素同其他生产要素之间在一定程度上还存在着互相替代和补充的关系，因此卫生医疗机构对卫生人力资源的需求不仅仅受到该要素价格的制约，还要受到其他要素价格的制约，而且，各种生产要素的联合作用，共同决定了卫生保健品的供给数量和质量。所以卫生人力资源的需求不仅仅是一种"派生"需求，也是一种"联合"需求。

（二）卫生人力资源需求的影响因素

1. 经济体制

不同的经济体制对卫生人力资源状况需求有不同的影响。在计划经济体制下，由政府配给决定卫生人力资源名额指标，这种计划名额指标，有可能会高于居民对卫生人力的需求，也有可能低于居民对卫生人力的需求，这种计划配给的方式是不灵活的，甚至是僵硬的，限制了卫生人力资源的流动，导致卫生人力资源总分布的短缺或过剩；而在市场经济体制下，医疗机构对卫生人力资源的需求是通过市场机制调节的，社会居民对卫生服务的需求决定了医疗机构对卫生人力资源的需求量，这种医疗机构可以是公立医疗机构，也可以是私立医疗机构。相对于计划经济体制，市场经济体制下的卫生机构有更充分的自主权和较大的灵活性，卫生人力资源的使用效率更高，人的主动性和积极性更能充分发挥。同时，医疗卫生机构和卫生人力资源之间形成了一种双向选择的关系，卫生技术人员的流动性更大。因此若想留住医疗卫生高素质人才，医疗卫生机构的管理人员应及时了解和满足卫生技术人员的需求。基层医疗机构的管理人员更应如此，而且政府有必要出台相应的政策鼓励和引导更多的卫生人力服务于基层医疗机构，更好地提升基层卫生人力的数量和质量。

2. 价格

价格是卫生人力资源需求的影响因素之一。一般来说，价格越高，对这种产品的需求就会降低，同时会利用相对便宜的替代品来替代此昂贵的物品，对卫生人力资源的需求也是如此。卫生人力资源的价格上升，医疗机构会减少对卫生人力资源的需求，同时会利用相对便宜的其他生产要素来替代昂贵的卫生人力资源。但是，人们往往趋向于利用优质卫生服务的心理使得人们对卫生人力资源的需求有时违背这一需求定律。一般来说，价格过高的卫生人力往往具有较好的专业技术水平。所以，在经济条件许可的范围内，人们有时更趋向于购买优质卫生人力资源提供的服务，这在某种程度上能解释中国的综合性医院患者很多，而小医院门庭冷落的现象。

3. 居民所受的教育水平

一般来说，教育水平越高，对健康的期望也就越大，进而形成的对卫生服务的需求就越大，最后形成对卫生人力需求的增大；反之，居民所受的教育水平越低，对健康的期望也就越小，进而对卫生服务的需求就越小，最后形成对卫生人力需求的降低或减少。居民所受的教育水平对卫生人力资源需求的影响表现在两方面：一方面是对卫生人力资源数量的需求；另一方面是对卫生人力资源质量的需求。

4. 卫生技术人员的专业性和技术性水平

由于卫生服务的特殊性，提供卫生服务者就必然需要有相应的专业知识和技术水平。专业性和技术性水平高低很大程度上决定卫生人力资源的质量，患者即接受卫生服务的需求者，都是希望给他们提供服务的是高质量的卫生人力资源。在现实中人们经常遇到专家门诊患者如潮，经常排队甚至需要提前预约，而有些医务人员门诊患者很少，甚至出现没有患者前来的现象。

5. 人口状况

人口状况包括人口数量、人口质量和人口构成。我国建国后，由于卫生事业的发展，死亡率降低，人均期望寿命延长，人口数量出现了高出生、低死亡、高增长；而人口数量的增长，无形中增加了卫生人力资源的需求；人口质量是一个民族健康素质的体现，既受卫生人力资源需求的影响，又影响卫生人力资源的发展；一个国家和地区不同的人口构成特点，影响到卫生保健服务的提供，卫生保健服务的提供又依靠卫生人力资源来完成，因此，人口构成在某种程度上也影响卫生人力资源的需求。

6. 地理位置

社会居民所处的地理位置也是卫生人力资源需求的影响因素之一。由于卫生服务的生产和消费是同时发生的，因此卫生服务的空间受到限制。从需方来看，卫生服务的市场范围是根据就医的方便程度来决定的。很难想象居住在农村贫困地区的居民会经常去县医院或市医院来获得卫生技术人员的服务，他们更多的是选择就近的村卫生室或乡镇卫生院来接受卫生服务，从而来完成他们对卫生人力资源的需求。

三、卫生人力资源供给

（一）卫生人力资源供给的概念和特点

卫生人力资源供给是指在一定技术条件和时期内，一定的价格水平下，卫生人力的提供者愿意并能够提供的卫生技术人员数量。

表面上看，卫生人员主要通过医疗机构这样特定的场所来向患者提供服务，而医疗机构必须雇用卫生技术人员来满足社会居民对卫生服务的需求。但本质上分析，医学教育机构才是卫生人力资源真正的提供者。

（二）卫生人力资源供给的特点

1. 人才培养周期长

医学院校教育需要花费大量的时间，作为一名毕业于政府备案的医学院校的合格的学生，从本科（或专科）培养到高层次的硕士、博士培养花费至少 10 年以上的时间，此外，他们不仅仅是需要扎实掌握临床理论知识、丰富的人文知识，更重要的是要在实际工作中不断地锻炼自己的实践能力和丰富自己的实践经验，所以要不断地补充新知识、新信息，采取多种形式如培训、继续教育学习、师从大医院的专家等，不断地充实丰富自己。

2. 专业性和技术性

卫生服务提供是依靠卫生人员运用专业技术和医学知识直接作用于患者来实现的，卫生服务是一种专业性技术服务，这就决定了卫生服务提供者必须是受过医学专业正规教育，并获得了特定资格的人，才有资格从事卫生服务的生产和供给。这种专业性的特点也决定了卫生服务垄断性的客观存在。

3. 准确性

卫生服务涉及人的健康和生命，要求其供给准确无误。因此，卫生服务提供者必须经过专门、严格的培训，具备良好的技能，提供高质量的服务。卫生服务质量的高低主要反映在诊断的准确率、治疗的成功率、患者的费用负担水平和诊疗时间的长短等方面。

4. 公平性

健康是公民的权利，每一个社会公民都享有等同的健康权利。政府有提供健康权利保障的义务。作为政府，应该将人群健康作为最高目标，在区域间、部门间、社会人群阶层间提供健康保障，尤其弱势人群，而卫生人力资源是提供健康保障的核心。

5. 信息优势

卫生服务提供者的信息优势也反映在服务种类上。除了医疗服务（预防、治疗、康复）外，也包括咨询服务（信息、诊断、具体行为建议）等。一般来说，服务提供者既提供治疗服务，也提供咨询服务。这是因为，这些服务的生产和消费属于一种互补的关系；或是因为通过咨询服务有可能保持对治疗服务的引导（供给导致的需求）。

（三） 卫生人力资源供给的影响因素

1. 医学院校教育的专科化

由于多年来中国医学教育和医疗服务体系被生物医学模式统治，强调以疾病为中心并有过度专业化的倾向，使得医学生的培养形成以专科医疗为主体、以疾病或专科为中心的思维方式和培养模式，医疗与预防、公共卫生相脱节的现象比较普遍。医学教育不仅要有医学科学知识、医学专业技术的传播，同时更要有科学素质、人文精神、人类文化的修养。

2. 应届毕业生的可得性

要想在任何给定的时间都有适当数量的毕业生，就要求若干年前有适当数量的学生入学。因此，医学毕业生的数量取决于那些潜在的医疗人员进入医学院校、接受相应教育的个人决策。

3. 报酬政策

卫生服务提供者凭借其工作维持生计，需要依赖于按其提供的服务取得相应的报酬。从服务提供者的角度看，报酬政策的目标是确立特别有利的计酬制度。该制度必须关注成本、市场、竞争及法律（如计费法规）状况。

4. 医患关系

医患关系是社会关系的组成部分，和谐的社会需要和谐的医患关系。随着市场经济制度的不断完善，政府的责任意识、人们的权利意识、参与意识及医方对利益的追求等诸多因素使得医患关系日趋紧张，日益紧张的医患关系一直是医务工作者和患者共同关心的敏感话题，医生在执业过程中没有安全感，对医生的职业产生挫败感，甚至厌恶感，会导致医生群体的流动，强大的社会舆论会潜在影响医学院校的报考率，影响进入医学院校教育的个人决策。

四、卫生人力资源市场

（一） 卫生人力资源市场的概念

卫生人力资源市场是指以市场经济的价值规律、竞争规律和供求规律为基础，引导医生、护士、医技及管理等卫生工作者的供求，促进人力资源要素实现优化配置的机制。卫生人力资源市场通常以医疗卫生机构中卫生人力的供给和需求为核心要素，结合卫生人力的教育、培训、准入、考核、晋升、走穴和流失等问题，最终在微观和宏观层面实现医疗卫生人员的人力资源的合理配置。

（二） 卫生人力资源市场的特点

卫生人力资源市场是人力资源市场的重要组成部分，除遵循人力资源市场的一般规律外，卫生人力资源市场还有其独特性，包括以下内容。

1. 供方的专业性和技术性

由于卫生服务的高科技特征，提供的卫生服务就必然需要相应的专业知识和技术水平。卫生服务的供给，受医学教育的规模、水平和效率的影响，也受到行医资格等条件的限制，即在卫生领域存在着进入壁垒。

2. 供方的主导性

由于卫生服务的信息不对称，导致卫生服务的需求者不拥有主导的地位，也不能做出理性的选择。所以在卫生服务利用的选择上，卫生服务提供者是需求者的代理人，处于主导的地位。因此，卫生服务提供者的决策成为能否合理选择卫生项目的关键。如果多提供服务，卫生服务提供者是利益的直接受益者，因此，政府管理者有必要对卫生人力供给方进行监管，否则，在利益机制的驱动下，很容易发生诱导需求的现象。

3. 典型的结构性不均衡

卫生人力也是经济人，他们受经济利益及其他优越条件的诱惑，多集中在城市、经济发达地区，无论数量或质量，中西部地区和农村的卫生人力均远低于东部经济发达地区。因此，一方面造成经济发达地区卫生人力的过剩，另一方面导致经济欠发达地区人才的短缺。这就形成了典型的结构性不均衡。

4. 进入存在壁垒

因为医学是一门关系到人的健康和生命的科学。为此，通过医师资格考试是医师执业的必备条件，考试合格者获取执业医师执照。在取得执业医师资格后，经过相应的专业培训，并取得资格认可，具有从事相应专业活动能力的医师才可以成为专科医师。

5. 护理人力流动性高

护士社会地位不高，工作强度大，收入低，无编制，医患关系不和谐等，越来越多的年轻人不愿意从事护理工作，医院护理人力紧缺、流动性大。

第二节 卫生人力资源市场均衡分析

一、卫生人力资源短缺

(一) 卫生人力资源短缺的概念

卫生人力资源的短缺（shortage of health human resource）是指在一定时间和一定条件下，卫生人力资源的供给不能满足社会对卫生服务需求的实现。卫生人力资源短缺可分为卫生人力资源名义短缺和卫生人力资源实际短缺。

1. 卫生人力资源名义短缺

卫生人力资源名义短缺是指以某一区域疾病患病率及发病率等相关的流行病学资料为依据，以该区域从事预防和治疗的卫生人员在预防和治疗这些疾病时所花费的时间来判断该地区对卫生人力资源的需求量和需要量。

经常采用的方法是，按照每千人口医师数或卫生技术人员来确定该区域的卫生人力资源需要数量。其测算指标是每千人口医师数或每千人口卫技人员数。计算公式为：

$$区域人口数/1000×每千人口医师数 = 卫生人力资源需求量 \qquad (式12-1)$$

然后再对比供给量来确定短缺。例如，某区域内人口数为 100 万，测定的每千人口医师数为 4，那么通过上述算式计算得到的卫生人力需求量为 4 千。供给量假设为 3.5 千，那么卫生人力资源名义短缺为 0.5 千人。根据此种方式确定的卫生人力资源需要数量往往高于实际情况的需要。

还可以根据人群患病情况判断确定：其测算指标为总患病率或发病率。其计算公式为：

$$卫生人力资源需求量 = （区域人口数×两周患病率×26）/每医师的年门诊服务量$$

$$(式12-2)$$

然后再对比供给量来确定短缺。

2. 卫生人力资源实际短缺

卫生人力资源实际短缺是指在一定时期内，某一区域的卫生人力资源供给量不能满足人们对卫生人力的需求量。卫生人力资源实际短缺可以分为暂时性短缺和长期短缺。

（1）卫生人力资源暂时性短缺。是指如果这段短缺的时期比较短暂并且可以通过一定的调整方式进行调整（如调整价格等），则此种短缺被视为暂时性短缺。暂时性短缺最常见的原因是由于价格不合理（过低）引起的，可以通过调整价格来消除暂时短缺。

图 12-1 中，纵轴线 P 代表价格（工资），横轴线 Q 代表卫生人力数量。$D1$ 表示原有的卫生人力资源需求曲线，$D2$ 表示新的卫生人力资源需求曲线，$S1$ 表示卫生人力资源供给曲线。在市场价格水平为 $P1$ 时，市场的均衡点为 $E1$，此时，$Q1$ 既是市场的需求量也是市场的供给量，如果人们对卫生人力资源的需求量由 $Q1$ 上升到现在的 $Q3$ 时，而卫生人力的市场价格仍维持在 $P1$，没有达到市场均衡价格 $P2$ 时，卫生人力的市场需求量 $Q3$ 超过了市场供给量 $Q1$，从而形成卫生人力市场供给的暂时性短缺。只要对卫生人力的价格进行调整，从而卫生人力的暂时性短缺消失。而且，价格调整的这段时间间隔越短，卫生人力暂时性短缺消失得越快。

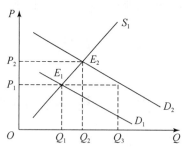

图 12-1　卫生人力暂时性短缺曲线

（2）卫生人力资源长期短缺。是指卫生人力资源暂时性短缺的现象长期没有消失，卫生人力供给数量小于需求数量，则此种短缺被视为长期短缺。

图 12-1 中，如果卫生人力市场价格由 $P1$ 提高到 $P2$，需求曲线由 $D1$ 上升到 $D2$，市场的均衡点为 $E2$，此时，$Q2$ 既是市场的需求量也是市场的供给量，即达到新的卫生人力市场均衡。倘若卫生人力的市场价格没有达到 $P2$，仍保持 $P1$，而人力需求曲线却达到 $D2$ 时，那么卫生人力资源短缺现象就会出现，卫生人力短缺量为 $Q3-Q1$。而且如果这种现象长期没有消失，就进入了卫生人力资源的长期短缺阶段。

假设某县 250 000 个居民有 1% 的人患某种疾病，进一步假设，治疗这种疾病需要医师工作 6 个小时，如果每个医师每年工作 2000 个小时，则该县需要治疗该疾病的专科医师数为：250 000 人×（1 病例/100 人）= 2500 病例；2500 病例×（6 小时/病例）= 15 000 小时；15 000 小时×（1 个医师/2000 小时）= 7.5 名医师。

假设该县正好有 7.5 名全职专科医师，而其人口从 250 000 增长到了 400 000，再假设患病率和治疗技术保持不变，那么对医师的需求将增长到 12（400 000/250 000×7.5）名医师。如果实际医师总数少于 12 人，则会发生实际短缺。

试想一下，当社会存在卫生人力资源的长期短缺时，可以通过加大医师的工作量来解决长期短缺吗？加大医师工作量只能使长期短缺得到暂时缓解，但同时可能引起卫生服务质量下降，比如，医师可以通过采取延长患者候诊的时间、缩短诊次时间等方式使得卫生服务质量下降。所以，加大医师工作量并不能从根本上解决卫生人力资源长期短缺这一问题。

总之，通过上述分析表明，当存在卫生人力资源暂时性短缺时，应尽快采取价格调整等手段来解决；当存在卫生人力资源长期短缺时，则应该采取加大医学教育方面的投入，加快卫生人力资源的培养，适当提高卫生人力资源的价格等一系列配套措施，最终解决卫生人力资源供给短缺问题。

二、卫生人力资源过剩

卫生人力资源过剩（surplus of health human resource）是指在一定时期、一定价格条件下，卫生人力资源的供给大于社会对卫生人力资源的需求。此时，卫生人力资源的收入低于正常的收入水平，卫生服务价格过低，提供的服务的成本价格不能得到补偿。在中国，由于地区经济发展不平衡，卫生技术人员过多地集中于经济条件好的地区，导致该地区的卫生人力资源供过于求，形成了经济较发达地区卫生人力供给的相对过剩；而经济欠发达地区的卫生人力却很少，致使该地区的供给远远小于需求，造成经济欠发达地区供给短缺的局面。

卫生人力过剩的原因有：当医师所提供服务的价格增加速度低于成本增加速度时；和（或）当医师提供服务的成本迅速增加（如由于医疗事故而使保险金增加），而医师的费用又被政府或第三方支付者所控制时，就会发生医师人力过剩的现象，医师的回报率也会降低；此外，如果医师人力的增加速度高于对医师所提供服务的需求量的增加速度，也会导致医师人力的供给过剩。

医师人力的供给过剩问题比医师数量短缺容易解决。如果人们发现医学教育的回报率较低，则申请进入医学院校的人数就会减少。在一定时期内，较低的医师供给量的增加，将会达到一种新的均衡状态。

但无论是医师人力的供给过剩，还是医师数量的短缺，均会引起人们的不满。当医师人力供给过剩时，医师的收入就会降低，但如果医师数量发生暂时性短缺，则医疗服务的购买者不仅需要支付较高的价格，而且对医疗服务的可得性也会降低；此外，一些合格的申请者不能进入医学院校学习。

三、卫生人力资源供需均衡

卫生人力资源供需均衡（supply and demand equilibrium of health human resource）是指在一定时期内，社会对卫生人力资源的需求与卫生人力资源的供给相当，处于相对平衡的状态。卫生人力资源实现供需均衡时，不仅实现卫生人力资源的最优配置，还会实现卫生人力资源的充分就业。

值得注意的是，当分析卫生人力资源供需均衡时是以卫生人力资源的高效率利用为前提的。如果在卫生人力资源没有实现高效率利用的情况下研究供需均衡，那么，此种均衡一定是一种不真实的供需均衡，其实质一定是供大于求，因为这种情况下卫生人力资源所提供的服务并没有达到最佳负荷状态，也就是卫生人力没有被充分利用。同时，还要正确处理供需平衡与高效率的关系。如果只考虑卫生人力资源利用的高效率而忽视卫生人力的供需平衡，则不能满足居民的卫生服务需求，也就会造成卫生人力供给不足，从而形成卫生服务提供不足。当然，在关注卫生人力资源使用效率的同时，也不应忽略公平。由于存在较大的城乡差别和地区差别，一些卫生技术人员过多地集中在经济条件较好的地区，从而形成这一地区的卫生技术人员相对于该地区的需求来说过多，而生活条件相对比较差的农村地区或经济欠发达地区却很少有人愿意去，从而造成这些地区的卫生人力供给远远低于该地区的需求。

按照《医药卫生中长期人才发展规划（2011–2020 年）》的要求，要以提高基层医疗卫生人员的专业素质和技术水平为重点，建立一支适应基本医疗卫生制度需要的基层医疗卫生人才队伍；强化公共卫生的政府职责，按照逐步实现公共卫生服务均等化的需要，以培养疾病预防控制、卫生监督、健康教育、精神卫生、妇幼保健、应急救治、采供血等专业人员为重点，大力加强公共卫生人才队伍建设；大力培养与培训护理、药师、卫生应急、卫生监督、精神卫生、儿科医师等急需紧缺专门人才，合理扩大急需紧缺专门人才的医学教育规模，加强对相关领域在岗人员的专业培训；加强高层次医药卫生人才队伍建设，造就一批具有国际竞争力的医学杰出人才，培养一批高技能专业技术骨干人才。

注重效率兼顾公平，实现卫生人力资源的合理配置，这是研究卫生人力资源供需平衡真正的目的所在。其次，在分析供需均衡时，应该同时从数量和质量着手。既要实现总量的平衡也要实现结构的平衡。最后，现实中的卫生人力资源市场并不是供需平衡的市场。因为卫生人力资源需求还受卫生人力资源工资的刚性及人们的主观偏好、社会心理等因素的影响。

第三节　卫生人力资源需求预测

一、卫生人力资源需求预测的概念

随着人民生活水平的不断提高，相应对医疗保障提出了更高的要求，而我国的卫生事业虽然取得了很大的发展，但却存在明显的卫生人力资源失衡现象，突出表现在：卫生人力总量过剩，人员地区分布不均衡尤其是城乡差距较大，卫生人员总体素质不高。因此迫切需要加强卫生人力资源预测研究，使其更合理地从数量上、质量上和分布上调整现有存量，优化增量，以推动整个卫生事业的发展进程。卫生人力预测的结果取决于选择的方法，不同方法提出不同解释的条件，建立在不同工作量标准及健康需要量的基础上，因此，不同假设条件下得出的结论可以向卫生决策部门提出不同性质的建议。

卫生人力资源需求预测是指卫生行业为实现既定目标而对未来所需员工数量和种类的估算。卫生人力需求预测是在对卫生行业评估的基础上进行的。它利用对未来一定时期内卫生人力资源状况的假设和对卫生行业外部环境考察所获得的信息及行业内部优势与弱势的分析资料，进行行业的人力资源需求预测。

一般来说，卫生人力资源需求预测包括三个规划时期，即短期预测、中期预测和长期预测。短期预测通常是一年左右，提供的是卫生行业所急需的人才；中期预测一般为 1～3 年；长期预测一般为 3～5 年。由于卫生人力资源的培养周期较长，实际工作中往往更侧重于中期与长期的预测。

卫生人力需求量预测需要从社会经济发展、人口数量及结构变化、医学模式演变、卫生服务利用及医学科技发展等因素出发，研究未来卫生系统需要的适宜的人力规模与结构。除此之外，国家人力资源的政策、医学教育水平、卫生人力的报酬、医师执业组织数量、卫生人力的流动率等都是影响卫生人力资源的需求因素。

二、卫生人力资源需求预测方法

卫生人力资源需求预测是编制卫生人力规划的前提和依据，是人力资源规划的中心内容。可以这样说，没有预测就没有规划。人力资源预测是在了解和掌握组织未来职能和工作任务、现有人员是否具备组织所要求的条件、目前工作将来是否需要、该工作定编定员是否合理，以及组织现存人力资源等的基础上，对一定时期内组织人力资源总体需求的预测。人力资源需求预测的方法很多，大致可以分为定性和定量预测技术。

（一）卫生人力资源需求预测定性技术

1. 德尔菲法

德尔菲法（Delphi）是邀请某一领域的一些专家或有经验的管理人员来对某一问题进行预测，

因此也有人把它称为专家预测法或天才预测法。该方法的主要步骤是：第一，提出要求，明确预测目标。向专家提供有关情况和资料，征求专家意见及补充资料；第二，提出预测问题。由专家们对调查表所提问题进行评价并说明理由，然后由协调人员对专家意见进行统计；第三，修改预测。要求每位专家根据反馈的第二轮统计资料，再次进行判断，并要求持异议的专家充分陈述理由；第四，再次（最后）进行预测，请专家们提出他们最后的意见及根据。

在实施 Delphi 法时，必须注意以下问题：一是被调查的专家应具有广泛的知识和具有一定的权威性，参加预测的专家要有一定的数量，通常不少于 30 人，且意见返回率不低于 60%，否则缺乏广泛性和权威性；二是要提供给专家充分的信息，要努力创造条件使专家能自主地、独立地做出比较正确的判断；三是所提供的资料和所提出的问题，一定要围绕预测目的，不要造成误解和歧义；四是尽可能获得高层决策者、管理者和参加者的支持，以提高预测的有效性。

2. 卫生需要法

卫生需要法是建立在卫生服务需要量的基础上，结合卫生人力的生产效率，预测卫生人力需求量。该方法从伦理学角度看待人群需要的卫生服务。这种方法基本的出发点是最大限度地满足居民医疗需要量，没有考虑到社会经济及医疗制度等因素对居民医疗服务利用程度的影响，因此是一种"理想的"卫生人力需要预测模式。

这种方法比较适合计划经济条件下的区域卫生规划和预防保健资源的配置和规划。

未来卫生人力需求量＝（年均人口数×年平均每人患病的次数×年平均每名患者需要
得到服务的次数×平均每次服务所需要卫生人力花费的时间）
/年平均每名卫生人力提供服务的总时间　　　　　　　　　　（式 12-3）

3. 卫生需求法

卫生需求法是建立在卫生服务需求量的基础上，结合卫生人力的生产效率，预测卫生人力需求量。人群常会因经济、时间、交通问题影响卫生服务的利用，满足人群的卫生服务需求比满足卫生服务需要更重要。该方法考虑到了卫生服务利用的程度，即以有效的需求量为基础，从而客观地预测目标年度的卫生人力需求量，使预测的结果更有可信性和可行性。但这种方法需要更多的自变量因素和大量的信息资料，研究费用昂贵，使它的利用受到许多限制。

这种方法特别适合于市场经济条件下的区域卫生规划，因为这类国家和地区的政府无需在卫生资源的分布和使用方面给予严格控制，资源配置基本上是由市场根据需求来调节的。

未来卫生人力需求量＝（年均人口数×年平均每人患病的次数×年平均每名患者实际得到服务的次数×平均每次服务所需要卫生人力花费的时间）/年平均每名卫生人力提供服务的总时间

（式 12-4）

4. 服务目标法

服务目标法是指根据社会经济发展水平、人群对卫生服务的需求及卫生服务发展的可行性，由决策者和专家来制定卫生目标，确定提供给人群的卫生服务数量和质量，然后预测卫生人力需求量。如已知 1 名医师 1 年内能提供 5000 人次门诊服务，则根据门诊服务的总量，即可计算出需要多少名医师。服务目标法也可以从人群需求量提出，如每千人口住院率、住院床日数、年人均门诊次数等。

这种方法的优点是简便易行，缺点就是服务目标的确定不易做到科学合理，如果管理者判断错误，那么预测结果也就会不准。

未来某类专业人员需求量＝（年均人口数×年服务量标准×某类专业人员提供服务的比例）
/某类专业人员年标准产出量　　　　　　　　　　（式 12-5）

5. 人力/人口比值法

人力/人口比值法是指直接以理想的、经验的或是范式的比例为标准，将接受卫生服务的人口转换成卫生人力需求量。这种方法用来评价一个国家或选择地区的卫生人力与人口的比例。它根据当前情况和分析过去的变动趋势，以及对未来某年人口估计值，利用本国比较好的地区的比值，或世界推荐的标准来预测对卫生人力的需求。规划者和政策制定者可以根据期望的比例，对不合理的分布、不适宜的人员配备密度进行调整。

这种方法简单实用，研究费用少，容易解释。使用这种方法只要两个数据即可：人口预测值和理想的卫生人力与人口比。但缺点也很明显，如什么样的卫生人力与人口比才是理想的，再有，许多国家按每千人口应拥有一名医师来调整医师的需求和供给量，但不能解决不同类型、不同专业卫生人力间的配备比例。

$$未来卫生人力需求量 = 人力/人口比 \times 年平均人口数 \qquad (式12-6)$$

6. 卫生人力的工作负荷比法

卫生人力的工作负荷比法也可称任务分析法，根据工作负荷来预测卫生人力，一般通过服务的"关键动作"量来估计需要的卫生人力。如计划免疫中的注射量、医师或护士对患者的就诊量、实验项目类型分析等关键动作总次数来计算工作量及需要的卫生人力数。前者工作量要根据人口预测、患病率及计划覆盖率来定，而后者需要的人力数还要考虑到期望工作时间、人员利用率及辅助管理人员等因素，详细研究不同卫生服务（医院、门诊、预防）的编制和如何配备工作人员的数量、类型和方式。

这种方法比较复杂，计算成本高，还不太成熟。它是研究编制的一种方法，对于确定需要配备什么类型的卫生人力、提高服务效率、指导人力规划十分有用。

$$需要人力数 = 一年内需要处理的病例（或任务）总数/$$
$$一年内一个工作人员可以处理的病例（或任务）数 \qquad (式12-7)$$

需要说明的是，不论采取何种方法预测卫生人力，都要使用某种人力标准或定额将卫生服务需求量转化为人力需求量。卫生人力标准设计方法很多，如保持现状法；请有经验的人员或专家判断；以最好地区的现状为标准；国际比较或直接采用国际标准、国外标准等。

（二）卫生人力资源需求预测定量技术

1. 趋势外推法

卫生人力资源趋势外推法是通过对卫生机构在过去五年或者更长时间中的员工雇佣变化情况进行分析，然后以此为依据来预测该卫生机构未来人员需求的技术。这种方法是根据实际资料和事物发展连续性的原理，把过去和现在的发展情况延伸到未来，并根据各种外推的结果进行预测。利用趋势外推法必须是在教育培养能力、人员分配渠道比较稳定的情况下，一般只适用于中短期预测，当规划期大于 5 年以后，容易发生较大的误差。其预测模型为：

$$y_t = y_0 (1+a)_t \qquad (式12-8)$$

式中，y_t 表示年度时间内的人员需求；y_0 表示原有人员数；a 表示人员增加或减少的百分比；t 表示时间（年度）。

2. 一元线性回归法

当人力资源的历年数据呈较有规律的近似直线趋势分布的时候，可用最小的两乘法求出直线回归方程 $y = a + bx + u$ 来预测未来的人员需求。

式中，y：所需人数；x：床位数；a、b：根据其他医院经验数字假定的系数；u：随机变量。

3. 多元回归分析法

一般来说决定卫生人力资源数量的相关因素往往不止一个，社会经济发展的速度、社会政治的稳定程度、政府职能的变化情况、卫生管理人员的素质状况、医学科技手段的先进与否，都会对人员数量产生影响。如果考虑两个或两个以上因素对卫生人力资源需求的影响，则须采用多元线性回归预测法。多元回归分析法就是通过对卫生机构影响卫生人力资源需求量的多个因素的分析，而达到比较准确的预测结果。为了确保预测的准确性，最好先做相关性检验，然后再根据自变量的未来值预测因变量的未来值。在实际测量中，建立多元回归方程比一元回归方程要复杂得多，有兴趣的读者可以参考相关的书籍，这里不做更多的论述。

4. 柯布–道格拉斯生产函数法

著名的柯布–道格拉斯生产函数为企业人力资源需求预测提供了一个科学可靠的方法。

柯布–道格拉斯生产函数为：

$$Q = A_{(t)} k^\alpha L^\beta \qquad\qquad (式12-9)$$

式中，Q：总产量水平；K：资本投入量；L：劳动力投入量；$A_{(t)}$：生产系数；α、β：资本和劳动产出的弹性系数。

柯布–道格拉斯生产函数可以变形为：

$$\beta \ln L = \ln Q - \ln A_{(t)} - \alpha \ln K \qquad\qquad (式12-10)$$

卫生机构对卫生人力资源的需求也可以由上述公式求出。对卫生机构来说，运用柯布–道格拉斯生产函数法预测卫生人力资源的需求是一个比较复杂的过程，因为 $A_{(t)}$、α、β 的确定是比较困难的事情，它往往要借助于回归分析的方法才能得到。

由于受到卫生行业内部和外部各种复杂环境的影响，使得卫生领域的人力资源预测相当困难和复杂，大多数情形下，上述各种预测卫生人力资源需求量的方法可能是交叉的，往往几种方法同时用到，通过人力资源的预测，卫生机构可以了解规划的合理程度，可以有效地配备各种资源，降低成本支出，提高资源的使用效率。

第四节　卫生人力资源的基本状况

一、世界卫生人力资源的基本状况

世界卫生组织在 2013 年 11 月召开的第三届全球卫生人力资源论坛上发布一份关于"没有人力资源就没有健康（no humanresources，no health）"的统计报告。报告称，目前全球范围内短缺约 720 万卫生保健工作人员来满足民众的基本医疗需求，这一数字预计到 2035 年将持续攀升到 1300 万，使实现"全民健康覆盖"的目标面临严峻挑战，尤其是在孕产妇和婴幼儿保健领域。报告指出，全球现有 58 个国家，其 90% 的产妇死亡及 80% 的死产婴儿案例都是因为缺乏经过专业训练的接生人员所导致的。

近年来，世界各国在加强卫生人才培养方面取得了一些进展，更多的国家已经达到"每万人平均拥有 23 名专业卫生人员服务"这一基本要求。然而，尚未达标的国家还有 83 个，且主要集中在撒哈拉沙漠以南的非洲地区。据统计，当地 47 个国家共拥有 168 所医学院，其中 11 个国家没有任何卫生教育机构，24 个国家全国仅有一所医疗卫生学校。

除了这种全球性的人力资源短缺外，还存在着道德水准下降和信任度逐渐淡薄等危机。为了解决全球卫生人力资源的三重危机，世界卫生组织强调在国家的层面上可以提供有竞争力的薪水和其他福利，创造良好的工作环境，避免感染、伤害和暴力影响安全的工作场所。此外，加强在职培训、鼓励职业晋升和提供管理支持都是可以优先考虑的。

二、中国卫生人力资源的基本状况

据《2012 年我国卫生和计划生育事业发展统计公报》，2012 年末，全国卫生人员总数达

911.9 万人。其中，卫生技术人员 667.9 万人，乡村医生和卫生员 109.4 万人，其他技术人员 31.9 万人，管理人员 37.3 万人，工勤技能人员 65.4 万人。卫生技术人员中，执业（助理）医师 261.6 万人，注册护士 249.7 万人，人数规模较大。

根据《2006 年中国卫生人力报告》及《2011 年中国卫生人力发展报告》的分析，卫生人员的总量变化经历了四个时期：20 世纪 50 年代为快速发展期，60 年代停滞不前，70～80 年代快速发展，每年递增 15 万人，90 年代后发展趋缓。

（一）类别构成

从表 12-1 中可以看出，2012 年全国卫生人员总数已近 912 万人，其中，卫生技术人员占 70% 以上。管理人员所占比例逐步减少，因此，重视卫生管理人才的培养，造就一批适应卫生事业发展的职业化管理队伍应提上议事日程。

表 12-1　全国卫生机构专业卫生人员数

| | 总卫生人员数（万人） | | | 各类人员占总人员数（%） | | |
	2001 年	2008 年	2012 年	2001 年	2008 年	2012 年
总计	687.5	725.2	911.9	100.0	100.0	100.0
卫生技术人员	450.8	517.4	667.9	65.6	71.3	73.2
乡村医生和卫生员	129.0	93.8	109.4	18.8	12.9	12.0
其他技术人员	15.8	25.5	31.9	2.3	3.5	3.5
管理人员	41.3	35.7	37.3	6.0	5.8	4.1
工勤人员	50.5	52.7	65.4	7.3	4.9	7.2

（二）医护配置比例

2011 年执业（助理）医师为 246.6 万人，注册护士为 224.4 万人，医护配置比例为 1∶0.91。根据医院的分级管理标准，医护比例的合理范围在 1∶2～1∶1。可见目前我国总体上护理人员的数量依旧不足，从而导致医护配置失衡。医护配置比例失衡问题在我国基层医疗卫生机构尤为严重。见表 12-2。

表 12-2　2011 年各类医疗卫生机构医护配置情况

机构分类	执业（助理）医师（人）	注册护士（人）	医护比
医院	1 306 835	1 627 761	1∶1.25
基层医疗卫生机构	959 965	492 554	1∶0.51
专业公共卫生机构	185 542	115 233	1∶0.62
其他机构	13 752	8472	1∶0.62
合计	2 466 094	2 244 020	1∶0.91

（三）职称结构分布

在职称结构分布上，我国卫技人员中高级、中级、师（士）级职称及无职称人员所占比例依次为 7.7%，23.7%，58.0%，10.5%，初级职称及以下的人员所占比例为 68.5%，超过了卫技人员总量的 66.7%。

其中，执业（助理）医师的职称水平以中级和师（士）级职称为主，分别占执业（助理）医师总量的 29.2% 和 48.0%。注册护士的职称则以师（士）级为主，占总体比例为 67.8%，见表 12-3。根据 WHO 相关研究，高级、中级、初级职称卫生人员比例呈"橄榄型"分布（1 : 3 : 1）较合理。目前我国卫生人力资源的职称结构非常不合理，缺乏具有较高职称水平的卫生人才。

表 12-3 2011 年卫生人力资源学历与职称结构分布（%）

分类	学历结构				职称结构			
	本科及以上	大专	中专	高中及以下	高级	中级	师（士）级	其他
卫生技术人员	25.7	37.0	33.4	3.8	7.7	23.7	58.0	10.5
执业（助理）医师	44.3	32.1	21.2	2.5	15.7	29.2	48.0	7.1
注册护士	9.6	44.1	44.0	2.4	1.9	22.8	67.8	7.5

（四）地理分布

我国卫生人力的地理分布不平衡也很明显。在沿海的发达地区与内陆欠发达地区的卫生人力分布差异很大。北京、上海、天津等城市每千人口医师数已接近或超过发达国家，而安徽、广西、贵州三省每千人口医师数远远少于北京、上海、天津等城市（表 12-4），2010 年与 2005 年相比，这一状况基本上没有什么变化。另外，城乡分布差距也很大。2010 年每千人口医师数城市为 2.97 人，农村为 1.32 人，相差 2 倍多。可见大力培养基层留得住、用得上的卫生人员是当务之急。

表 12-4 全国部分地区平均每千人口医师、护师（士）数比较

	每千人口医师数			每千人口护师（士）数			每名医师与护士比		
	2005	2008	2010	2005	2008	2010	2005	2008	2010
全国	1.52	1.58	1.79	1.06	1.25	1.52	0.70	0.79	0.85
北京	4.28	4.79	5.24	3.62	4.50	5.34	0.85	0.94	1.02
上海	3.23	3.67	3.75	2.89	3.51	3.96	0.89	0.96	1.06
天津	2.65	2.66	2.92	2.08	2.26	2.45	0.78	0.85	0.84
辽宁	2.18	2.14	2.28	1.74	1.90	2.09	0.80	0.89	0.92
江苏	1.50	1.62	1.73	1.11	1.36	1.64	0.74	0.84	0.95
福建	1.31	1.24	1.66	1.01	1.09	1.52	0.77	0.88	0.92
广西	1.11	1.18	1.33	0.91	1.03	1.32	0.82	0.87	0.99
内蒙古	2.14	2.03	2.29	1.15	1.29	1.56	0.54	0.64	0.68
安徽	1.01	1.10	1.27	0.73	0.90	1.13	0.72	0.82	0.89
河南	1.11	1.13	1.43	0.77	0.92	1.12	0.69	0.81	0.78
贵州	1.06	0.96	1.04	0.61	0.71	0.86	0.58	0.74	0.83
西藏	1.72	1.56	1.52	0.71	0.68	0.68	0.41	0.43	0.45

三、卫生人力发展的经济政策

2011 年原卫生部发布《医药卫生中长期人才发展规划（2011-2020 年)》，为今后 10 年卫生人才队伍建设设定了总体目标。

（一）卫生人才发展既要扩大规模，也要提高质量

虽然我国卫生人员总量目前已达912万人，但面对我国医疗卫生事业发展的新形势，我国医药卫生人才总量仍然不足，为此要扩大人才规模。在重量的同时也要重质。在国家优先发展学科和国际科技前沿领域，重点支持优秀创新团队建设。加大对重点单位、重点科研基地和海外高层次人才创新创业基地建设的支持力度。建立高层次医药卫生人才信息库，搭建将人才送出去和引进来的国际人才服务平台。

（二）培训紧缺人才，加强公共卫生人才队伍建设

强化公共卫生的政府职责，按照逐步实现公共卫生服务均等化的需要，以培养疾病预防控制、卫生监督、健康教育、精神卫生、妇幼保健、应急救治、采供血等专业人员为重点，大力加强公共卫生人才队伍建设。

同时针对新时期发展的迫切需求，通过对现有人才的专业培训，开发医药卫生急需紧缺专门人才。应将护理人员、药师、卫生应急、卫生监督、精神卫生、儿科医师等列入医药卫生急需紧缺专门人才范畴。

（三）加强中医药人才建设，走中国卫生人才发展之路

加强基层中医药人才队伍建设，积极开展县级中医临床技术骨干培训项目、农村在职在岗中医药人员中医专业大专学历教育，以及民族医药知识与技能培训。为老中医药专家遴选学术继承人，建设中医药重点学科建设点、中医药优势特色基地和中医及学术流派传承工作室。

（四）统筹人才资源，促进城乡基本公共卫生服务均等化

统筹不同所有制医疗卫生机构人才资源，优化医药卫生人才专业结构，改善医药卫生人才区域与城乡分布。具体措施包括：一是加强教育系统对基层医疗卫生人才的培养；二是岗位培训，多给基层在岗医务人员提供培训机会，使他们成为合格的医生，特别是合格的全科医生，当然还包括中医；三是加强大医院对基层的支持，鼓励大医院对口支援县医院，鼓励大医院的医生到基层服务，县医院的医生到大医院培训，支持和开展远程会诊；四是制定吸引全科医生到基层服务的待遇和政策。既要培养人才，又要制定人才"留得住"、"用得上"的机制；五是积极探索并逐步推行医师多点执业制度，完善各级医疗卫生机构的人才联动机制。

（五）创新制度与机制，重视全科医生培养和住院医师培训

目前，我国全科医生的培养和使用尚处于起步阶段，全科医生数量严重不足。建立全科医生制度，逐步形成以全科医生为主体的基层医疗卫生队伍，是医药卫生体制改革的重要内容，对于提高基层医疗卫生服务水平，缓解人民群众看病难、看病贵，具有重要意义。

要逐步建立住院医师规范化培训制度，探索建立公共卫生专业人员规范化培训和准入制度。同时，要改善医药卫生人才发展政策环境，创新人才培养和激励机制，进一步健全医药卫生人才培养开发、评价发现、选拔任用、流动配置、激励保障等制度和机制。

复习思考题

1. 什么是卫生人力资源？有何特点？
2. 如何理解卫生人力资源短缺和过剩？
3. 卫生人力资源需求预测的方法有哪些？
4. 如何完善卫生人力发展的经济政策？

【案例分析】

华西首个分级医院挂牌，广安市民可在家门口接受华西专家诊疗

2015 年 9 月 25 日，四川大学华西临床医学院/华西医院（以下简称华西医院）与广安市人民政府签订合作协议。今后华西医院将在向广安市人民医院输出品牌和管理的同时，以"在位"、"在线"形式，全面提升医院的技术水平，并探索一条城市医疗机构改革新路。当天，四川大学华西医院广安医院正式挂牌，这也是华西医院的首个市级分院。

近日，在广安市医院"远程会诊"的帮助下，一位当地的心脏病患者得到了华西医院众多专家的会诊，不到 1 小时，就有了完整的治疗方案。开展"远程会诊"，帮助市民"足不出市"就能享受到华西医院的专家诊疗，只是四川大学华西医院结对帮扶广安市医院探索出的路径之一。

"在结对帮扶以后，华西医院将对我院开设'远程会诊'、'远程查房'、'远程看病'等远程在线系统进行帮扶，也会定期安排专家到我院坐诊、查房等。"广安市人民医院负责人说，在帮扶《协议》中明确，华西医院将广安市人民医院作为其对口支援医院，派遣经营管理团队和技术团队帮助工作，定期安排华西医院学科专家到广安市医院开展教学指导，到相应科室进行业务技术指导、开展诊疗服务等。同时，免费接受广安市医院医务人员培训、进修。

华西医院还对广安开辟了"绿色通道"，凡是广安市医院无力诊治的疑难杂症患者可通过"绿色通道"直接转入华西医院，广安市人民医院的医疗服务收费，仍然按照省市物价部门确定的标准收取，除政策要求调整外不会增加、不会提高。

与过去华西医院的对口定点帮扶有所不同，华西医院派出管理团队担任四川大学华西医院广安医院院长和院长助理，将华西医院的管理经验、现代理念和制度与基层实际结合，提升医院的管理水平。华西医院骨科教授王光林成为新医院的首任院长。同时，通过"在位"方式结对帮扶，华西医院在结对科室中设置兼职学科主任，组建流动医疗专家小分队，到医院开展教学门诊、教学查房、教学手术等，集中解决医院疑难重大疾病问题。

（资料来源：华西都市报：2015 年 9 月 26 日）

【问题】

案例中广安市人民医院的做法对解决我国卫生人才短缺问题有何启发？

【提示】

考虑导致人才匮乏的原因，分清楚是卫生人力资源名义短缺还是卫生人力资源实际短缺，提出不同的解决办法。

（罗桂华）

第十三章
卫生服务的合理组织

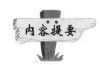 本章主要围绕卫生服务的结构、规模、布局和时序四方面问题，来探讨卫生服务生产的合理组织。介绍了卫生服务结构经济、规模经济、布局经济和时序经济的概念，分析了卫生服务结构的优化、医院最佳规模的选择、卫生服务布局的优化和卫生服务的时序经济选择等。

第一节　卫生服务的结构经济

一、卫生服务结构经济的涵义

现代卫生服务生产要素的构成日益复杂。概括起来大体包括：①人力，主要由卫技人员和其他劳动者构成；②资本，包括货币资本（俗称财力）和物质资本，后者主要由医疗器材、设备、药品、卫生材料及基本设施构成；货币资本可转化为物质资本，物质资本可用货币资本来衡量；③医疗技术；④卫生管理；⑤自然资源，如土地、河流等。

上述生产要素不是任意组合就能形成卫生服务生产力的，必须使生产要素在质上相互适应、在量上比例合理和在排列上关联性强，使要素之间能相互匹配，相互提供条件，相互进行补充，协同完成卫生服务的生产，实现要素构成的合理和经济。

概括地说，所谓结构经济，就是指人们根据生产力运行规律的要求，自觉地、科学地调整生产力结构（各种投入要素的组合）的内部适应性而实现的节约。我们研究卫生服务的结构经济，就是要研究卫生经济结构规律及其相互关系，优化卫生服务的结构，充分发挥生产要素的功能，减少浪费，争取高产出和高效益。

二、卫生服务的结构

（一）卫生服务结构的分类

卫生服务结构可以反映卫生服务的质量和卫生服务组织结构的合理性。卫生服务结构可以分为以下几类。

1. 专业结构

卫生服务系统内部有许多不同的专业。从专业领域方面可以划分为：医疗服务、卫生防疫、医药生产、医学科研及医学教育等；从医疗服务的内部来讲，又分为内、外、妇、儿、口腔、传染病、精神病、职业病科等；从具体分工来看，可以分为卫生技术人员、其他技术人员、卫生管理人员、工勤技能人员等。2012 年末，全国卫生人员总数达 911.9 万人，卫生技术人员 667.9 万人，其他技术人员 31.9 万人，管理人员 37.3 万人，工勤技能人员 65.4 万人。卫生技术人员中，执业（助理）医师 261.6 万人，注册护士 249.7 万人。目前，在我国专业人才中，注册护士等专业护理人员严重不足，例如，我国当前执业（助理）医师与注册护士之比为 1：0.95，而大多数国家为 1：2。专业结构是否合理，直接影响医疗服务的质量。因此，根据卫生服务需求和各专业关联度，保持专业结构的适当比例是十分重要的。

2. 层次结构

卫生服务的层次结构主要是指医疗服务的不同层次。从 20 世纪 50 年代开始，我国就建立了城市和农村的三级医疗服务和三级预防保健网等体制和制度。城市的三级医疗服务分为：三级医疗预防服务机构主要是省、市级医疗预防机构；二级医疗预防服务机构是区、县级医疗预防机构；一级医疗预防服务机构主要是街道卫生院。农村也形成了县、乡和行政村三级医疗预防服务体制和管理制度。随着人口老龄化、疾病谱改变、医疗模式转变、群众对医疗服务需求的变化等，三级网和三级服务机构之间的功能发生混乱，无论大病、小病都涌向大医院，基层医疗保健机构床位闲置，业务清淡，部分乡镇卫生院濒临倒闭，三级医疗预防保健网的网底出现破损。2005 年后，卫生部大力调整城市现有的卫生资源，将政府举办的一级医院、部分二级医院、街道卫生院及企事业单位基层医疗机构转型改造成社会卫生服务机构；同时，加强社区卫生服务机构与医院、预防保健机构的分工合作，构建新型城市的二级卫生服务体系。通过建立健全社区卫生服务组织、综合医院和专科医院合理分工的医疗服务体系，积极发展社区卫生服务，加强规范化管理，将三级的医疗预防服务转为社区卫生服务和医院服务两个层次的卫生服务或者说二级医疗预防服务。

社区卫生服务组织主要从事预防、保健、健康教育、计划生育和常见病、多发病、诊断明确的慢性病的治疗和康复；综合医院和专科医院主要从事疾病的诊治，其中大型医院主要从事危急重病、疑难病症的诊治，并结合临床开展教育、科研工作。逐步形成规范的社区卫生服务和医院双向转诊制度。2012 年末，全国医疗卫生机构总数达 950 297 个，其中：医院 23 170 个，基层医疗卫生机构 912 620 个，专业公共卫生机构 12 083 个。基层医疗卫生机构中，社区卫生服务中心（站）33 562 个，乡镇卫生院 37 097 个，诊所和医务室 177 798 个，村卫生室 653 419 个。重组后的二级医疗预防服务体系在功能上和体系上更能有利于卫生事业的发展，利于满足人民群众日益增长的医疗预防保健服务需求。

3. 人力结构

卫生服务的人力结构反映卫生人力的质量和人力构成的合理性。卫生人力作为一个卫生服务生产投入的基本要素，应当有合理的结构。人力结构内容包括：①年龄结构，年龄结构与卫生服务的质量、工作能力、效益相关，与卫生人力的稳定性和延续性有密切关系，年龄结构的合理与否至关重要。②职称结构，职称与医疗技术水平有着直接关系。高、中、初三级专业卫生技术人员合理的比例，有助于卫生人力的利用和工作效率的提高。在一些大医院，高级卫生技术人员比例过高，出现"团长站岗"，影响着卫生人力的有效利用。一些小医院，缺乏高中级卫生技术人员，出现"士兵挂帅"，影响着医疗服务的质量。合理的职称结构是服务质量和效率的重要保障。目前，我国卫生技术人员中，中级卫生技术人员比例较低，高、中、初三级卫生技术人员比例约为 1：2：1，而世界卫生组织制定的中等发达国家高、中、初三级卫生技术人员之比为 1：3：1。③专业技术结构，如医护比例、医技比例，卫生专业人员与非专业人员的比例，管理人员与一般专业人员的比例等这些人员结构的比例是否合理，是影响卫生机构运行效率和效益的重要因素。卫生机构应当做到年龄结构、职称结构和专业技术结构三方面人员结构的合理性，以保证卫生人力资源的合理配置和利用。

卫生部发布的《"健康中国 2020"战略研究报告》指出，目前我国医疗卫生服务仍与人民健康需求之间存在较大差异，医疗卫生资源总量不足，结构不合理：2010 年，城市每千人拥有 7.62 名卫生技术人员，是农村地区的 2.5 倍，每千人口注册护士数城市是农村的 3.5 倍。东部地区每千人拥有卫生技术人员分别是中西部地区的 1.3 倍和 1.4 倍。

4. 技术结构

卫生服务的技术结构指在一定规模或一定级别的医疗服务机构内，各种技术设施配置的比例关系。例如，一个拥有 550 张床位的医院，应配备多少台 X 线机，多少台超声诊断仪等。

（二）卫生服务结构的影响因素

卫生服务的结构不是固定不变的，它受多种因素影响和制约。卫生服务的结构应随着情况的变化进行调整和改变，以实现卫生服务的结构优化。影响和制约卫生服务结构变化的主要因素有以下两个方面。

1. 卫生服务需求的变化

在某一层次上（如县级医院），决定卫生服务需求变化的因素很多，有经济因素（包括经济发展水平、价格、收入等）、人口因素、疾病流行情况、疾病种类、文化状况、卫生知识普及程度，还有地理、气候、交通乃至民俗等。这些因素发生变化会影响卫生服务需求，卫生服务供给结构也因之发生变动。

2. 卫生服务供给体系的变动

从卫生服务的供方来看，其本身所受的影响因素也是很多的。例如，国家的卫生费用水平，国家对卫生系统的投资能力，医疗卫生技术的发展状况和医学教育水平等，都会影响卫生服务供给能力的变动。一般来说，一个国家的医疗卫生服务的供给，主要取决于：①国家卫生资源的数量种类；②国家的卫生政策及卫生管理体制；③国家卫生组织机构的效率；④国家对卫生事业的经济支持能力。

上述这些因素都会影响和制约卫生服务各种结构的变动。因此，优化结构不可能一劳永逸，而是一个不断发展变化和不断完善的过程。

三、卫生服务结构的优化

优化卫生服务结构，实现结构经济，要求卫生服务生产要素应在质态组合和量态组合上达到优化。

（一）卫生服务生产要素质态组合的优化

在质态组合方面，卫生服务生产要素要相互适应，互为条件，相互补偿，相互耦合，以优化卫生服务的生产。卫生服务生产要素要在技能、水平、性能、效率、质量等方面相互适应。卫生技术人员、卫生服务设施、装备、技术水平及管理水平等要相互适应、匹配。否则就会出现生产不协调，阻碍卫生服务生产力的发展。例如，某些医院投入大量资金建楼房、买设备，而忽视人才的培养，医技水平及管理水平得不到应有提高，结果造成可避免的医疗事故。又如，现在一些城市卫生服务结构不合理，医院无论大小，一概建成"大而全"、"小而全"医院，不仅缺乏特点和竞争力，而且也不能满足社会需求。随着医疗市场竞争加剧，这些中小型医院处境艰难。这就需要调整结构，加强专科建设，满足社会需要。因此，卫生服务的质态组织优化，要求从卫生服务的需求出发，使卫生人力、资本、技术、管理互为条件、相互协调，以充分发挥卫生服务生产要素的整体功能。

（二）卫生服务生产要素量态组合的优化

卫生服务生产要素在量态组合上的优化，是指各种要素在数量上按比例合理配置，以较小的投入取得较大的产出。对于生产要素投入与产出的关系，经济学上可用生产函数来表示：

$$Q = f\ (L,\ K,\ T,\ M,\ N\cdots\cdots)\qquad\qquad\text{（式 13-1）}$$

式中，Q 代表产量，L 代表人力，K 代表资本，M 代表管理，N 代表自然资源。上述函数式表示，卫生服务的产量取决于人力、资本、技术等生产要素的投入量。下面通过卫生服务的生产函数，来探讨卫生服务生产要素的量态优化组合。

在短期内，医疗卫生单位（如医院）的技术水平、设备、病房、基本设施等是难以变动的，而劳动、原料等则是可以变动的。假定，在短期内，某医院在一定的技术条件下，只生产一种服务（其产量为 Q），只有一种固定资本 K，只有一种变动投入人力 L。然后分析变动投入对产量的影响，以确定投入量的大小。现在假定某医院有固定病房和基本设施等资本投入为 60 万元，在短期内，使用不同数量的卫生人力 L 来接受患者住院治疗，出现如下情况见表 13-1。

表 13-1　某医院人力投入与产量表

可变投入量 （人力 L）	资本人力比例 （K/L）	总产量 TP		
		（总平均产量 AP 边际 产量 MP 住院天数）	（平均住院天数）	（边际住院天数）
1	60	10	10	
2	30	24	12	14
3	20	39	13	15
4	15	52	13	13
5	12	61	12.2	9
6	10	66	11	5
7	8.57	66	9.4	0
8	7.5	64	8	−2

（1）总产量（total product，TP）。在其他条件不变的情况下，变动投入 L 与一定量资本 K 相结合所能生产的产量（总住院天数）。总产量随着 L 的增加，从递增（当 L 为 1~6 时）到不变（当 L 为 6~7 时），最终（当 L 为 8 以后）递减。

（2）平均产量（average product，AP）。在一定条件下，平均每个人力的产量（平均住院天数）。它也有从递增到递减的变化过程。AP=TP/L。

（3）边际产量（marginal product，MP）。它是指在一定条件下，人力投入的增量变化所引起的总产量的变动。MP=ΔTP/ΔL。

根据表 13-1 中的数据，作出人力投入量区域与产量曲线图（图 13-1），可将生产分为三个阶段，以便确定生产要素的最佳投入。

第 I 阶段：平均产量（AP）上升，总产量（TP）上升迅速，边际产量（MP）先升后降，此阶段 MP>AP。

第 II 阶段：边际产量小于平均产量，但 MP 大于零，即 0<MP<AP。总产量随着人力投入的增加继续增长，直至达到最大。由于 MP<AP，因此，增加人力投入，反而促使平均产量（AP）的下降。

第 III 阶段：总产量和平均产量开始递减，边际产量小于零。

了解短期生产函数，掌握总产量、边际产量和平均产量的变化规律及其相互关系，可以用来规划卫生服务生产要素的投入量。就生产三阶段而言，只有第 II 阶段的要素投入才是合理的。因

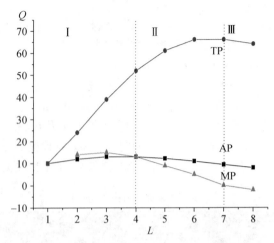

图 13-1　某医院人力投入量区域与产量曲线

为在第 I 阶段，每增加一个单位生产要素投入所增加的产量大于平均产量，增加要素的投入是有益的，若停留在第 I 阶段就不能充分发挥生产要素的耦合作用。例如，某些医疗单位专业人才缺乏，若增加这类人才，可使卫生服务的产出大大增加。同样，生产要素投入在第 III 阶段，也是不可取的，因为在这一阶段，人力的投入不仅不增加产出，反而使总产量下降，且边际产量已小于零。例如，某些医疗单位人满为患，多余的人力不仅不会促进总产量的增加，反而影响其他人力的产出，使总产量下降，就是属于这种情况。至于选择第 II 阶段投入的哪一点进行医疗服务的生产，则要根据利润最大化原则，结合该单位医疗服务的成本或卫生服务的目标来确定。

第二节　卫生服务的规模经济

一、规模经济的概念

规模是指生产要素在经济组织内的聚集程度。无论是企业还是医院，都存在一个规模问题，存在着如何根据具体情况选择适度规模进行生产和经营的问题，因此，规模经济研究有着一定的实践意义。所谓规模经济，是指人们根据生产要素数量组合方式变化规律的要求，自觉地选择和控制经济组织或医院的规模，从而降低成本，增加产出（收益），提高经济效益。

规模经济是经济学生产理论中的基本概念，主要通过规模报酬来研究。所谓规模报酬，是指在技术水平和生产要素价格不变的条件下，当投入的要素按同一比例变化时产量变动的状态。假定生产函数为 $Q = f(L, K)$，只有 L、K 两种投入，且按同一比例变动，投入的变动 $\lambda = dx/x$，即要素投入增量与总量之比，产量的变动 $u = dQ/Q$ 即产量增量与总产量之比，生产弹性系数 $Ee = \mu / \lambda$。根据 Ee 的大小可以将规模报酬分为以下三个阶段。

当 $Ee > 1$ 时，即 $\mu > \lambda$，生产处于规模报酬递增阶段。

当 $Ee = 1$ 时，即 $\mu = \lambda$，生产处于规模报酬不变阶段。

当 $Ee < 1$ 时，即 $\mu < \lambda$，生产处于规模报酬递减阶段。

导致规模报酬变动的主要原因是规模经济（economics of scale）与规模不经济（diseconomies of scale）。在生产扩张阶段，由于生产具有明显的规模经济，规模报酬是递增的。例如，大规模生产可以实行专业分工，采用先进设备，聘请高级专家，节省管理费用，并能进行综合经营等，这些都能够大大提高效率，这叫内在经济；大规模生产还可以与其他单位共用交通运输等基础设施，共同进行人员培训等，也能够大大提高效率，这叫外在经济。

当规模扩大到一定程度后，迟早会出现规模报酬递减。这是由于规模过大、层次过多，不易协调，难以管理，这些属于内在不经济；由于规模过大，资源可能发生短缺，投入成本过大，市场也受需求限制等，这些属于外在不经济。当生产规模的内在不经济与外在不经济超过内在经济和外在经济时，就会发生规模报酬递减现象。

在规模报酬递增与规模报酬递减之间，往往会出现或长或短的规模报酬不变阶段。这是规模报酬递增的最后，大规模生产的优越性已得到充分发挥，规模经济已用完，规模报酬难以进一步提高。同时，生产单位又采取种种措施实行现代化科学管理，努力减少规模不经济，延缓规模报酬递减阶段的出现。因此，规模报酬不变可能会是一个相当长的阶段，这也是经济学分析的重点。

由上可见，卫生服务的生产不能贪求过大的规模，也不能规模过小。要保持生产效率和效益，应当选择适度规模。

二、医院最佳规模的选择

在经济理论中，医院成本与规模大小之间的关系，通过长期平均成本曲线来表示。该曲线呈 U 字形，当生产规模增大时，其单位卫生服务成本的平均值在下降，直至最低点（E），然后再上升（图 13-2）。

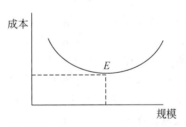

图 13-2　医院长期平均成本曲线

在同样的市场和政策环境下，大医院更能生存、更能获利、更能扩张市场、树立品牌。追求规模经济带来的有利效应是医院规模扩张的行为动机。这些有利效应主要有：①大规模的医院能更多地使用专门人才，使分工专业化，专门人才在较大医院中能比在较小医院中得到更充分的使用；②较大医院的设备和设施能够更充分地发挥作用；③大医院由于购置设备、材料等数量较大，能获得较大的优惠，使成本降低。不利因素是大单位为了协调和调控工作，需要较多的时间和更大的努力，以及较高的管理成本。一般来说，小规模医院扩大规模可更大地增加产出，提高效率。因为他们可以从专门人才和设备使用中获得的好处，大大超过管理成本的增长。但随着规模越来越大，最终使管理等成本超过收益的增加，使平均成本上升，如图 13-2 所示。医院规模的选择，取决于长期平均成本曲线的形状。

卫生经济学家 M. Feldstein 运用英国 117 所非教学的急诊医院（即治疗一般的短期内、外科患者的医院）的资料，对医院最佳规模进行了研究。规模以病床数多少为依据，他通过平均成本与规模项、规模平方项并联系病例组合变量的曲线回归分析，得出了一条浅的 U 形成本曲线。在这条曲线上，最小平均成本是在 310 张床位的规模上达到的。但是，Kulith 在研究规模和利用率之间关系时，发现较大医院具有较低使用率倾向，对较大医院来说，规模经济可被较低使用率所引起的较高成本所抵消。若较大规模医院的床位利用率与较小规模医院的床位利用率相等的话，床位不到 900 张时，医院的平均成本还是下降的（在 900 张床位规模上的成本，比抽样平均规模的成本要低 12%）。因此，他认为医院达到规模经济的床位范围，应在 300～900 张。

应该指出，经济理论中规模经济通过长期平均成本与产量变动来确定。由于医院与企业不同，其产品是多种多样的。医院除了提供住院服务外，还承担门诊、教育、培训、研究及其他社会服务等。此外，成本不仅受医院规模的影响，而且受医院服务能力、病例组合、服务质量、疾病严重程度、医院投入要素价格等影响。因此，在不同情况下，医院规模的最佳点是不一样的，并没有全世界统一的医院最佳规模标准。许多卫生经济学家在研究医院最佳规模问题时，都靠经验数据来得出回归方程，因而实际意义并不大。大多数卫生经济学家认为，医院规模大，费用比较省。他们认为，200张病床的医院能高效率地提供大多数常规短期治疗所必须的基本服务。也有人认为，不超过500张病床的医院，仍然有效率。但如果要开展专业化程度较高的医疗服务，少于600张病床的医院又嫌规模太小。

事实上，医院规模并不是其产生规模经济的唯一决定因素，很多其他因素直接和间接地影响其效应的发挥。医院规模经济的首要限制条件是医院服务的需求，影响医院服务需求的因素都不同程度地限制或影响医院规模经济的发挥和医院适度规模的确定。没有足够的对特定医院服务的需求数量，医院内部专业化的技能或分工或活动就不会产生。决定医院服务需求的首要因素是人口数和发病率，级别高的医院多地处城市，覆盖人口多，人口稠密，流动人口多，市场边界大，规模经济容易起作用，规模容易扩张，低级别医疗机构、农村医疗机构服务人口少，不具备扩张规模的需求条件。经济水平、文化教育、医疗保险制度等因素可通过影响需求影响医院规模经济的发挥。同时，医院及医疗服务体系对需求也有影响，医疗服务能力和技术水平提高会创造新的需求、产生新的市场，医生的诱导需求会提高需求水平，医疗机构之间的竞争意味着符合地缘经济的医院更易发展，医院规模经济发挥有赖于与医院规模相匹配的技术内涵和管理能力。

当前我国医院规模持续扩张，大多数医院具有规模经济，这与我国宏观管理政策有很大关系，如区域卫生规划、医疗机构设置规划、医疗机构基本标准等。但医院规模监管依然缺位，致使一些医院仍在盲目扩大医院规模。政府可以通过财政、金融政策与市场环境等因素影响医院筹资能力，进而影响其规模扩张。如何从中国具体情况出发，结合当地实际，确定不同服务层次、不同类型医院的适宜规模，还需要做大量调查研究和深入的探讨。

第三节　卫生服务的布局经济

一、卫生服务布局经济的概念

"布局"指的是生产力因素的空间组合状态。卫生服务布局属于卫生资源配置范畴。因此，卫生服务布局的基本原则应符合卫生资源配置的核心原则，即公平、效率与适应性。在这里，公平性原则指的是卫生服务可及性的公平，即指不同的人在遭遇到同样的健康问题时应该具有同样的可能来获得同样质量和数量的卫生服务。效率是指通过合理卫生服务布局来提高技术效率和生产效率。适应性原则是指卫生资源配置应与区域内国民经济和社会发展水平相适应，与人民群众的实际健康需求相协调。

所谓布局经济，是指人们根据生产力因素空间组合方式发展变化规律的要求，科学地、自觉地选择生产力因素的空间布局而实现的节约。卫生服务的布局经济，就是要研究卫生服务系统的各种要素，如何采取最优化的空间组合，提高卫生服务的公平、效率与适应性，以取得最佳的卫生服务经济效益和社会效益。

二、卫生服务布局经济的影响因素

卫生服务布局的合理化和优化，不是人们凭主观愿望可以实现的。因为影响布局的原因，除了主观能力、判断和努力外，还存在众多的客观因素。这些客观因素具体如下所述。

（一）自然条件

自然条件主要指地理、地形、地貌、地质、气候、水源等。自然条件影响一定区域内群众的卫生服务需求，制约着卫生服务空间的分布和组合，影响着卫生网点的设立。卫生服务空间分布和网点设立，必须以自然条件为基础。否则，不仅会浪费卫生资源，而且也不可能有好的经济效益和社会效益，形成不了合理的卫生布局。例如，某地一乡镇卫生院，建院时就设立在山上，结果造成了群众就医的不便，该院医疗服务清淡，入不敷出。后来该院在上级财政支持下，在山下设立了门诊部，结果卫生服务业务量骤增，经济效益大大提高，卫生院很快摆脱了困境。

（二）人口与疾病构成

卫生服务说到底是为人服务的，人口的数量和疾病发病情况，是决定卫生机构设置的重要因素。从理论上讲，卫生服务机构设置应按人口比例在人群上平均布局才是最合理的。可实际上由于人口数量和密度在各地是不平衡的，沿海地区及城市人口密度较大，卫生机构的服务辐射面也大，从而在经济上较占优势；而在一些落后地区、农村，由于人口密度小，在该区域内设置卫生机构也较少。当然，就卫生机构网络来说，卫生服务应该有一定层次性，每个层次应有各自的辐射区，辐射边缘应有交叉，以保障边缘交叉地区人口的卫生供给。当然，高层次的服务机构布局上应尽可能辐射更多的人口，而低层次的服务机构，如初级卫生服务机构，其服务辐射人口则不宜大。

卫生机构设置和分布不仅要考虑人口因素，而且还要考虑疾病构成。一些地区随着社会进步和发展，出现人口老龄化和疾病谱的改变，卫生机构的设置应相应调整。另一些地区可能因某一疾病发病率高，或初级卫生服务未能充分提供，该地区的卫生服务设置和布局，就应该考虑加强专项卫生服务或初级卫生服务。

（三）经济状况

由于各地区的经济发展不平衡，使各地区对卫生服务需求出现很大差异。一般来说，经济条件好、发展水平高的地区，医疗卫生需求大。相反，经济落后、不发达地区，卫生需求就相对小些。因此，卫生服务的布局应在考虑基本需求的前提下，根据需求变化来分布、设置卫生服务机构。

（四）其他

影响卫生服务布局的因素，不仅包括上述人口、地理、自然因素，而且还包括政治的、社会的、教育的、文化的、经济的、技术的因素等。如政治上，一个国家的政府可以通过立法、资源分配、政策制定等，来直接或间接地干预卫生服务的布局。

三、卫生服务布局的优化

卫生服务布局的优化，关系到卫生服务生产要素组合的成效，关系到群众的健康。因此，卫生服务的合理布局是我们必须认真研究的课题。前面讨论了影响卫生服务布局的因素，在实际工作中，这些因素都综合地影响卫生服务的布局。就卫生服务的布局优化来说，主要包括以下三个方面内容：医院卫生服务机构的布局优化和医疗卫生服务大型设施布局优化、医疗卫生服务专业的布局优化。

（一）医院卫生服务机构的布局优化

在机构布局上，除历史形成的原因外，主要应考虑到卫生服务的可及性。在其辐射范围内，应处于交通方便、人口集中之处，便于患者就诊和转诊。二级以上的医疗服务机构，都在该地的中心城镇，因为那里同时也是该地的经济文化中心，能在交通、通讯、饮食、技术等方面更好地配合医疗服务。

（二）医疗卫生服务大型设施布局优化

大型技术设施的布局，不仅要考虑其利用率，还要考虑到在经济上是否可行。国家应该有专门的机构来控制和审查一些大型设备的布局和使用情况，尤其是一些花费外汇较多的进口设备，不能放任自流，盲目引进。例如，有一个人口不足40万的中型城市，引进了5台CT仪，而且5家医疗机构为了竞争，竟然互不承认对方的检查结果，造成了不应有的资源浪费。至于究竟多少万人口可以布设1台CT仪，则要根据各国的具体国情而定，不可一概而论。2004年卫生部、发展改革委和财政部颁发《大型医用设备配置与使用管理办法》，建立大型医用设备配置审批工作制度。2013年卫生部颁发《新型大型医用设备配置管理规定》，要求成立大型医用设备管理专家委员会，负责对新型大型医用设备进行技术追踪、收集和分析相关信息、提供技术咨询和开展配置评估。

（三）医疗卫生服务专业的布局优化

在医疗卫生服务的专业布局上，要考虑的因素很多，人口的、民族的、气候的、地理的、文化的等，因为这些条件都可能影响到疾病的发生、种类及其流行。例如，在高原地带，就应多设立防治高原性疾病的机构；而在某些传染病高发区，则应多增加一些该病种（如血吸虫、肝炎等）的防治力量。总之，要根据具体情况来决定专业的布局，不可一概而论、互相攀比。

开展卫生服务布局经济研究有助于更好地理解居民卫生服务利用及健康结果差异产生的原因，有助于更准确、稳健地评估卫生资源配置的空间差异及其公平性，有助于发现医疗卫生服务短缺区，有助于提供更精细的医疗卫生机构的地址选择模型，进而为卫生服务决策者提供循证依据。

在国外，英美等发达国家已将地理信息系统（geographic information system，GIS）应用范围扩展到卫生服务布局的研究领域，如用于疾病或健康的地理分布描述、基于地区资料的疾病或健康影响因素研究、卫生资源或机构优化配置等。在我国，卫生服务布局经济相关研究必须依赖的地理学数据获取极为困难，国家向社会公布国家基础地理信息数据尺度偏大，行政边界只到县区级，且严重滞后，尚不能满足现阶段卫生改革和发展对卫生服务布局研究的要求。同时，目前我国卫生服务布局研究还处于起步阶段，相关理论和方法学体系发展也不成熟，研究成果尚不能为卫生服务决策者提供参考依据，因此，还有待进一步加强这方面的研究。

第四节　卫生服务的时序经济

一、卫生服务时序经济的内涵

所谓时序，是指各种生产要素在构成生产力系统时进入或退出生产力运行过程的先后顺序。

而时序经济，则是人们根据生产要素组合的规律，通过合理安排生产力诸因素的时序而实现的节约。合理安排卫生服务生产要素的时序，是为了使卫生服务生产力系统中每个因素都能为其他因素发挥作用提供条件。这是合理组织卫生服务生产的一项基本任务，是提高卫生服务综合效益的重要途径。

在卫生系统，因为违背生产要素合理的时序安排而造成浪费的例子可以说比比皆是。例如，在卫生工程项目的建设中，由于资金、物资等没有落实好而盲目上马，结果造成工期的拖延，使很多项目变成"胡子工程"，不能及时投入使用，大大降低了卫生投资的经济效果。又如我们在引进先进医疗技术设备时，往往不注意配套建设，在人才培训、房屋设施、仪器维修、零部件备用等方面缺乏安排，结果是：设备来了，无处安装，才想办法盖房子；设备安装好了，又没人会使用，再赶快派人去学习。这样反复折腾，浪费了很多时间，也丧失了许多良机，甚至造成设备锈蚀、报废，而不能发挥应有的作用。

二、卫生服务的时序经济选择

（一）卫生人力因素与医疗技术设备因素的时间组合

我们既不能让设备买回来了再去培训人才，也不能让培训好的人才空等技术设备。要适时地为多种技术设备配备所需的技术人才，同样要适时地为多种卫生技术人才配置相应的和足够的技术设备，使设备的更新和设备操作者的知识、技能的更新互相适应。

（二）劳动手段与劳动对象的时间组合

治疗用的药品、化验用的试剂、摄片用的胶片、输血用的血浆等，要能保证及时供应。既要防止停工待料，也要防止超额储存、积压资金。

（三）基础设施与生产设施的时间组合

在及时解决卫生机构的供水、供电、供气、供油、供煤、通话、通邮、通车等各种问题，为卫生系统正常运转提供条件时，要尽力避免断水、断电等带来的种种损失。

（四）生产力因素与环境因素的组合

疾病的发生，疾病谱的变化，与人类赖以生存和生活的自然环境和社会环境有着密切的联系。环境的破坏与恶化会带来多种疾病，组织卫生服务生产力和疾病作斗争，不能不注意治理环境和治疗疾病的相互配合，在时序上合理安排，以求得"事半功倍"的效果。例如，新中国成立初期，人民政府明令取缔一切卖淫活动，并强令收容妓女及各种暗娼并加以改造，在此基础上，很快就基本上消灭了性病。

总之，对卫生服务生产的合理组织，是一个浩大的系统工程。我们研究和探讨这一问题时，不仅要考虑到系统内部各种因素的相互关系，而且还要研究系统内部与系统外部之间的关系及其相互影响，以发挥卫生服务生产力系统的整体功能。

复习思考题

1. 如何理解卫生服务的结构在卫生服务生产中的作用？
2. 医院如何选择适宜规模？
3. 如何科学布局卫生服务？
4. 卫生服务的时序经济选择应考虑哪些因素组合？

【案例分析】

十堰市太和医院的迅速崛起

湖北省十堰市位于鄂豫渝陕四省市毗邻的秦巴山区，共有350万人口，城区人口只有76万，这样一个中型城市却同时拥有四所三甲医院、众多中小型医疗机构。而太和医院（湖北医药学院附属医院）以超常规的规模扩张迅速崛起，目前开放1500张床位，年门诊量达到70万人次，住院量达到3.5万人次，年业务收入达2.5亿元，综合实力及业务量居湖北省同级医院前列。与此同时，医院平均门诊费用不到100元，平均住院费用不到5000元，药品收入占40%。

一个远离省会、处于内陆山区的医院何以发展得这么大？这得益于医院领导层的审时度势。在周密分析了十堰市的医疗服务需求市场后，太和医院领导层做出了迅速进行医院规模扩张的果断决策。太和医院领导层决定进行医院规模扩张的理由有三，具体如下所述。

首先，所有市场经济早期几乎都是地缘经济。十堰市本来无地缘优势，只有区位劣势，但这恰恰成为太和医院发展的地缘优势：十堰东到武汉，北到郑州，西北到西安，西到成都、重庆都是几百公里，这种城市受大城市的辐射较小，极易发展成为区域中心，老百姓就医必须在当地解决，医院有较大的发展空间。

其次，十堰市是典型的二元经济结构。十堰市城区以东风汽车厂为主，是富裕小康社会，人均GDP曾达到全国第六位，但周边5县1市均是国家级贫困县。二元经济结构为什么对太和医院的发展有好处呢？因为县级卫生资源薄弱，患者就会向市里的大医院集中。

再次，十堰市地处四省市交界处，整个区域有2000万人口，都是老少边穷地区，谁具有先发优势，谁就能占有这个市场。而太和医院最早是从华中科技大学同济医学院附属同济医院分出来的，有良好的技术和服务优势，且太和医院在国内较早推行经济承包责任制、多元筹资办院，1996年建成当时中国医药界第一高楼。这些都使得太和医院在发展中占据了先机，打出了品牌，每年太和医院10%的患者来自外地。所以，十堰市的医疗市场不仅仅是本市的350万人口，其潜在的医疗服务需求人口有2000万。

【问题】

十堰市太和医院的迅速崛起有何启示？

【提示】

从医院规模经济来分析。

（代宝珍）

第十四章

卫生经济学评价

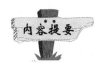

本章主要介绍卫生经济学评价的内涵、内容和步骤，成本-效果分析的内涵、方法和效果指标的选择原则，成本-效益分析的内涵、效益的测量和方法，以及成本-效用分析的内涵和方法，阐述了这三种卫生经济评价方法的联系与区别。

第一节 概 述

一、卫生经济学评价的内涵

（一）卫生经济学评价的含义

所谓卫生经济学评价（health economic evaluation，HEA），就是应用经济学评价方法，对各种不同卫生服务方案进行评价和选择的方法或过程。简言之就是对各种备选方案进行投入和产出的分析评价从而择优的过程。进行卫生经济学评价的意义在于可以为卫生决策提供依据，促进有限卫生资源的有效利用和合理配置，减少和避免可能的损失或浪费，最终实现健康产出的最大化。

卫生经济学评价有以下两个重要特征：一是将投入与产出联系在一起进行研究，即要同时考虑到不同备选方案的资源投入和资源产出；二是讨论与分析的中心问题是选择。这就要求备选方案为两个或两个以上，在对其进行比较和分析的基础上进行择优，才算得上是经济学的评价。如果备选方案只有一个，则进行卫生经济学评价涉及的问题是该方案是否可取。

卫生经济学评价的具体方法包括成本-效果分析法、成本-效益分析法、成本-效用分析法、成本最小化分析法，本章主要介绍前面三种方法。

在国外，卫生经济学评价方法的应用已有上百年的历史，受到世界上许多国家尤其是发达国家的高度重视。我国卫生经济学评价工作起步较晚，20世纪80年代以来，随着中国改革开放政策的实施，国外卫生经济学评价方法被介绍到中国并获得了快速的传播和应用，主要应用于公共卫生、临床医学、卫生技术评估领域及药物经济学分析与评价等。

（二）卫生经济学评价的意义

卫生经济学评价是卫生经济学的一种重要方法和研究工具。卫生经济学评价的意义在于：可以为卫生决策提供依据，进而促使有限卫生资源的有效利用和合理配置，减少和避免可能的损失或浪费，最终实现有限卫生资源健康产出的最大化。

开展卫生经济学评价主要是基于以下认识：首先，资源是极其有限的。对于一切社会和时代都是如此。同时，人类的需要时无限的，在利用有限的卫生资源去满足不同的卫生服务需要时，就面临着选择的问题，也就是为了合理、有效地分配和使用有限的卫生资源，提高有限资源的利用效率，在做出经济决策之前必须进行可行性分析，从经济学的角度对各项卫生规划或卫生活动方案进行比较分析，从而选择能充分利用卫生资源的方案；其次，这也是可持续发展的要求。如何在发展当代经济的情况下不损害下代人的利益，为子孙后代留下点东西？非常有必要对不同的卫生服务方案，从卫生资源的投入和产出两个方面进行科学的分析，减少和避免资源的浪费，做到物尽其用。

二、卫生经济学分析与评价的内容

卫生服务投入与卫生服务产出是卫生经济分析与评价的两个最基本的内容，具体而言就是比较和评价各备选方案的成本和结果。

卫生服务的投入用货币形式表示即卫生服务成本。卫生服务成本在进行测算时，可以分为直接成本、间接成本、无形成本、机会成本、边际成本、沉没成本等（详见第九章）。此处主要介绍卫生服务产出。

卫生服务产出即卫生服务方案实施后取得的有益结果。根据不同的目的，产出指标可采用效果、效益和效用进行测量。

（一）卫生服务效果

卫生服务效果（effectiveness）是指卫生服务方案实施后产生的健康结果的改善，可以进一步分为中间产出指标和最终产出指标、相对效果指标和绝对效果指标等，如血压的下降、哮喘的缓解、并发症的减少、治愈率的提高、生命年的挽救、人均期望寿命的增长等。

（二）卫生服务效益

卫生服务效益（benefit）是指对健康干预后所获得健康结果的货币测量。实质上是卫生服务效果的货币表现，如用货币来反映治愈率、好转率，就变成了一种效益。效益可以分为有形效益和无形效益，而有形效益又包括直接效益、间接效益。

1. 直接效益

直接效益（direct benefit）指的是实施某项卫生服务方案后所节省的卫生资源、改善的健康状况及延长的生命等。如果产生的效益是节省卫生资源的货币价值，则包括节省的直接医疗费用和直接非医疗费用，如因发病率下降而减少的诊断、治疗、手术、药品等费用及其他人力、物力消耗；如果产生的效益是改善病情、延长生命等健康效果的货币价值，则较难测量，其赋值的常用方法有人力资本法（human capital）和意愿支付法（willingness-to-pay）。

2. 间接效益

间接效益（indirect benefit）指的是实施某项卫生服务方案后所减少的其他方面的经济损失，如因发病率下降或住院人次和天数的减少，避免的患者及陪同家属工资、奖金等收入损失。

3. 无形效益

无形效益（intangible benefit）指的是因实施某项卫生服务方案而减轻或避免的患者身体和精神上的痛苦，以及康复后带来的舒适和愉快等。无形效益较难计算，但却是客观存在的，在决策时必须予以考虑。

（三）卫生服务效用

卫生服务效用（utility）是指人们对不同健康水平和生活质量的满意程度。它是经济学与生理学上的概念。在成本-效用分析中，效用一般用质量调整生命年和失能调整生命年来反映。

1. 质量调整生命年

质量调整生命年（quality adjusted life year，QALY）：由于实施某项卫生规划不同程度地延长了人的寿命，但不同的人其延长的生命质量是不同，将不同生活质量的生存年数换算成相当于完全健康人的生存年数。具体的做法是将每个生命年乘以一个能反映该生存状态的生存质量权重系数。如 3 名患者经过同样的临床治疗，寿命分别延长了两年、四年、五年，且他们每年的生存质量也是不一样的，用 1 代表最好的生存质量，0 代表最不好的生存质量即死亡，假定这 3 名患者的生存质量分别为 0.5、0.3、0.3，则用生存的数量乘以生存的质量可以得出他们的生存效用即QALY 分别是 1 年、1.2 年、1.5 年。

2. 失能调整生命年

失能调整生命年（disability adjusted life year，DALY）：是指从发病到死亡所损失的全部健康生命年，包括由疾病所致失能导致的健康生命年损失（years lived with disability，YLD）和死亡所致寿命年损失（years of life lost，YLL）两部分。该复合型指标将疾病的非致死性健康结局与死亡结合在一起，用来衡量疾病的经济负担，如果负担减轻就表明某项卫生干预项目的结果有效。

卫生经济学评价的内容见图 14-1。

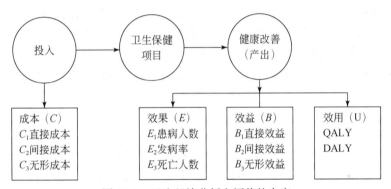

图 14-1　卫生经济分析和评价的内容

三、卫生经济学评价的步骤

（一）确定评价的目的和角度

作为方案的评价者首先要明确的是通过评价要解决什么问题，是论证某方案的可行性，还是比较改善同一健康问题的不同备选方案，或者是比较改善不同健康问题的不同备选方案，以此来选择合适的评价方法。

分析角度不同，测算出的成本和结果也不同。经济学评价可以从不同的角度进行分析。从不同的角度进行分析对理解一项研究的结果是非常重要。因此需要在明确所要研究问题的基础上，从全社会角度出发分析、评价各备选方案实施的影响，以便做出科学的决策。

（二）确定各种备选方案

要达到卫生规划的目的，可以采取多个实施方案，有必要考虑到一切可能的方案并对每个方案进行清晰和具体的描述，然后对各方案的实施措施进行比较。

（三）排除明显不可行的方案

在对多个方案进行选择时，从以下几个方面进行考虑：①是否在政治上可行，即能否得到政治上的支持或承诺；②不同方案是否相似，若相似要进行归类，选择有代表性的方案进行评价；③方案成本是否过高，应优先考虑成本效益较高的方案；④是否有严重的约束条件，不可能操作的方案应排除。

（四）投入和产出的测量

方案的投入是指为实施该方案所投入的人力、物力和财力等所有类型的资源消耗，是通俗意义上的成本，通常用货币表示。成本数据的收集和计算方法可参照第八章和第九章。方案的产出即实施该方案所获得的成果，分别由效果、效益、效用等指标来进行衡量。

（五）贴现和贴现率

很多卫生规划方案的实施不能一年完成，不同时间发生的投入和产出的经济价值是不同的，这就需要进行贴现。贴现是指将不同时间发生的投入和产出折算为同一时间的投入和产出的过程，目的是消除时间对投入和产出的影响，便于进行比较。贴现使用的利率为贴现率。在进行卫生经济学评价时，既要考虑时间对资金的影响，即资金的时间价值，如十年后的 2 万元与现在的 2 万元，虽然数值上相同，但它们所代表的经济价值不相等；同时也要考虑到时间对生命的影响，也就是生命的时间价值，如在用到质量调整生命年来表示卫生规划或卫生活动方案的产出时，由于未来一年的生命与现在一年的生命所拥有的价值是不同的，故有必要将各种生命年所表示的产出都放在同一时间点进行比较。一般来说，基于生命与健康的特殊性，生命对时间贴现的要求不如货币严格。

（六）敏感性分析

在进行投入和产出测算时，许多因素存在一定程度的不确定性。敏感性分析就是确定哪些因素可以影响分析的结论，并确定影响的程度，以帮助分析者避免这些不确定因素的影响，减少分

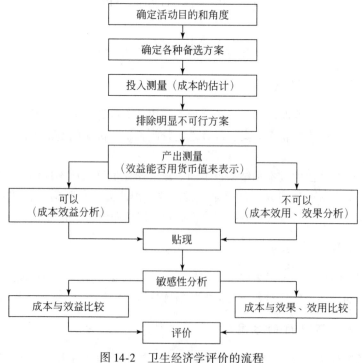

图 14-2　卫生经济学评价的流程

析结果产生的误差。如果结果受某些因素的影响极大，在可能的情况下应该尽可能地收集数据对这些因素进行测定，或者提出条件性的研究结果，以预测卫生规划承担的风险，为制定风险防范措施提供依据，从而达到降低项目风险的目的。

（七）分析与评价

应用相应的卫生经济学评价方法对不同的方案进行比较、分析及评价，做出科学的决策，选择出最优的方案。

依据以上步骤作图 14-2。

第二节 成本-效果分析法

一、成本-效果分析的内涵

成本-效果分析（cost effectiveness analysis，CEA）是指评价使用一定量的卫生资源（成本）后的个人健康产出的方法和过程。成本用货币单位表示，而健康产出是非货币单位，可用中间产出指标和最终产出指标来衡量。中间产出指标反映了健康改善的过程，主要是一些临床观察指标，如免疫抗体水平的提高、血压的下降、血糖的下降等。而最终产出指标则是用反映健康状况改善的自然指标来衡量，反映的是使用卫生服务所产生的健康改善结果，如死亡人数的减少、发病率的降低、期望寿命的延长等。

成本-效果分析的实质是对各个方案实施结果的成本进行比较分析和评价，基本思想是以最低的成本实现效果的极大化，一般用成本-效果比（效果-成本比）或增量成本-效果比（增量效果-成本比）表示。成本-效果分析一般用于相同目标、同类效果指标之间的比较，如果目标不同、活动的性质和效果不同，这样的效果指标较难比较，比如说不能用成本-效果分析方法比较资金是用来购买仪器设备还是用来引进人才好。

能否顺利进行成本-效果分析，决定了可否进一步扩展为成本-效益分析，若成本-效果分析困难较大，则意味着进行成本-效益分析的可能性小。

二、成本-效果分析中效果指标选择的原则

为了使效果指标和评价目标相吻合，在对效果指标进行选择时，一般应遵循如下原则。

（一）指标的有效性

指标的有效性即指标确实能反映卫生服务方案目标的内容和实现的程度。是否有效，要根据实际情况和经验进行判断。

（二）指标的数量化

在各卫生服务方案的比较中，仅有定性的指标是不够的，最好要有定量和半定量的指标。一方面，可以更确切地反映目标；另一方面，可以更便于比较和分析。效果指标绝大多数可以用定量的方式表示。比如矽肺的防治工作，定性指标是健康工人数和矽肺患者数，半定量的指标可分为健康、可疑、矽肺Ⅰ期、Ⅱ期、Ⅲ期等人数。

（三）指标的客观性

指标必须有明确的内容及定义，不同的人在不同的时间和地点，对于同一种情况的观察，所得出的结果应是一样的，经得起重复检验，而不受主观影响。

（四）指标的灵敏性

指标应能及时、准确地反映事物的变化，即反映卫生服务方案实施后人群卫生状况的改变。如反映卫生服务和居民卫生状况，常用到总死亡率指标和婴儿死亡率指标，后者比前者更灵敏。

（五）指标的特异性

指标的特异性也就是所选择的指标能有较强的针对性，只反映某种情况的变化或效果。

三、成本–效果分析的方法

成本–效果分析的基本思想，是以最低的成本去实现确定的计划目标。任何达到目标的计划方案的成本越低，该计划方案就越好；或者任何一定数量的卫生资源在使用中获得的卫生服务效果越大，该计划方案也越好。成本–效果分析一般有以下三种方法。

（一）成本相同，比较效果的大小

当各方案成本基本相同时，比较各方案效果的大小，选择其中效果最大的方案。

例如，为解决看病难问题及改善患者就诊条件，某区卫生局准备投资 260 万元用于扩建门诊部，有三个社区卫生服务中心可以考虑，但其增加的门诊人次数有所不同。从表 14-1 可以看出，扩建方案以 B 为优。

表 14-1　扩建门诊部三个方案的成本与效果

社区卫生服务中心	投资（万元）	每天增加门诊人次数（人）
A	260	150
B	260	260
C	260	190

（二）效果相同，比较成本的高低

当各方案效果基本相同或相近时，比较各方案成本的高低，选择其中成本较低的方案。

例如，英国伦敦大学经济系比阿绍德和韦德尔教授探索了治疗静脉曲张的两种不同方法，3年后随访，两种方法治疗效果基本一致（表 14-2），但费用不同（表 14-3），可见，治疗方案以门诊治疗为优。

表 14-2　静脉曲张治疗效果　　　　　　　　　　　　　　（单位：人）

治疗总人数	随访患者数		治疗效果		
	人数	占总人数	治愈人数	复发人数	需穿弹性袜人数
100（住院）	90	90%	77（占86%）	3（占3%）	10（占11%）
115（门诊）	110	95%	86（占78%）	14（占13%）	10（占9%）

表 14-3　静脉曲张治疗的直接费用表　　　　　　　　　　（单位：英镑）

住院治疗		门诊治疗	
住院管理费	15.38	医师人事费	2.88
医师人事费	2.02	护士人事费	1.12
手术费用	13.71	诊疗费	0.03
病理科费用	1.19	治疗材料费	4.70
放射费用	5.80	其他	1.25
药费	0.26		
绷带等材料费	1.08		
医疗记录费	2.76		
其他	2.02		
合计	44.22	合计	9.77

注：资料来源：前田信雄.1981.简明卫生经济学.江苏省医学情报研究所

（三）成本和效果均不相同

当各方案成本和效果都不相同时，使用成本-效果比或效果-成本比（比值计为 C/E 或 E/C，其中 C 为成本，E 为效果），比较单位效果所花费的成本，选择其中单位效果成本最低的方案。

例如，钟淑云对 2 型糖尿病患者的用药进行成本-效果分析，根据用药的不同将患者随机分成 A、B、C 三组，其中 A 组口服西格列汀片，联合口服二甲双胍；B 组口服二甲双胍；C 组口服吡格列酮片，联合二甲双胍。该研究的效果用临床治疗的有效率表示，三组患者空腹血糖的成本-效果比较见表 14-4，餐后 2h 血糖的成本-效果比较见表 14-5。从中可以看出，B 组（口服二甲双胍）成本最小，最具有经济学优势；其次是 C 组（吡格列酮和二甲双胍联合用药）；最后是 A 组（西格列汀和二甲双胍联合用药）。

表 14-4　三组研究对象空腹血糖的成本-效果比较

组别	成本（元）	效果（%）	C/E
A	995.77	89.4	11.14
B	159.38	86.2	2.84
C	699.38	83.3	8.40

表 14-5　三组研究对象餐后 2h 血糖的成本-效果比较

组别	成本（元）	效果（%）	C/E
A	995.77	90.9	10.95
B	159.38	73.8	2.16
C	699.38	83.3	8.40

值得注意的是，方案之间在进行成本-效果分析时，若设定的目标、效果指标不同，则结果可能会不同。如庾伟忠、潘锰等对老年骨质疏松性椎体压缩骨折的成本进行了成本效果分析，比较 PKP 和非手术治疗两种方法，分别以"功能改善"、"完全正常"、成本下降 20% 以"完全正常"、成本下降 20% 以"功能改善"等作为效果评价标准对手术组和保守组进行了成本-效果分析。其中以"功能改善"作为效果评价标准，保守组成本-效果评价优于手术组（表 14-6）；以

"完全正常"作为效果评价标准，手术组成本-效果评价优于保守组（表14-7）。

表14-6 以"功能改善"作为标准的成本-效果评价

	手术组	保守组
例数	63	42
成本（元）	35 033.81	12 217.68
效果（%）	94.0（63/67）	62.7（42/67）
C/E	372.70	194.86

表14-7 以"完全正常"作为标准的成本-效果评价

	手术组	保守组
例数	26	2
成本（元）	35 033.81	12 217.68
效果（%）	38.8（26/67）	3.0（2/67）
C/E	902.93	4072.56

资料来源：庾伟忠，潘锰，庾广文．2015. PKP与非手术治疗老年骨质疏松性椎体压缩骨折的成本-效果评价．中国脊柱脊髓杂志，25（2）：163-167

（四）增量成本-效果分析

当预算不受约束时，若准备在已有的低成本方案基础上追加投资，则使用增量成本-效果比或增量效果-成本比，比较一个方案对于另一个方案多增加的成本与多得到的效果。该比值说明了因为附加措施而增加成本时，其相应的效果增加了多少。是否值得采取该措施，须结合决策者的价值观判断，如多治愈1名患者的成本是否可取。增量成本-效果比值越小，说明单位增量效果所需成本越低，该方案实际意义就越大，反之亦然。

增量成本-效果分析的理论基础是在获得更好效果的情况下，即使费用增加也可能是合理或最佳选择。特别是在卫生服务领域，卫生服务技术发展的目的，就是为了获取更好的健康结果，而具有更好效果的新技术常常成本较高。这时，卫生经济学评价的依据，不一定是费用最小，而应是增加的费用消耗是否值得和是否可支付。增量成本-效果比值的计算公式为：

$$\Delta C/\Delta E = (C1 - C2) / (E1 - E2) \tag{式14-1}$$

式中，ΔC表示增量成本；ΔE表示增量效果；$C1$表示方案1的成本；$C2$表示方案2的成本；$E1$表示方案1的效果；$E2$表示方案2的效果。

例如，某种疾病的治疗有新、旧两种疗法，其中旧的疗法成本为2万元，可治愈4人，新的疗法成本为3.2万元，可治愈6人，则

使用成本-效果比分析：旧疗法的成本-效果比为5000元/人，新疗法的成本-效果比为5333元/人，则应优先选择旧疗法。

使用增量成本-效果分析：$\Delta C/\Delta E = 6000$（元/人）。

这说明新疗法增加治愈1例患者，需要追加的成本是6000元。如果决策者认为治愈1例患者的预算限制或价值判断低于6000元，则新疗法不可取，反之，是可取的。

第三节　成本-效益分析法

一、成本-效益分析的内涵

成本-效益分析（cost-benefit analysis，CBA）是指将各种备选方案的全部预计成本和全部预期效益的现值相联系进行分析与评价，从而为决策者选择计划方案提供参考依据的过程。也就是研究方案的效益是否超过它资源消耗的机会成本。只有效益不低于机会成本的方案，才是可行的方案。

不同于成本-效果分析的是，成本-效益分析方法要求成本和产出指标都用货币单位测量和表示。其优点是统一为货币单位后可以综合所有的产出结果，解决原来不同种类效果指标不能相互比较的问题。由于成本-效益分析关注的不仅是个人、部门，还包括众多的社区机构，因此有益于一些健康促进项目的顺利开展。同时，考虑到货币在不同时点具有不同价值，有必要通过贴现的办法把资金折算到同一时点上。

二、效益的测量

（一）人力资本法

人力资本法（human capital）亦称工资损失法，是指用收入的损失去估价由于污染引起的过早死亡的成本，或是估计一个人未来收入的现在价值。20 世纪 60 年代被尊称为"人力资本概念之父"的舒尔茨率先提出了人力资本的概念，现在人力资本理论已经成为经济理论体系中的一个重要分支。人力资本法不仅被应用于法律诉讼中估算损失，也常被用于测量死亡率和患病率引起的国民生产损失，或者挽救与延长寿命带来的产值增加。该法将人们对卫生服务的利用看作不仅是一种消费，更是一种投资，这种投资的回报（收益）可以用这个人更新了或提高了的生产效率来表示，具体办法是将他获得的健康时间的价值数量化，用他康复后的劳动力市场工资率来衡量，通过贴现求和得到该项目的效益现值。其计算公式为：

$$B \xrightarrow[t=0]{n} \sum \frac{(Y_t - C_t) \ P_t}{(1+i)^t} \qquad \text{（式 14-2）}$$

式中，B 为项目的效益，Y_t 为第 t 年的收入，C_t 是第 t 年的支出，P_t 是第 t 年生存的概率，i 是给定的贴现率。

由于人力资本法的相关数据比较容易获得，如可通过现有常规统计资料，获得关于个人的年平均收入、期望寿命等指标，因此该技术项目目前有较多的应用。

人力资本法的缺点在于：第一，把疾病和伤害的痛苦排除在外，不能直接测量个体对于避免疾病、伤害的支付意愿，不能测量出一个人为承受这些风险而愿意接受的赔偿额度；第二，人群中不同群体的收入差别反映的是工资差别，而不是实际的生产力差别，应用多大的贴现率对目前现值进行估计困难较大；第三，评价的是一个潜在的生产力价值损失，会忽略以下问题：在生产过程中，每个人都可以被代替；在短期缺勤中，工作可由其他的雇员完成或工作延期，在长期缺勤中，工作可由失业者来承担或雇员被安排做其他的工作。

（二）意愿支付法

意愿支付法（willingness-to-pay）指的是通过测量患者对一定数量卫生服务所愿意支付的最高

价格，来衡量患者对卫生服务的评价的一种方法。意愿支付法用来测量健康改善包括生命延长、劳动能力的恢复、疾病的治愈、身体痛苦的减轻及精神状态的改善所带来的收益的测量方法，它考虑到了健康改善给患者带来的有形和无形价值，能较好弥补人力资本法的缺点，能更全面地反映个体的生命价值。

意愿支付法的理论基础是健康效用理论，该理论认为，人的健康效用由人的健康状况和人的收入组成。个体从某事物中获得健康效用的价值可用他对该事物的最高支付意愿来衡量。具体做法是假设某个治疗项目可以使此人的健康状态由患病状态转化为完全健康状态，那么他的意愿支付就是保持这种完全健康状态所需要付出的交换条件，即收入水平的变化值。简单来说，利用意愿支付法来测算某健康干预项目的效益时，要求干预对象回答这一问题：准备放弃多少货币来获得所实施项目的效用？

意愿支付法获得的估计主观性极高，这种方法综合了个人避免危险因素的偏好，对痛苦、悲哀的评估，延迟死亡的偏好和通过小数目金钱来减少生命与健康危险因素的理解。

获得支付意愿资料的方法有两种：显示偏好法和表达偏好法。显示偏好法是测量个体对健康结果支付意愿的一种方法，即观察个体对有关健康危险性因素所采取的实际行动，从而推测其用钱来换取这些健康结果的意愿。研究劳动力市场对研究显示偏好有较大帮助，高工资可使个体接受危险性更大的工作。对卫生服务项目来说，由于卫生服务通常不能在市场上直接购买，所以显示偏好法通常难以用来测量支付意愿。表达偏好法又称条件估价法，就是利用调查表来调查个体表达的支付意愿。该法从环境经济学引申而来，起初用来估计环境变化值对健康的影响。后来随着环境经济学中条件估价方法的完善，使得人们在卫生服务领域中把该法应用于成本效益分析的兴趣增加了，并最早用于估价流动性冠心病保健小组的效益。在具体确定意愿支付值时，一般用问卷调查的形式来获得个体对健康改善价值的数值。问卷的形式包括封闭式和开放式。由于封闭式问卷的问题相对开放式问卷的问题比较易于回答，一般应答率较高，故常使用此类问卷。

三、成本–效益分析的方法

（一）净现值法

1. 净现值法的内涵

净现值法（discount net benefit，NPV）是通过计划期间内方案各年效益的现值总和与成本现值总和之差来判断方案优劣的一种方法。为了使不同年份的货币值可以加总或比较，必须消除货币时间因素的影响，可以选定某一时点（通常是方案的第一年年初）作为基准点来计算各年效益和成本的现值。净现值的计算公式为：

$$\text{NPV} = B - C = \sum_{t=0}^{n} \frac{B_t - C_t}{(1 + i)^t} \qquad \text{（式 14-3）}$$

式中，B 为所有效益现值和；C 为所有成本现值和；B_t 为在第 t 年发生的效益；C_t 为在第 t 年发生的成本；i 为贴现率；n 为计划方案的年限。

2. 决策标准

若是论证某一方案的可行性，当 NPV>0 时，可以接受该方案；当 NPV<0 时，拒绝接受该方案。若是比较多个卫生规划或卫生活动的实施方案，则以 NPV 最大者为优。

例如，表 14-8 是某医院购买 B 超的方案选择，在 A、B、C 三个方案中以 B 方案净现值最大，故选 B 方案。

表 14-8 某医院购买 B 超计划的三个选择方案（万元）

方案	初始投资	成本现值	效益现值	净现值
A	15	55	260	190
B	15	70	350	265
C	15	85	330	230

但是，当卫生服务各方案的计划时期不同或初始投资不同时，用净现值进行方案之间的比较就不一定能正确反映各方面之间的差别。因为，计划期限越长，其累计净现值就越大，初始投资额越大，其净现值也往往较大，这种情况下用效益-成本比率法来进行评价和决策会更好一些。

（二）效益-成本比率法

1. 效益-成本比率法的内涵

效益-成本比率法（benefit-cost ratio，BCR）是指按照一定的年利率，计算卫生活动方案的效益现值总额与成本现值总额之比的方法。其计算公式如下：

$$B/C = \sum_{t=0}^{n} \frac{B_t}{(1+i)^t} / \sum_{t=0}^{n} \frac{C_t}{(1+i)^t} \qquad （式 14-4）$$

例如，前苏联卫生经济学专家波瓦奇列夫教授对前苏联 1958~1965 年使用小儿麻痹症疫苗的工作进行了成本-效益分析，其中成本包括了 1955 年开始的研究开发费用，全部成本和效益现值见表 14-9。

表 14-9 苏联使用小儿麻痹症疫苗的成本与效益分析 （单位：千卢布）

(1958~1965 年)			
成本		**效益**	
1. 预防及治疗成本		1. 直接成本（减少的支出）	
（1）疫苗费用	5928	（1）医师出诊费用	579
（2）从事疫苗接种的医务人员的费用	20 003	（2）消毒处置费用	1387
（3）医师出诊费用	209	（3）转送费用	327
（4）消毒费用	504	（4）住院费用	24 332
（5）转送费用	119	（5）康复锻炼费用	32 851
（6）住院费用	8832	2. 间接成本（减少或避免的损失）	
2. 研究成本		（1）损失的工资	2 028 597
（1）病毒研究	4371	（2）养老金	400 890
（2）其他研究	5828	（3）死亡造成的损失	518 419
合计	45 794		3 007 382

该例中：$B-C = 3\,007\,382 - 45\,794 = 2\,961\,588$（千卢布），$B/C = 66/1$，说明小儿麻痹症疫苗接种的成本是很低的，效益是很好的

2. 决策标准

效益-成本比值法的决策标准是，若为论证某一方案的可行性，当 BCR>1 时，说明方案的效益现值大于成本现值，可以接受该方案；当 BCR<1 时，说明方案效益现值小于成本现值，拒绝接受该方案。若是比较多个卫生规划或卫生活动的实施方案，则以 BCR 最大者为最优。

采用成本效益分析方法可以对单个干预方案进行评价，当方案的效益超过它的资源消耗的成

本时，该项目具有经济学价值。也可以对多个干预方案进行评价，当各干预方案成本相同时，效益最高的为最佳方案；当各干预方案效益相同时，成本最低的为最佳方案；当效益与成本均不相同时，常用净现值法和效益–成本比率法。

采用效益–成本比率法选择方案的情况见表 14-10。

表 14-10　效益成本比率四种情况的方案选择

方案种类	效益现值	成本现值	选择
I	+	+	B/C 最大为优
II	–	+	绝对放弃
III	+	–	必定选用
IV	–	–	B/C 最小为优

第四节　成本–效用分析法

一、成本–效用分析的内涵

成本–效用分析（cost-utility analysis，CUA）是指将各个卫生规划或卫生活动方案的投入成本量和经质量调整的健康效益产出量相联系进行分析与评价，从而选择不同方案的过程。成本–效用分析是成本–效果分析的一种发展，它的特点是十分重视对方案或规划健康效果质量的研究。

成本–效用分析中的成本用货币计量单位表示，效用的计量单位为规划或方案所获得的质量调整生命年（QALY）或挽回的伤残调整生命年（DALY），是人为调整的。成本–效用分析的评价指标为成本–效用比（cost utility ratio，CUR），表示规划或方案获得每个单位的 QALY 或挽回每个单位的 DALY 所消耗的成本量。成本–效用比值越低，表示规划或方案的效率越高，反之成本–效用比值越高，表示规划或方案的效率越低。

成本–效用比的计算公式为：CUR＝成本/效用　　　　　　　　（式 14-5）

成本–效用分析的步骤是：首先比较不同卫生规划或卫生活动实施方案增加的 QALY 或挽回的 DALY；然后再比较每增加一个 QALY 或挽回一个 DALY 的成本是多少，从而进行方案的决策。

成本–效用分析的思路是：若是论证某一规划或方案的可行性，当 QALY>0 时，可以接受该规划或方案；若是比较多个卫生规划或卫生活动的实施方案，则选择增加一个 QALY 或挽救一个 DALY 的平均成本最小者。

二、成本–效用分析的方法

质量调整生命年法是成本–效用分析中最常用的方法，这里主要介绍质量调整生命年法。

质量调整生命年是用生命质量效用值为权重调整的寿命年数。它的测算主要涉及两个因素：一是生命数量（生存的时间）；二是各生存时间点上生命质量的效用值（生命质量权重），见图 14-3。其中，生命数量为卫生规划或卫生活动方案实施后改进的生命数量现值与改进人数的乘积。前已述及，不仅资金有时间价值，生命同样具有时间价值。在计算生命数量时，同样存在以后各年的生命年"价值"相当于现在生命年"价值"多少的问题，所以就需要用到贴现率，把未来将获得的生命价值折算到现在，以便确定未来生命价值的现值，与投入成本的现值进行比较，从而选择各种方案。

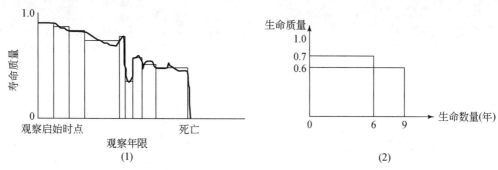

图 14-3 QALY 的含义及计算示意图

(1) QALY 的含义；(2) QALY 的计算示意图

（注：图中矩形面积代表一定观察期内被观察者完全健康的年限或寿命）

质量调整生命年的计算公式为：

QALY = 生命数量×生命质量效用值=改进的生命数量现值×改进的人数×改进的生命质量效用值

（式 14-6）

效用值是测算质量调整生命年的关键，它建立在主观偏好的基础上，表示的是不同的健康状态，越被期望的健康状态效用值越大，范围通常为 0～1，其中 0 表示死亡，1 表示完全健康。例如，手术后的癌症患者活过 1 年时间，若生命质量效用值为 0.4，则意味着这个癌症患者活过的这 1 年只相当于完全健康人生存 0.4 年，即 0.4 个质量调整生命年（QALY）。

在进行成本–效用分析时，一般都对患者的生理或心理功能进行评分调查，获得生命质量的效用值。表 14-11 列出了不同健康状态的效用值。

表 14-11 不同健康状态的效用值

健康状况	效用值	健康状况	效用值
健康	1.00	严重心绞痛	0.50
绝经期综合征	0.99	焦虑、压抑、孤独感	0.45
高血压治疗不良反应	0.95～0.99	聋、盲、哑	0.39
轻度心绞痛	0.90	长期住院	0.33
肾移植	0.84	假肢行走、失去听力	0.31
中度心绞痛	0.70	死亡	0.00
中度疼痛生理活动受限	0.67	失去知觉	<0.00
血液透析	0.57～0.59	四肢瘫痪伴有严重疼痛	<0.00

注：资料来源：Torrance. 1987

根据世界银行经济学院的资料，Ross 按疾病伤残等级及痛苦等级，提出了质量调整生命年的效用值，见表 14-12。

表 14-12 Ross 疾残和痛苦等级分类后对质量调整生命年的评价

	伤残等级		痛苦等级	
	A（无）	B（轻度）	C（中度）	D（重度）
I	1.000	0.995	0.990	0.967
II	0.990	0.986	0.973	0.932

续表

	伤残等级		痛苦等级	
	A（无）	B（轻度）	C（中度）	D（重度）
Ⅲ	0.980	0.972	0.956	0.912
Ⅳ	0.964	0.956	0.942	0.870
Ⅴ	0.946	0.935	0.900	0.700
Ⅵ	0.875	0.845	0.680	0.000
Ⅶ	0.677	0.564	0.000	−1.486
Ⅷ	−1.028			

注：Ⅰ：无伤残；Ⅱ：轻度社会交往能力丧失；Ⅲ：重度社会交往能力丧失或轻度劳动能力丧失，除重活外，能做所有的家务；Ⅳ：工作或劳动严重受限制，但能外出购物和做较轻的家务；Ⅴ：不能受雇做任何工作，不能继续接受教育，不能外出及上街购物，但可在别人陪护下外出或散步

资料来源：世界银行经济发展学院

例如，威廉斯根据罗斯疾病分类表和质量调整生命年评价表，对肾衰竭应用肾透析和肾移植的方法作了比较。他用平面图表示（图14-4），横轴为寿命，纵轴为生命质量（QALY 的分值），结果发现，图14-4 中肾移植的面积扇形 OAB 大于肾透析的面积扇形 OAC，即肾移植的效用值（QALY）大于肾透析的效用值（QALY）。

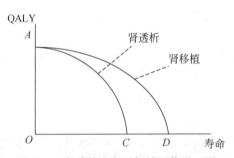

图 14-4　肾移植和肾透析效用值平面图

威廉斯运用 QALY 值和费用比较得出：肾移植的费用/ QALY 为 3200 英镑/每人年（QALY），而肾透析法的费用/QALY 为 14 000 英镑/每人年（QALY），因此，通过费用和效用的比较，得出肾移植法优于肾透析法的结果。

威廉斯还经过调查列出各种医疗方案按质量调整后产生的 QALY。如果卫生当局有 20 万英镑经费用于选择四个方案：通科医师劝人们戒烟、髋关节置换、心脏移植及住院肾透析，则：通科医生劝人们戒烟产生 1197 个 QALY；髋关节置换产生 266 个 QALY；心脏移植产生 25 个 QALY；住院肾透析为 14 个 QALY。进一步计算得出，通科医生劝人们戒烟为 167 英镑/QALY；髋关节置换为 700 英镑/QALY；心脏移植为 5000 英镑/QALY；住院肾透析为 14 000 英镑/QALY。这样就可以看出，选择通科医生劝人们戒烟的办法是最好的投资方向。

第五节　三种卫生经济学评价方法的比较

一、三种卫生经济学评价方法的联系

成本–效果分析、成本–效用分析、成本–效益分析这三种分析与评价方法的共同点在于：成

本的单位都是货币值，成本-结果的比较都是比值，评价的目标数均为 1 个以上。在比较的项目数上，成本-效果分析、成本-效用分析均要求 2 个以上。

二、三种卫生经济学评价方法的区别

成本-效果分析、成本-效用分析、成本-效益分析这三种分析与评价方法在结果的单位、产出数据的要求、方法学及可比性上具有较大的区别。

比如在产出数据的要求上，成本-效果分析要求用人年、人数、病例数、治愈数等非货币化的健康结果指标表示，成本-效益分析要求用货币值表示，而成本-效用分析则要求使用人工整理的计量单位，如 QALY、DALY 等。

在方法学上，成本-效果分析使用不同的结果指标，成本-效益分析中对效益的常用赋值方法是意愿支付法、人力资本法，成本-效用则采用等级标度法、标准博弈法、时间权衡法来确定和选择效用值。

表 14-13 总结了几种卫生经济学评价方法的联系和区别。

表 14-13 卫生经济学评价方法的联系和区别

	成本-效果分析	成本-效用分析	成本-效益分析
成本的单位	货币值	货币值	货币值
结果的单位	自然单位	QALY	货币值
成本结果的比较	比值	比值	比值
比较的项目数	2 个以上	2 个以上	1 个以上
评价的目标数	1 个以上	1 个以上	1 个以上
产出数据的要求	非货币化的健康结果指标	使用人工整理的计量单位	产出货币化
方法学	不同的结果指标	等级标度 标准博弈 时间权衡	意愿支付 人力资本
可比性	差	较强	较强

资料来源：程晓明 . 2012. 卫生经济学 . 第 3 版 . 北京：人民卫生出版社

下面举例说明：美国学者马克·汤普森（Mark Thompson）在他的《计划评价中的成本-效益分析》一书中列举了这样的例子：为了减少公路交通事故对人的生命和健康的危害，有两个方案可供选择。

方案 1：加强公路巡逻的计划，每年保护 2 条生命（意外死亡减少 2 个），所花的代价是 200 000 美元，平均保护 1 条生命的代价是 100 000 美元，所保护的每条生命平均再活 40 年，其效用值为 0.95。

方案 2：加强特种救护车的计划，用以救护因冠心病昏倒在路上的人或意外事故受伤的人。每年救活 4 条生命，成本是 240 000 美元，平均保护 1 条生命的代价是 60 000 美元，保护的每条生命平均再活 6 年，其效用值为 0.66。

分析一：如根据保护几条生命为效果指标，成本-效果分析表明方案 2 是较好的方案，应将资金用于加强特种救护车的计划。

分析二：但是，加强公路巡逻计划保护的多为年轻人，而加强特种救护车计划保护的多为老年人或因车祸受伤以至致残的人。如果考虑已受保护人今后继续生存的年数即生命年为效果指标，由于方案 1 公路巡逻所保护的每条生命平均再活 40 年，方案 2 特种救护车保护的每条生命平均再活 6 年，可以看出，较好的效果指标应该是生命年而不是几条生命。

以生命年为效果指标，如果生命年是具有"价值"的话，同样存在以后各年的生命年"价值"相当于现在生命年"价值"的多少，要用到贴现率。假设贴现率为 7%，用生命的现在值来分析问题。

方案 1：通过避免交通事故而得到保护的 40 生命年的现在值为：

$$\sum_{n=1}^{40} \frac{1}{(1+0.07)^n} = 14.26(生命年)$$

公路巡逻保护的每一生命年的成本：200 000÷ [2（条生命）×14.26] =7013（美元）。

方案 2：通过特种救护车而获得保护的 6 生命年的现在值为：

$$\sum_{n=1}^{6} \frac{1}{(1+0.07)^n} = 5.10(生命年)$$

特种救护车保护的每一生命年的成本：240 000÷ [4（条生命）×5.10] =11 765（美元）。

以生命年为效果指标，两个方案的比较以加强公路巡逻为佳。

分析三：上述分析考虑了受保护的人数和受保护的生命年数，如果考虑到两个方案受保护人在生命质量上存在的差异，并将这个因素在分析时包括进去就需做进一步计算，则：

方案 1：公路巡逻保护的质量调整生命年（QALY）：2×14.26×0.95 = 27.1（质量调整生命年）；公路巡逻平均保护每一 QALY 的成本（CUR）：200 000÷27.1 = 7380（美元/质量调整生命年）。

方案 2：特种救护车保护的质量调整生命年（QALY）：4×5.10×0.66 = 13.5（质量调整生命年）；特种救护车平均保护每一 QALY 的成本（CUR）：240 000÷13.5 = 17 777（美元/质量调整生命年）。

经过生命质量的调整，加强公路巡逻计划相对于特种救护车计划的效果进一步地体现出来。以不同结果指标分析评价的结果归纳如表 14-14。

表 14-14　不同结果指标两个方案的投入产出分析结果

效果指标	生命（L）	生命年（LY）	质量调整生命年
加强巡逻的成本/效用比率	$ 100 000/L	$ 7010/LY	$ 7380/QALY
特种救护车的成本/效用比率	$ 60 000/L	$ 11 764/LY	$ 17 777/QALY
较好的计划方案	救护车	巡逻	巡逻
巡逻与救护车的效用之比	0.60	1.68	2.41

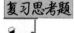

1. 试述卫生经济学评价的意义。

2. 卫生经济学评价的内容与步骤分别是什么？

3. 试比较成本-效果分析、成本-效益分析、成本-效用分析这三种方法之间的联系和区别。

【案例分析】

如何选择宫颈癌筛查方案

子宫颈癌占全球女性恶性肿瘤中第三位，是当前威胁妇女健康最为严重的疾病之一。中国是子宫颈癌患病大国，无论患病率还是死亡率均占世界三分之一，因此带来巨大的疾病负担。

对子宫颈癌进行早期筛查，可早期发现癌前病变或原位癌，有效提高患者生存率和降低死亡率，降低治疗成本，进而减少子宫颈癌疾病负担。根据相关研究：早期子宫颈癌治疗后10年生存率可达90%以上，且可保留生育功能，与中晚期子宫颈癌相比，其治疗成本明显降低。研究认为，我国子宫颈癌死亡率高的原因主要是早诊率低。为了减少子宫颈癌疾病负担，增进妇女健康水平，我国政府在2009年启动了国家重大公共卫生项目之两癌（子宫颈癌、乳腺癌）筛查项目。

从目前我国开展的宫颈癌的筛查技术看，主要有四种方法：①肉眼观察；②传统巴氏涂片；③简易HPV DNA检测；④液基细胞学和HPV DNA检测。在上述筛查技术基础上又有多种筛查周期可选择。采用不同的筛查技术或筛查周期在投入产出方面存在差别。

我国人口众多，各地经济和卫生技术条件差别很大，要在全国建立子宫颈癌早诊早治体系，很有必要选择和确定适合不同经济和卫生技术条件地区采用的、效果可靠、成本经济且具有可行性的子宫颈癌筛查方案。

【问题】

如何对不同经济和卫生技术条件地区子宫颈癌筛查方案进行最优选择呢？

【提示】

可运用成本-效果分析、成本-效益分析、成本-效用分析这三种方法分别进行分析与评价。

（刘　平）

第十五章
药物经济与政策

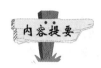

本章介绍了药物经济学的内涵，药物经济学评价的常用方法，药品市场，药品政策和药物经济政策，并对国内外药品市场的供需状况及发展趋势进行了分析，阐述了基本药物的内涵和国家基本药物政策的主要内容，介绍了国内外药物经济政策。

第一节 概　　述

一、药物经济学的内涵

经济学的原理认为资源的稀缺性客观存在，如何有效配置和最佳利用有限的资源、提高资源配置和使用效率是重要的问题。在药品领域，药品是社会发展及人类预防和诊治疾病不可缺少的重要物质资源，它与其他社会资源一样具有稀缺性，医药领域可用资源（药物资源）也具有有限性。药物经济学正是为药物资源的合理配置和有效利用提供科学依据的一门新兴学科。

药物经济学（pharmacoeconomics）是在通用领域经济评价的理论与方法的基础上，结合医药领域的特殊性而发展起来的一门边缘性交叉学科，它是研究如何以有限的药物资源实现最大程度的健康效果改善的科学。药物经济学是卫生经济学研究的重要组成部分。

药物资源有狭义和广义之分。狭义的药物资源是指药品及其使用过程中所必需的医疗产品或服务（如注射器及注射服务等）。广义药物资源则不仅仅包括狭义概念范畴的药物资源，还包括在药品的研究开发、生产、流通、使用过程中所需的人力资源和各种物质资源，以及技术、资金、时间等这些决定着狭义药物资源数量、质量和经济性的资源。由此产生与之相对应的广义药物经济学（pharmaceutical economics）和狭义药物经济学（pharmacoeconomics）。广义的药物经济学是用经济学的理论和方法来研究药品市场的种种行为，主要研究药品供需方的经济行为，供需双方相互作用下的药品市场定价，以及药品领域的各种干预政策等。狭义的药物经济学是综合运用经济学、药学、流行病学、统计学、计量经济学、伦理学等相关学科的原理与方法，研究医药领域有关药物资源利用的问题，为临床合理用药、药品价格与报销管理等提供科学依据。简言之，狭义的药物经济学主要指药物经济学评价。

药物经济学研究的内容包括：药物经济学理论，制药工业与药品市场现况与发展趋势，药物资源的开发、配置、利用与医疗卫生服务之间的相互作用和影响，药物经济学研究和评价的方法学，药物治疗的经济学评价，基本药物的筛选，药品经济管理，政策与法规的研究等。药物经济学的服务对象包括一切对药物资源的配置和利用有经济学要求的组织和个人，如政府管理或决策部门（药品审评部门、药品价格制定部门、药品报销目录的制定及医疗保障基金管理部门、基本药物的遴选部门等）、医疗服务提供者（医疗机构或医生）及承办医疗保险业务的保险公司、医药企业、医疗服务使用者（患者）等。

二、药物经济学的产生与发展

20 世纪 70 年代以前，国外药物经济学研究主要方向是分析疾病费用中的药品费用，比较某种临床疾病不同药品治疗的成本–效果或成本–效益。1978 年美国明尼苏达大学的 McGhan、Rowland、Bootman 等在美国医学药学杂志（*America Journal Hospital Pharmacy*）上首先介绍了成本–效益分析和成本–效果分析的概念，并在 1979 年发表了一篇用成本–效益分析方法评价个体化氨基苷治疗革兰阴性菌感染患者结果的早期药学研究文章。

20 世纪 80 年代以来，医疗费用的过快增长和不合理用药给各国带来沉重的经济负担。同时，随着各国对药品市场、药品营销和药品价格及其管制政策、药品消费及限制政策、药品处方及对处方者控制政策等的研究和发展，药物经济评价研究文献及研究报告的迅速增加，药物经济学方面的专业杂志和专业参考书的陆续出版，区域性或世界性专业会议的召开，初步形成了药物经济学的基本理论和分析方法。1986 年，Townsend 发表的题为"上市后药物的研究与发展（Postmarketing drug research and development）"一文中阐明了开展药物经济学研究的必要性，提出了药物经济学一词"Pharmacoeconomics"；1989 年美国《药物经济学杂志》（*Pharmaco- Economics*）创刊，Fan Emieren 和 Horrisberger 主编了《药物治疗的社会经济评价》（*Socioeconomic Evsluation of Drug Therapy*），1991 年 Bootman 等出版了第一本药物经济学专著——《药物经济学原理》（*Principles of Pharmacoeconomics*），从而使药物经济学成为一门新兴学科；1997 年美国出版了《药品经济学及政策》（*Pharmaceutical Economics and Policy*）一书，对研究药品的成本和结果及其相互关系、药品治疗的经济学评价方法等内容做了全面的阐述。

我国的药物经济学研究起步较晚，始于 20 世纪 90 年代。改革开放以来，随着生物医学模式的转变和人口老龄化的加剧，医疗费用快速增长，药品市场混乱，不合理用药较为普遍。基于对医疗费用控制、医疗保险费用控制的需要，人们开始注重对药品经济领域问题的研究。1998 年 3 月 31 日至 4 月 1 日中华医院管理学会药事管理专业委员会于上海召开了全国药物经济学研讨会，这次研讨会为普及和推广药物经济学的研究起到了动员和宣传作用，为药物经济学在国内的进一步研究和发展创造了一个良好的开端。

2000 年以来，刊登在有关期刊上的临床常用药物治疗方案比较与评价的文献呈现出快速增长趋势，教材及专著作、译著的出版，也极大地促进了药物经济学知识的推广和应用。截至目前，由我国学者编写并出版的药物经济学教材及专著有十余本，其中由胡善联教授主编的《药物经济学与药品政策研究》和陈洁教授主编的《药物经济学》是国内最早的药物经济学专著。2006 年 6 月我国创办了药物经济学的专业期刊《中国药物经济学》。2008 年 1 月中国药物经济学专业委员会正式成立，成为中国药学会的第 16 个专业委员会，它的成立体现了药物经济学的重要地位。目前，药物经济学在新药审评、药品价格制定及药品报销管理、基本药物遴选、有关医药卫生政策或决策等方面的应用已经初见端倪。随着社会各界特别是政府层面对药物经济学日益重视，将加快我国药物经济学研究与应用的步伐。

第二节　药物经济学评价

一、药物经济学评价方法与步骤

（一）药物经济学评价方法

药物经济学评价（pharmacoeconomic evaluations）是药物经济学的主要研究内容之一。药物经济学评价是通用领域的经济评价原则与方法在医药这一特定领域的应用。与通用的经济性评价相同，药物经济学评价中对一项活动或项目的考察和分析主要从两个方面进行：一是成本；二是收益。

药物经济学评价的常用方法为成本-效果分析（cost-effectiveness analysis，CEA）、成本-效用分析（cost-utility analysis，CUA）、成本-效益分析（cost-benefit analysis，CBA）及成本-最小分析（cost-minimization analysis，CMA）。具体分析方法见本书的第十四章"卫生经济学分析与评价"。

药物经济学评价常用方法的主要特点及其区别如表15-1所示。

表 15-1　药物经济学评价方法的主要特点及其区别

评价方法	适用范围	判定标准
成本-效果分析（CEA）	①不能对单一方案的经济性做出评价； ②只适用于诊治或预防同种疾病的两个或两个以上方案间的经济性比较	无内生的经济性判断标准，需要寻找外部依据作为标准
成本-效用分析（CUA）	①CEA的适用情况均适用； ②可用于两种或两种以上不同疾病治疗方案间的经济性比较	无内生的经济性判断标准，需要寻找外部依据作为标准
成本-效益分析（CBA）	①CEA、CUA的情况均适用； ②能对单一方案的经济性做出评价； ③适用于对医药项目及非医药项目间的经济性比较	有内生的经济性判断标准
成本-最小分析（CMA）	①不能对单一方案的经济性做出评价 ②适用于被比较方案的收益相同或相等的任何方案间的经济性比较	成本最低者最经济

成本-效果分析、成本-效用分析、成本-效益分析均来自通用领域经济评价中的效益-成本比指标，属于比率性指标。因此，用于评价备选方案的经济性时，必须使用增量分析法。增量分析法，也叫差额分析法，是对不同的备选方案在各个相应时点上所发生的对应金额（现金流入或现金流出）或非货币化的收益的差额进行分析，进而比较构成这一差额的两个方案的经济性的方法。增量分析法的步骤如下：①按照投资额（或成本额）由小到大的顺序将备选方案排序；②判断最低投资额方案的经济性，只有投资额较低的方案是经济的，投资额较高的相邻方案才可以与之构成差额并进行分析；③如果差额投资是经济的，则构成此差额的两个方案中，投资额较高的方案的经济性优于投资额较低的方案，反之亦然。

（二）药物经济学评价的步骤

1. 药物经济评价的相关资料

药品是一种特殊的商品，关系到疾病的治疗和挽救人的生命。药品自身的质量和疗效是药物经济学评价的基础和前提。

（1）药学评价资料。进行药物经济评价时，应了解被评价药品的生物特效性方面的研究资料。如对仿制药品，应提供实验设计、样本的选择、参考标准药的选择、测定方法及可靠性、实施过程和结果等。其他药学检测的资料，如药品的定性、定量资料，以及各种物理化学特性，如溶出度、粒度、稳定性、流变学、制酸力和溶解速度等。

（2）临床试验或临床验证资料。药品临床试验或临床验证的有关资料是评价的重要依据之一。应提供药品临床试验的研究设计、研究方法、样本、疗效及判断标准、不良反应发生率及后果、统计处理结果和临床试验的结果等。

（3）临床应用文献资料的检索与分析。药品临床试验或临床验证的样本总是有限的。随着药品在医疗服务中被广泛使用，人们对其治疗的效果和不良反应逐步了解，药品在疾病治疗中的地位逐渐显现。药品的重要作用与该药品文献量成正比。通过对药品文献资料的检索和分析，使我们对药品的治疗剂量、疗效、不良反应、疗程、费用及与其他药品的比较有更为清楚的了解，有利于确定是否及怎样进行药物经济评价。

2. 药物经济评价的研究设计

（1）模型法研究设计。应用药品临床治疗的决策分析模型（如决策树分析模型），对不同药品治疗效果、不良反应及其发生的概率、成本（费用）和效益进行药物经济评价，为决策提供参考。也可以应用以流行病学为基础的数学决策模型，对药品的配置和利用的各种干预方案进行经济学的评价，为决策提供参考依据。

（2）前瞻性研究设计。药物经济学评价的研究设计与临床治疗的随机对照试验相结合，进行前瞻性的调查研究，将药物经济评价的成本、效果和效益与临床治疗的整个过程结合在一起，如能严格按照研究设计实施，评价结果一般更为准确可靠。

（3）回顾性研究设计。药品经过一段时间的临床应用，利用现有的资料进行药物经济评价，属于回顾性研究的方法。由于药物经济评价与临床治疗没有结合在一起，因此评价的回顾性研究设计在实验组和对照组病例的选择中容易产生偏倚，生命质量（健康状况）、效用指标、成本（费用）等资料可能记录不全、标准不一或不易获得。但在病例数较多、资料相对较全的情况下，仍不失为一种可取的研究设计方法。

以上三种研究设计也可以结合使用。

3. 药物经济评价的步骤

科学合理的药物经济学评价需要遵循一定的步骤来完成。药物经济学评价主要步骤如下。

（1）明确问题及其解决目标。目标决定着所研究问题的边界和范畴，明确所要评价或解决的问题，以及通过评价或解决问题所要达成的预期目标。

（2）明确评价的服务对象。药物经济学评价的服务对象广泛多样，不同的服务对象所追求的目标或所希望达成的目的往往不同，识别、计量成本和收益的原则与标准也就不同。因此，即使对同一事物进行评价所得的结论往往也会不同。进行药物经济学评价必须明确服务对象，即要明确评价立场和观点是全社会的、保险公司的、医生的还是患者及其家属的等。

（3）确定备选方案。找出可用于解决所要解决的医疗问题的所有可能的药物治疗或干预措施及其他非药物治疗或干预措施，构成备选方案。药物经济评价方法既可以用于微观，也可以用于宏观方案的比较和决策。如对某种疾病的治疗用哪一种药品更具成本效益（或效果）则属于微观经济领域的问题；应用药物经济评价方法筛选和确定基本医疗用药目录则是属于宏观经济领域的问题。

（4）选择适宜的评价指标和评价方法。根据药物经济评价的对象或干预方案的特点，投入的多少和产出的是效果、效益还是效用指标，选择适当的药物经济评价方法和研究设计。

（5）识别并计量成本和收益。药物经济评价对成本的测量，不仅要考虑药品的消耗，还要考虑整个治疗或方案实施过程中人力和其他物质资源的消耗，不仅包括直接成本，也包括间接成本；对产出的测量，不仅考虑直接的健康指标（效果指标），而且还要尽可能地采用效益和效用指标，不同方案的测量方法应一致。

（6）比较成本和收益。运用所选择的评价指标和方法计算解决评价指标值，并依据具体情况对所得结果加以必要的论述和分析，选出经济性较好的方案。对不同年份的成本和效益，应考虑资金的时间价值，选择适当的贴现率将其换算到同一个时点上的货币价值，再进行不同方案的比较。

（7）进行不确定性分析。由于药物经济学评价中的成本和收益会受到很多因素的影响，这些因素具有不同程度的不确定性，加上药物经济学研究设计、测算方法等的局限性，导致对成本和收益的测算与计量难免会有误差，从而可能导致评价结论偏倚或错误，最终导致决策失误。不确定性分析帮助人们了解各种影响因素可能的变化，以及发生变化时对备选方案经济学的影响程度，帮助提高决策的科学性，尽可能降低决策失误的风险，减少损失。

二、药物经济学评价指南

药物经济学评价指南是运用系统的方法对发展处方药的经济学评价提供指南和参考标准。鉴于药物经济学评价方法在应用和实践中所起的重要作用，其科学性和规范性将影响最终评价结果的适用价值。根据世界主要发达国家的经验，如果没有系统的研究和评估规范，不同药物经济学的研究将可能因为研究设计和报告范式等方面的差异，导致其研究结果的标准和质量各异，从而影响药物经济学评价的可比性、科学性及对医药卫生决策的参考意义。因此，药物经济学评价指南的编制可使药物经济学研究更加科学性和规范化。

药物经济学评价指南具有三个意义：一是药物经济学评价指南是指导药物经济学研究的设计和报告的一种指南；二是提供了药物经济学评价报告的一种标准格式，其目的是为了争取新药能够得到国家卫生服务或（医疗保险制度）的报销；三是药物经济学评价指南是一个国家的卫生系统或医疗保险系统为了帮助药品的筹资和管理决策所采取的一种分析工具。

1992 年澳大利亚第一个公布药物经济学评价指南，并将其引入药品报销目录（PBS）。随后美国、英国、法国、意大利、荷兰、西班牙、芬兰、葡萄牙、丹麦等国家也纷纷制定了本国的药物经济学评价指南。目前，已经有 32 个国家和地区的相关部门制定出了适合本地区的 34 个药物经济学评价指南（guideline），用于指导和规范药物经济学研究。

Hjelmgren J 等根据 Drummond 对指南目的的归纳，按执行情况将世界各国的指南分为三类：一是正式指南，主要指强制用于药品报销目录的国家指南，如澳大利亚、加拿大安大略省、芬兰、荷兰、葡萄牙、美国 Regence BlueShield（HMOs）和英国国立临床规范研究院 NICE 指南；二是非正式指南，推荐用于药品报销目录，如丹麦、爱尔兰、新西兰、挪威、美国蓝十字和蓝盾组织（BCBS）、美国食品药品管理局（FDA）和瑞士指南等；三是方法学指南，主要用于指导药物经济学研究，如比利时、加拿大卫生技术评估协作办公室、法国、意大利、德国等。

药物经济学评价指南一般都涵盖了评价目的、评价角度（患者、服务提供方、支付方和社会）、评价设计（前瞻性、回顾性、混合型和模型）、参照药物或治疗方案的选择、经济学评价分析方法类型（成本最小化、成本效果、成本效用、成本效益）、成本与结果的测量和评估、贴现、不确定性的处理、结果的报告等内容。不同类别的指南由于目标、制定者和执行情况的差异，在内容上也有很大差异，如研究角度、单位价格的确定、成本和效果计算、贴现率的选择等。总体说来，正式指南比非正式指南、方法学指南一致性好，要求更严格、具体。

中国在制定药物经济学评价指南方面还刚刚起步，处于研究阶段。我国在参考国外药物经济学评价指南的基础上，立足于本国药物经济学评价需求和现状，2011 年 4 月发布了《中国药物经济学评价指南》，旨在提高中国药物经济学研究的规范性和质量，提高卫生决策的科学性。该指南的读者主要可包括两类：第一类是在中国进行药物经济学评价的研究者；第二类是中国相关卫生决策部门的决策者，可以根据该指南的相关要求评估制药企业递交的药物经济学研究报告的质量。《中国药物经济学评价指南》包括引言、使用说明、执行摘要、正文、参考文献和附录六大部分内容。其中，正文部分按照药物经济学评价的主要研究程序依次撰写，共包括十部分指南，分别为：研究问题、研究设计、成本、健康产出、评价方法、模型分析、差异性和不确定性、公平性、外推性和预算影响分析。随着医药卫生体制改革的推进，药物经济学评价在药品价格制定、医保目录和基本药物目录的遴选中，显现了越来越重要的地位，该指南也在药物经济学研究和卫生决策中发挥着越来越重要的作用。

第三节 药品市场

一、药品市场及其特点

药品是重要的健康相关产品，也是高投入的研发产品，具有独特的市场形态，受到市场与非市场多种因素影响。药品市场由药品的生产、流通、供应环节构成，在政府、保险、医疗机构、制药企业、患者的参与下形成。

药品市场具有以下特点。

第一，新药研发是市场发展动力。市场上的药品由成千上万的药品研发公司和药品制造企业提供，自20世纪50年代以来，新药的不断发现显著降低了死亡率、延长人类寿命。随着生物医学模式的转变，药品的研发也取得进步。近年来，研究者们运用遗传工程开发出各种生物制剂，细胞药理学和分子生物学的研究被用于慢性退行性疾病的药物开发。政府的有效监管使得药物成效性和安全性也在日益提高。

第二，发达国家制药业扮演重要角色。全球药品销售居前的公司总部基本设在美国和欧洲，药品的生产和研发遍及全球。

第三，药品市场常见针对需方的调控。虽然世界各国的健康保险体系、医疗保障体制有较大差异，但是各国都出台了针对药品使用需方即患者的调控措施，这些措施也约束了提供药品需求者信息的各方，如医生、药剂师。

第四，药品费用分担机制，常见形式有三种：药品费用按比例自付作为医疗保险控制道德风险的标准方式，多见于OECD国家中的美国、加拿大、爱尔兰、丹麦、希腊、匈牙利、卢森堡、荷兰、西班牙、韩国等十五国；定额自付则多见于英国、澳大利亚、奥地利、德国、日本、新西兰；年起付线（deductible）或止损线（stop loss）多见于荷兰、瑞典、瑞士等。大多数国家按健康保险受益者和（或）药品类别设定不同的药品费用共付规则，并对弱势人群（如老人、低收入者、慢性病患者）实行豁免或低标准付费。

二、国际药品市场

（一）国际药品市场不断增长

近年来，全球新兴医药市场增长加快。依据2010年世界卫生组织发表的世界卫生报告中的数据，目前药品费用占全球卫生投入的20%~30%，这一比例在中低收入国家中略高一些。2011年全球药品市场规模达8800亿美元，今后几年，全球药品销售将保持3%~6%的增速，到2015年预计达1.1万亿美元左右；欧、美、日等发达国家和地区医药市场仍居全球药品消费主导地位，但市场增速将放缓至1%~4%，以中国、巴西、俄罗斯和印度为代表的新兴医药市场受经济快速发展、居民收入增加及医保体系健全等因素驱动，预计将以14%~17%的速度增长，成为拉动全球药品消费增长的主要力量。新兴国家药品消费的快速增长，将吸引跨国制药企业进一步加快产业转移的步伐。在新兴市场，跨国制药企业正在从最初着眼于成本比较优势的初级研发业务过渡到研发、生产、销售等完整产业链的转移和建设上，以强化对新兴市场的争夺能力。表15-2是

2013 年全球 10 种最畅销药品及其销售额情况。

表 15-2 2013 年全球 10 种最畅销药品及其销售额情况

排名	品名	治疗类别	销售额（亿美元）
1	修美乐 Humira（阿达木单抗）	风湿性关节炎	106.59
2	类克 Remicade（英夫利西单抗，infliximab）	风湿性关节炎	89.44
3	美罗华 Rituxan，MabThera（利妥昔单抗）	白血病	89.20
4	氟替卡松/沙美特罗	抗哮喘	87.83
5	依纳西普	风湿性关节炎	83.25
6	来得时 Lantus（甘精胰岛素，insulin glargine）	糖尿病	78.49
7	安维汀 Avastin（贝伐珠单抗，bevacizumab）	抗结肠癌	70.37
8	赫赛汀 Herceptin（曲妥珠单抗，trastuzumab）	抗癌	68.39
9	可定 Crestor（瑞舒伐他汀钙，rosuvastatin calcium）	降低胆固醇	59.94
10	Abilify（阿立哌唑，aripiprazole）	抗精神分裂症	52.65

（二）药物研发成本逐年上升

据美国食品药品管理局（Food and Drug Administration，FDA）的研究，成功上市的药物的研发成本（含失败药物的研发成本）已从 1979 年的 1 亿美元上升到 2005 年的 13 亿美元。大型制药企业新药研发投资不断增加。美国制药企业对研发项目的投资是美国制造企业平均水平的 5 倍。尽管制药业不断加大研发投入，改变研发模式，但仍然不可避免地面临新药研发效率下降的危机。全球每年新药上市的总数逐年下降，2007 年全球上市 26 个新分子实体化合物，比 2008 年的 21 个略有增加，但也只达到 1997 年峰值的一半多点，很明显，制药行业在很长一段时期内无法保持20 世纪 90 年代中后期所表现出来的创新药物不断涌现、审批时间持续减少等令人兴奋的状态了。从图 15-1 可以看出，全球新药研发效率呈下降趋势。

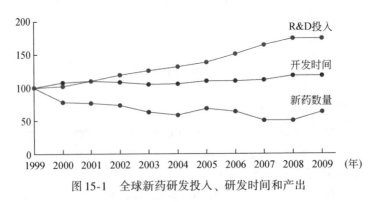

图 15-1 全球新药研发投入、研发时间和产出

同样地，美国 FDA 的新药审批情况也可以说明这一点，2013 年共有 36 个新分子实体在美国上市（包括 10 个肿瘤新药），是十年来上市新药数量最多的一年，而过去三年，美国上市了 27 个肿瘤新药。

（三）生物医药成为药品市场的新生力量

生物技术的革命为新药研发带来了全新的视角和领域，全球医药市场的发展重心正在逐步从小分子化学药转向大分子生物药，生物医药在全球医药市场的比重从 2006 年的 13% 攀升至 2010 年的 17%，成为 21 世纪最具发展潜力的产业。目前，全球已有 100 多个生物技术药物上市销售，另有 400 多个品种有望完成临床研究并投放市场。生物技术药物销售收入已连续多年保持了 15% 以上的增速。预计到 2020 年，生物技术药物占全部药品销售收入的比重将超过 1/3。

（四）仿制药和非处方药的消费持续增长

仿制药出现了重大的发展机遇。仿制药是指与通用名药在剂量、安全性、效力、质量、作用及适应证上相同的仿制品，是与被仿制药具有相同的活性成分、剂型、给药途径、治疗作用的替代品，具有提高药品可及性、降低医疗支出、提升医疗服务水平等作用。2010 年美国药品市场前 15 种畅销处方药中有 14 种是仿制药。目前，在美国销售的所有药品中，75% 是仿制药，2013 年美国仿制药支出占 86%，较 2012 年的 84% 略有增长。加拿大、德国和英国仿制药销量占比也都在 60% 以上，日本政府决定将仿制药的处方量比例提高到 40%。

通用名药（generic drugs）的价格通常远远低于专利药。2010 年，在前 50 种销量最好的药物中，只有 8 种是品牌药，而 2003 年有 20 种品牌药。由于各国政府与消费者费用意识的增强及世界卫生组织基本药物行动计划的积极推广与影响，通用名药的生产与使用更加广泛。自 2000 年以来，美国处方药支出增长一直呈下降趋势，2008 年，处方药开支增长率仅为 3.2%，为 46 年来的最低水平（图 15-2 所示）。

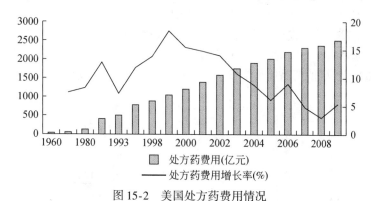

图 15-2　美国处方药费用情况

资料来源：U. S. Centers for Medicare &Medicaid Services，National Health Expenditures. 2010

未来 5 年，全球将有 130 多个专利药物（总销售额在 1000 亿美元以上）的专利陆续到期，随之而来的是专利药价格会降低 30% ~ 60%，其首仿药可获得 6 个月的保护期并可获得 40% 的市场份额，这将刺激通用名药的发展，仿制药将迎来前所未有的历史性发展机遇。为躲避"专利悬崖"，大型跨国制药企业一方面并购已有研发产品基础的潜力制药公司，或直接介入仿制药领域；另一方面倾向于将非核心业务外包给中、印等国的制药公司。目前，我国已是全球最大的原料药生产国与出口国，我国制药行业的仿制药产业升级和结构调整的机遇近在眼前。

同时，为了进一步控制药品费用的急剧上涨，鼓励自我医疗，各国都不同程度地加快了处方药向非处方药的转换。非处方药（over the counter drug，OTC 药），是指不需要凭执业医师或执业助理医师处方即可自行判断、购买和使用的药品。OTC 药一般具有安全、有效、价廉、方便等特点。随着科技发展与教育的普及，人们的医疗保健知识日益丰富，市场开放与政策鼓励又引入了许多成熟的 OTC 产品，人们对 OTC 药品的需求日渐增长。各国为保证 OTC 药品的安全性与有效性，通过法律法规和行政管理等手段对 OTC 药品的审批、销售、广告、商标与标签管理等进行了严格的规范。

三、我国药品市场

（一）我国药品费用占医药费用的比重仍然很大

我国人均药品的消费水平在全世界处于较低水平，长期以来，药品费用的实际增长率均高于国民经济的增长速度。20 世纪 80 年代中期以来，新药和新的医疗手段被逐步从西方引入到国内，医院既在医疗中使用药品，也在一定程度上通过药品赢利，如表 15-3 所示。与世界其他国家不同的是，医疗机构是我国药品最主要的终端销售渠道，处于终端销售的垄断地位。

表 15-3　2008 年中国医院收入与支出

项目	收入		支出		净收入
	金额（亿元）	占比（%）	金额（亿元）	占比（%）	金额（亿元）
政府财政补贴	776.8	10.6	251.6	3.6	525.2
药品销售	3075.5	42.0	2848.7	40.2	226.8
其他	152.2	2.1	65.3	0.92	86.9
医疗服务	3314.0	45.3	3921.3	55.3	−607.3
总计	7318.4	100	7089.6	100	231.6

资料来源：MOH. 2008. Final accounting of hospital revenue and expenditure data

随着我国社会经济的持续发展，人们对健康的需求逐步加大，同时，伴随"新医改"的不断推广和深入，社会基本医疗保险的覆盖率明显提高，我国人均药品消费水平呈现增长趋势，如图 15-3 所示，在 2007 年我国的药品销售增长率甚至超过了世界主要发达国家。

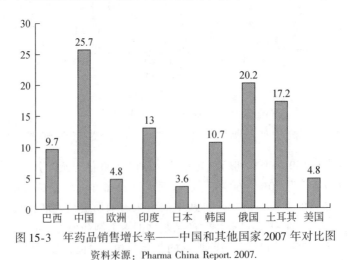

图 15-3　年药品销售增长率——中国和其他国家 2007 年对比图

资料来源：Pharma China Report. 2007.

在我国，医院门诊和住院患者药品费用分别占医药费用的比例如表 15-4 所示。门诊患者药品费用的比例近年来维持在 50% 左右，变化不大。住院患者药品费用的比例虽然低于门诊的比例，但依然高于 40%。由此可见，药品费用是导致我国医药费用较高的一个重要而直接的因素，同时也在一定程度上反映出我国"以药养医"的现状。

表 15-4 医院门诊和住院患者人均医药费用情况

年份（年）	门诊患者			住院患者		
	人均医药费（元）	药费（元）	药费占比（%）	人均医药费（元）	药费（元）	药费占比（%）
2007	124.7	63.2	50.6	4733.5	2014.8	42.6
2008	138.3	71.0	51.3	5234.1	2276.3	43.5
2009	152.0	78.3	51.5	5684.0	2480.6	43.6
2010	166.8	85.6	51.3	6193.9	2670.2	43.1
2011	179.8	90.9	50.5	6632.2	2770.5	41.8
2012	192.5	96.9	50.3	6980.4	2867.4	41.1

（二）社会零售药店的销售额占市场份额较小

我国医药企业数目众多，但部分为技术水平较低的小型企业，呈现出"中间大、两头小"的分布，医药企业集中度较低，难以形成规模经济，极大地制约了医药企业的创新能力和研发水平。药品零售终端占药品市场份额从 2008 年的 26.74% 上升到 2012 年的 34.3%，4 年间集中度才提升了大约 7%。2013 年上半年，我国零售药店市场规模约为 1250 亿元，同比增长 13.1%。从 2012 ~ 2013 年中国药店发展报告的数据来看，零售连锁百强中，销售额 30 亿元以上的企业只有 7 家，第 100 位的年销售仅为 2 亿元，全国 2600 多家连锁药店大部分规模都很小，全国有药店 40 多万家，距 60% 的集中度仍相差甚远。而集中度的另一重要指标是门店数量。我国连锁药店下辖门店的扩张速度在放缓，2012 年药店销售额前百强的企业门店数量达到 48 501 家，其中直营店只占 65.38%。对比美国连锁率与北上广深等地的连锁率时发现，我国单体药店较长时间里仍是较大的群体。

第四节 基本药物政策

一、基本药物的定义

世界卫生组织（WHO）于 1975 年开始提出基本药物的概念，建议各国特别是发展中国家建立国家基本药物政策，以保障公众能以低廉的价格获得基本医疗所需的必需药物。

1977 年，在 WHO 的第 615 号技术报告中，基本药物（essential medicines）被正式定义为："能够满足大部分人口卫生保健需要，人们健康需要中最重要的、最基本的、必要的、不可缺少的药品。"

2002 年对基本药物重新进行了定义并沿用至今，基本药物是"能满足人群优先卫生保健需要的药物，是在适当考虑公共卫生相关性、卫生机构条件、卫生人员培训状况和经验以及药品的有效性、安全性和成本效果的基础上选定的。基本药物在运行良好的卫生系统内，应在任何时间都保证有足够的数量和适宜的剂型，保证质量和有充足的药品信息，价格能被个人和社会负担"。

1977 年，WHO 制订了第一版基本药物示范目录。该目录共收录 186 个药品品种，遵循的原则是有效、安全并具有成本效果，以限制处方者在药物使用中的权限，并规定该目录每两年更新一次。WHO 最初主要将基本药物概念推荐给经济较落后、药品生产能力低的国家，使其能够按照国家卫生需要，在资源有限的约束下，按合理的价格来购买、使用质量和疗效都有保障的基本药物。

1978 年世界卫生大会通过了第31、32 号决议，敦促成员国建立国家基本药物目录和能满足需要的采购系统。同年，阿拉木图宣言为卫生体系确定了以基本医疗卫生为核心的服务模式，其基本原则是公平分配、社区参与、预防为主、适宜技术和多部门合作，基本药物成为基本医疗卫生八大基石之一。

基本药物要能满足人群重点卫生需要，在筛选中需要考虑疾病流行程度、药物功效、安全性的相关证据及相对成本效益。为确保基本药物能发挥作用，WHO 于 1979 年建立基本药物行动规划，并于 1981 年建立基本药物行动委员会。1985 年，WHO 在内罗毕会议上扩展了基本药物的概念，指出基本药物是能满足大多数人卫生保健需要的药物，国家应保证生产和供应；除此之外，还应高度重视合理用药，也就是基本药物还必须与合理用药相结合。这种概念的扩张意味着基本药物对发达国家也开始发挥其积极作用。同时，WHO 在推荐基本药物遴选程序时，把基本药物的遴选过程与《标准治疗指南》和《国家处方集》的制定过程结合起来，以促进疾病诊疗与用药的标准化、规范化，便于各级医疗单位，特别是基层医疗卫生机构能更准确、合理地对常见疾病进行诊治，也进一步推动了基本药物在疾病治疗中的科学合理使用。

成为基本药物有四个标准：一是治疗必需和疗效显著；二是被证明安全有效；三是价格合理；四是方便且广泛的利用。另外，还有一个标准是寻求传统中药与西药的平衡。

过去的三十多年里，全球超过 70 个国家建立了国家基本药物制度。WHO 在其成员国特别是发展中国家，推荐建立基本药物制度以使大部分人口能够获得并使用基本药物，并制定了基本药物的示范目录。迄今已有近 160 个国家制定了自己的国家基本药物目录。

二、国家基本药物政策

(一) 国家基本药物政策的内涵与发展

国家药物政策（National Drug Policy，NDP）是一国在药品领域的行动纲领，旨在提供一个宏观框架，使药物领域各部门的政策和活动可在其中协调进行。基本药物是国家药物政策的核心部分，国家药物政策为基本药物制度的建设提供宏观政策环境。两者总体目标基本一致，互为支撑。国家基本药物政策（National Essential Drug Policy，NEDP）是指国家制定和实施的有关基本药物管理的法律、法规、规章、制度、指南及政府的有关承诺等。

WHO 于 1975 年首次提出"国家药物政策"的概念。1986 年，WHO 国家药物政策专家委员会召开会议，为成员国制定实践指南，出版了《国家药物政策指南》。1988 年，专家委员会对《指南》进行了调整。1995 年，专家委员会再次修订。修订的部分集中在国家药物政策的战略、过程和措施方面。WHO 建议所有国家制定和实施一项综合性的国家药物政策，并强调这项政策不是一成不变的，需要每隔一段时间变动更新，很多国家需要在推行这项政策的前五年内对政策进行论证。WHO 将提供政策指导，支持各成员国提高药物的可及性、安全性、质量与合理使用能力。2001 年 WHO 提出国家药物政策的目标是确保基本药物可及（即可以平等获得且支付得起）、高质（质量可靠、安全、有效）和合理使用，包括 9 个关键因素：基本药物遴选、药品可支付能力、可持续的药品筹资机制、药品供应系统的建立、药品规制和质量保障、促进合理用药、药品研究、人力资源开发与培训和药物政策监测和评估。WHO 提出的制定国家药物政策制定程序是：进行基线调查，分析和掌握医药卫生部门与药物生产、使用和管理领域的现状与问题；基于基线调查情况，协调各部门目标与利益，确定国家药物政策的目标和对象；起草政策文件，召开相关会议，并通过多种渠道征求意见和建议，修订和完善国家药物政策，发布和实施。

根据 WHO 关于基本药物的理念，基本药物制度的目标可以归纳为两点：一是提高贫困人群对基本药物的可及性；二是促进合理用药。前一目标对于维护"人人都享有健康"具有重要意义；后一目标则是提高药品使用的科学性。基本药物制度是公平和效率的统一。在发展中国家前一目标更为优先，而在发达国家后一目标更受关注。

国家基本药物制度的制定和推行是在 WHO 的积极倡导和推动下，在各国政府的积极响应和大力支持下开展的。目前，全球已有 72 个国家采取了国家基本药物政策，还有 32 个国家正在拟定自己的基本药物政策。在国家药物政策综合框架中，基本药物政策是一项重要内容，涉及框架的各个部分。以基本药物可及性为例，必须通过：①药物的合理选择；②可支付的价格；③可持久的资金供应；④可靠的卫生与供应系统共同实现。基本药物政策作为国家药物政策的核心内容，已经被全球很多国家、不同层次的医疗卫生机构所接受。推行国家基本药物政策是 WHO 最成功的全球卫生计划之一。

（二）我国的基本药物政策

1. 基本药物工作的初始阶段

我国基本药物工作开始较早。1979 年 4 月，我国政府就开始积极响应并参与 WHO 基本药物行动计划，在原卫生部、原国家医药管理局的组织下成立了国家基本药物遴选小组，这标志着我国国家基本药物政策制定工作正式启动。第一版《国家基本药物目录（化学药部分）》由原卫生部、原国家医药管理局于 1982 年 1 月以（82）卫药字第 1 号文件正式下发。

2. 基本药物目录不断完善阶段

我国于 1982 年由原卫生部牵头建立了基本药物制度，包括了 278 种基本药物。1992 年，我国基本药物目录首次出现。当时市场上约 4000 种西药和 5100 种传统中药，两者几乎平分秋色。中国成立了由原卫生部、财政部、总后卫生部、国家医药管理局、国家中医药管理局有关领导和专家组成的"国家基本药物领导小组"，负责国家基本药物方针、政策和目录的制定，并协调有关部门开展国家基本药物制定与推行工作。原卫生部药政局为国家基本药物领导小组办公室，负责具体组织、协调工作。西药部分委托中华医学会、中国药品生物制品检定所、北京医科大学临床药理研究中心分别承担不同工作，共同完成遴选工作。中药部分委托国家中药品种保护委员会在中成药品种整顿的基础上，开展遴选工作。中国基本药物目录的遴选以"临床必需、安全有效、价格合理、使用方便、中西医并重"为标准，并于 1994 年完成了中药部分的遴选工作，西药基本药物的遴选工作也于 1995 年完成。1996 年，中国首次发布了国家基本药物中成药和化学药品（包括生物制品）目录，以后每两年修订一次。

1997 年，《中共中央、国务院关于卫生改革与发展的决定》要求："国家建立并完善基本药物制度"，"对纳入《国家基本药物目录》和质优价廉的药品，制定鼓励生产、流通的政策"，首次以法规形式确定在中国推行基本药物政策。但是由于缺乏与目录相配套的《标准治疗指南》和国家处方集，中国基本药物政策仍主要停留在《国家基本药物目录》的制定上。1998 年，国家机构、职能调整以后，根据国务院机构的设置和赋予的职能，国家食品药品监督管理总局负责国家基本药物目录的制定工作。1996 年，基本药物目录被分成 26 类，699 种西药和 1812 种中药；1998 年，扩展到 27 类、740 种西药。1992～2009 年中国基本药物目录数目见表 15-5。

表 15-5　中国基本药物目录数目（1992～2009 年）

年份（年）	传统中药		西药		总量数目（种）
	数目（种）	占比（%）	数目（种）	占比（%）	
1992	0	0	278	100	278
1996	1812	72	699	28	2511

年份（年）	传统中药		西药		总量数目（种）
	数目（种）	占比（%）	数目（种）	占比（%）	
1998	1570	68	740	32	2310
2000	1249	62	770	38	2019
2002	1242	62	759	38	2001
2004	1260	62	773	38	2033
2009	102	33	205	67	307

资料来源：Financing. 2010. Price and utilization of pharmaceuticals in China：the road to reform

3. 基本药物制度的建立与完善

2009 年 4 月，我国制定发布了《关于深化医药卫生体制改革的意见》（下称《意见》）和《关于医药卫生体制改革近期重点实施方案》，将建立国家基本药物制度，保证群众基本用药作为医药卫生体制改革近期重点内容之一。《意见》明确规定："2009 年全国每个省（自治区、直辖市）30% 的政府办城市社区卫生服务机构和县（基层医疗机构）实施基本药物制度，包括实行省级集中网上公开招标采购、统一配送，全部配备使用基本药物并实现零差率销售；到 2011 年，初步建立国家基本药物制度；2020 年全面实施规范的、覆盖城乡的国家基本药物制度。"同年 8 月，原卫生部发布了我国最新的《国家基本药物目录（基层医疗卫生机构配备使用部分）》，并联合其他部委同时发布了《关于建立国家基本药物制度的实施意见》和《国家基本药物目录管理办法（暂行）》，这标志着我国建立国家基本药物制度工作的正式实施，改变了我国基本药物管理一直处于"有目录而无制度的状态"。

2009 年 12 月 29 日，为积极稳妥地推进国家基本药物制度，指导基层医务人员合理使用基本药物，规范医生的用药行为，按照国务院医改领导小组《关于 2009 年实施国家基本药物制度工作方案》的要求，原卫生部、国家中医药管理局组织编写了《国家基本药物临床应用指南（基层部分）》、《国家基本药物临床应用指南（中成药）2009 年版基层部分》（下称《指南》）和《国家基本药物处方集（基层部分）》（下称《处方集》），主要用于指导和规范基层医务人员合理使用基本药物治疗基层常见病、多发病，也可供其他医疗机构医务人员使用基本药物时参考。《处方集》由前言、使用说明、总论、各论、附录和索引等部分组成。基本药物剂型严格控制在国家基本药物目录所规定的剂型范围内，规格为临床常用规格。为便于医务人员检索所需信息，《处方集》还编制了附录和索引。《指南》介绍了在疾病诊断明确的前提下，具有处方权的医生应当如何使用基本药物，以便规范医生的用药行为。《指南》基本覆盖了目前基层医疗卫生机构日常诊疗工作中的常见病、多发病。《指南》中各类疾病的编写力求简明扼要、科学实用，内容包括概述、诊断要点、药物治疗与注意事项四个部分。

目前，中国基本药物制度已经正式实施，这项制度对于保障居民对基本药物的可及性以及合理用药将产生深远的影响。今后，在实施过程中需要进一步探索和调整我国基本药物制度的不完善和不确定之处，以使该制度不断完善。

（三）国家药物政策的现实意义和作用

1. 进一步推进医改，巩固完善基本药物制度

药品不仅是防治疾病的物质手段，也是国家调控医药卫生事业发展的重要政策工具，药物政策及有关用药问题是具有高度政治内涵的领域。理顺国家药物政策体系，全面推动药品领域综合改革，为深入推进国家基本药物制度开创良好的政策环境。

2. 统筹协调药品领域具体政策，加强政策合力

药品领域存在大量的利益冲突，触及到研发机构、原材料和辅料供应企业、生产企业、流通企业、医疗机构、集中招标机构、社保基金管理机构等。这些冲突最终反映为政策上的统筹协调。加强政策协调，才能形成合力，有效保障群众用药权益。

3. 有助于形成贯彻落实药物政策的管理架构

我国药品领域管理部门众多，责任主体分散。通过国家药物政策建设，有助于理清部门责任和分工，完善药物政策的管理架构。国际经验表明，鉴于国家药物政策总体隶属于卫生政策，应由卫生行政部门作为药物政策的协调机构，或者成立国家药物政策委员会，由卫生行政部门主导，在相关部门之间建立协商机制，在此基础上形成药物政策的管理架构。

第五节　药物经济政策

一、国外药物经济政策

（一）各国对药物生产实行的经济政策

在药物生产方面，各国都十分重视药物的安全性与功效，美国、加拿大、英国、法国等欧美国家对新药的研制、仿制药物的生产都出台了一些产生重大影响的经济政策。

1. 新药研制开发的经济政策

以研究和开发新药为基础的厂商大多聚集在欧美国家，因此新药研制政策是这些国家药品管理的重要内容。20世纪80年代以来，各国政府对新药的研制相继采取了不同的倾斜政策，如美国1985年对治疗目标患者少于20万人的新药研制采取了很强的保护和鼓励政策，包括税收优惠政策和市场独占期政策。欧共体（欧盟前身）1987年制定了"对生物制品和高度创新药物"的市场保护法令，要求对这两类药实行资料保护，并且即使没有专利保护也享受此待遇。

2. 仿制药生产的经济政策

美国1984年"药物价格竞争法"中规定仿制药在专利期满后或市场独占期满后，只需通过简单新药生产申请，无需动物和临床试验即可投入生产，结果美国的仿制药生产大大增加。欧共体（欧盟前身）1987年颁布仿制药生产简化申请程序，对于与原药物基本相似的产品，在第一申请书专利期满后，免于提供第一申请书中必需的药理、毒理和临床资料。

（二）各国对药品营销实行的经济政策

各国政府对药品流通的管理包括两方面内容：一方面，批发商、零售商进入药品流通领域，必须得到政府颁发的许可证；另一方面，由于欧洲各国普遍实行全民健康保险制度，因此大多数国家政府（或保险组织）在药物流通领域都采取了一系列控制药品费用的措施，即对药物生产厂家、批发商和药店的利润或价格给予控制。

1. 对药品生产厂家的价格管理

法国和瑞典等国家对门诊处方药价格的制定和上涨实行直接控制，药品价格由政府与各药厂协定，瑞典的新药定价还可参照该药在其他国家的价格。对于新药的价格上涨，法国规定在两年半内不得涨价，两年半后价格的上涨必须通过国家的法令，而瑞典则试图使药物价格与通胀率保持一致。

对药品的价格控制还有间接的管理措施。第三方（政府或保险组织）给保险补偿范围内的药物设定一个补偿上限。药品厂商可以随意制订价格，保险仅补偿其中一部分费用，其余部分由消费者自付。这种管理办法通过对卫生服务需方的费用控制达到对药物价格的间接控制。德国、瑞典、加拿大等国家在其保险中都采取了该策略。

另外，英国还采取了通过对药品利润的控制来控制药物价格的办法。药品厂商可以自由决定新药的出厂价，但其利润不可以超出规定的上限。自 1957 年起，英国国家医疗服务体系（national health service，NHS）与大多数厂商协议新药的利润上限为 17% ~ 21%，同时，NHS 还限制厂商用于促销药品的费用要低于总销售额的 9%。

可见，世界各国有的通过政府行政命令，有的通过市场机制，以实现对药物生产厂家的价格控制。只不过侧重点和力度不同。

2. 对批发商的管理

欧洲各国对批发商的管理，有的采取控制其利润的方法，有的采取竞争手段，有的采取垄断药物采购的策略。各国对药品批发商的药费差率有所控制，有的还规定了上限，有的则通过允许药物生产厂家和批发商竞争控制批发商的利润。

挪威的药品采购则由政府直接垄断，其收入的一部分用于药物治疗和临床药理学研究。

美国健康维护组织（health maintenance organization，HMO）等组织则通过限定药店的补偿，按照最大可允许费用补偿、批发购药达到减少批发商回扣的目的，药店为赚取更高的利润，会努力压低批发商的折扣。

3. 对药店（药剂师）的管理

各国通过对药物零售方的管理达到控制药品费用的目的，如对药剂师的药品加成率规定上限。法国药剂师得到的费用不得超过零售价的 30%，美国规定与 HMO 签约的药店对每张处方的服务收取 2.5 美元的费用。

英国通过实行通科医生的药品预算实施对药物零售的控制。每年的药品预算都依照以往的处方和药品支出，兼顾患者的年龄、性别、患病等人口学特征制定。同时，鼓励使用普通药物替代，如鼓励使用已超过专利保护期的低价仿制药品。

4. 对药品消费者的管理

各国对药品消费者的管理都采用了共付和报销目录的方法控制需方对药物的过度利用。美国患者自付药费的 40% 左右，瑞典则规定维生素系列、感冒和咳嗽药及戒烟药不在报销范围内，其他药品需自付 25%。

（三）各国对药品的补偿政策

美国 HMO 实行按人头付费的补偿机制及后来对老年医疗保险（Medicare）计划实行按疾病诊断分类定额支付制度（diagnosis related groups，DRGs），英国实施的通科医生预算，都从根本上改变了医生的激励机制，限制了药品的过度利用。在美国，药品报销目录主要是由药品利益管理公司（PBMs）负责制订与管理的。药品目录是 PBMs 管理药品利益的一个基本工具，通过制订药品目录来影响患者和医生的处方选择。PBMs 一般不会建立自己的药品报销目录，而是为 Medicare、HMOs 等组织量身定做适合他们的目录。

二、我国药物经济政策

（一）药品价格政策

建国以来，我国药品价格管制大体可以分为三个阶段：计划经济时期、改革开放至 20 世纪 90 年代中期及 90 年代中期以后。这三个阶段经历了从全部管制到基本开放，再到逐步加强管制这样一个过程。

1. 药品定价政策

1996 年 8 月原国家计委出台了《药品价格管理暂行办法》，将少数临床应用"面广量大"的基本治疗药品、生产经营具有垄断性的药品纳入了政府药品价格管理范围，并根据具体规定分别实行政府定价和政府指导价。管理的方法是制定出厂价、批发价和零售价，并规定了流通环节的进销差率和批零差率。

2005 年 1 月，国家发展和改革委员会制定了《药品差比价规则（试行）》。按照药品差比价规则，同种药品不同剂型、包装、含量的定价，必须按照一定的比价进行，同种药品不会出现低规格的品种价格高的现象。该规则只是对目前厂家采用换包装、剂量重新申报新药这种行为的限制。1997～2007 年，国家发展和改革委员会先后 20 多次降低政府定价药品的价格。

2009 年，《中共中央国务院关于深化医药卫生体制改革的意见》明确指出，要对新药和专利药品逐步实行定价前药物经济性评价制度，开始探索以价值为基础的药品定价方法。

2015 年 5 月国家发展和改革委员会等六部委联合颁发《关于印发推进药品价格改革意见的通知》（发改价格〔2015〕904 号），要求除麻醉药品和第一类精神药品外，取消药品政府定价，完善药品采购机制，发挥医保控费作用，药品实际交易价格主要由市场竞争形成。

2. 药品销售价格政策

我国计划经济时期，药品一直由国家统一审批和定价。从 1989 年开始，我国政府对公立医疗机构实行定额投入、超支不补、结余留用的政策，允许医疗机构销售药品时加 15% 作为补偿，医院收入变成由财政拨款、药品收入和医疗服务收费三部分组成。实际上，目前国家对医院的财政投入仅占医院年运行费用的不到 10%，医院总收入的 50% 左右是经营药品形成的利润，这即产生了所谓的"以药养医"。"以药养医"政策下的"顺加作价"政策直接激励医疗机构倾向于使用价格高的药品，这也是使医疗机构使用的药品品种不断向高价药变化的原因之一。医院"以药养医"和"顺加作价"的体制，也一定程度上刺激了医疗服务中医生的道德风险，极易导致我们常说的过度医疗、医生开大处方问题，也会直接导致"看病贵"的现象。

2010 年 2 月 23 日公布的《关于公立医院改革试点的指导意见》提出，推进医药分开，改革以药补医机制，逐步将公立医院补偿由服务收费、药品加成收入和政府补助三个渠道改为服务收费和政府补助两个渠道，即逐渐取消药品的加成收入，实行药品零差率销售。

（二）药品集中招标采购政策

医疗机构药品集中招标采购工作于 2000 年 2 月国务院颁发《关于城镇医药卫生体制改革的指导意见》后启动。药品集中招标采购政策制定的初衷，一是希望通过集中招标采购的竞价方式降低"虚高"的药价，减轻社会医药负担；二是希望通过公开的招标程序，杜绝医院药品采购过程中的回扣行为，纠正采购过程中的不正之风。医院药品购进价格确实有较大程度的降低，但需要注意的是，降价幅度的计算是将同品种中标价与各地医疗机构招标前最低购价相比。向患者让利金额的估计是假设药品的使用数量和结构不变的情况下，将降价幅度与招标前使用数量相乘得到的。但实际上药品的使用数量和结构是在不断变化的，因此各地区患者让利的估计具有不同程度的偏高。药品招标实际上给患者带来多少好处还要具体分析医院药品使用数量和结构的变化。

2009 年，《中共中央国务院关于深化医药卫生体制改革的意见》中提出，要建立基本药物的生产供应保障体系，在政府宏观调控下充分发挥市场机制的作用，基本药物实行公开招标采购，统一配送，减少中间环节，保障群众基本用药。

（三）药品报销政策

药品报销政策的内容主要包括药品报销目录和诊疗指南、针对需方的共付制及针对供方（医疗机构或医生）的支付方式改革等。

1966 年，原劳动部和全国总工会颁发了《关于改进企业职工劳保医疗制度几个问题的通知》，规定企业职工在指定医院或本单位附设的医院、医务室等治疗时，所需的贵重药费由企业承担，但服用营养滋补药品的费用由职工个人承担。1977 年 10 月，原卫生部、财政部和原劳动部共同明确了公费医疗和劳保医疗的自费药品范围。

到 20 世纪 70 年代末，我国医疗保险制度存在的问题逐渐显露，经费严重超支。为此，1984 年，原卫生部和财政部联合发出《关于进一步加强公费医疗管理通知》，其中提出严格执行国家规定的公费医疗医药费报销范围的有关规定。然而，由于公费医疗和劳保医疗费用支付方式不合理（采用事后按服务项目付费的方式），对医疗服务供需双方缺乏有效的约束机制，政府对药品使用的管理主要侧重于用药价格的管理，然而由于医保覆盖面不广、药品目录制定缺乏科学性及后付制的支付方式等，使得管理效率不高。

1994 年以来，我国开始建立城镇职工基本医疗保险、新型农村合作医疗和城镇居民基本医疗保险，三大医保体系都制定了药品报销目录和对供需双方的支付机制来控制医药费用的增长。2009 年 4 月，我国制定发布的《关于深化医药卫生体制改革的意见》和《关于医药卫生体制改革近期重点实施方案》及 2012《国务院关于印发"十二五"期间深化医药卫生体制改革规划暨实施方案的通知》（国发〔2012〕11 号）规定将"基本药物全部纳入基本医疗保障药物报销目录，报销比例明显高于非基本药物"，"积极探索建立医疗保险经办机构与医疗机构、药品供应商的谈判机制，发挥医疗保障对医疗服务和药品费用的制约作用"，进一步巩固和完善了医疗保险药品的报销和补偿政策。随着保险覆盖面的不断扩大和供需双方的支付方式改革，药品报销政策将对控制药品费用发挥越来越重要的作用。

复习思考题

1. 什么是药物经济学？
2. 药物经济学评价的四种常用方法是什么，它们的适用范围如何？
3. 什么是基本药物？WHO 关于选择基本药物的准则是什么？
4. 如何完善药物经济政策？

【案例分析】

澳大利亚的药物津贴计划

药品福利计划（PBS）是澳大利亚卫生保障和服务体系中最具特色的内容。澳大利亚实行医药分开管理。澳大利亚的法律规定，医院和诊所不能向患者卖药。医生只负责看病开处方，患者自行到药房买药。为使患者既看得起病、又吃得起药，澳议会于 1947 年就药物福利问题进行了立法。联邦政府从 1948 年 1 月起针对全体国民实施药物津贴计划（即 PBS 制度），纳入 PBS 制度框架内的药品由联邦政府支付主要费用，个人仅需支付较少的费用。政府通过全民健康保险向本国居民和符合条件的来访外国居民提供安全、有效和合理的药品，同时，联邦政府将常规药品确定为国民医疗保险的处方用药即基本药物。这些药品的价格低于市场价，差额部分由医院药房或零售商向医疗保险管理部门报销，并通过实行患者共付来控制药品费用。

药品一旦上市，制药企业可以申请加入药品报销目录（PBS）。澳大利亚健康保险基本用药目录的制定由联邦政府组建了相应管理咨询机构负责，遵循如下程序：首先，"国家治疗性药品管理局（TGA）"负责审核药品是否安全有效，以决定允许或禁止该种药品在澳大利亚销售；其次，"药品津贴咨询委员会"负责审核药品成本-效果，决定是否纳入医疗保险基本药品目录；然后，"基本药品价格管理局"负责审核药品价格是否合理，医疗保险计划能否支付得起及使用这些药品的条件。

由此可见，澳大利亚对药品的管理分为三个层次：第一，确定药品生产和销售是否合法；在澳大利亚只有执业药剂师才有资格销售处方药，而且处方药的销售必须凭医生处方；第二，确定药品是否纳入处方药管理，在澳大利亚销售的大部分药品是处方药；第三，确定药品是否纳入全民健康保险的药品津贴计划的基本药品目录。

PBS 通过部分承担居民的药品费用，以确保居民药品服务的可及性。政府根据实际情况每年对药品目录进行调整，2001 年 8 月，PBS 共覆盖了 594 种处方药（通用名），如按商品名计算，则有 2448 种；截止到 2007 年，共覆盖了 804 种处方药（通用名）。目前，PBS 药品目录每年更新约 600 多类，目录药品超过了 2600 个，大多数处方药物都属于 PBS 补助范围。药品报销目录不包括非处方药和饮食补充剂，但也有例外。不在目录内的药品不享有政府的报销政策。

澳大利亚所有居民和符合条件的外国居民均可享受药品福利。但政府针对不同人群制定了个人支付线。每张处方患者需自己垫付一定的费用，剩余部分由政府承担，即所谓的共付机制。目前一般患者每张处方（慢性病患者每张处方不超过 28 天用药量）最高支付 34.2 澳元，失业和低收入者、常年有病的脆弱人群等特许患者每张处方最高支付 5.6 澳元，其余部分由 PBS 计划支付。为了解决穷人药品费用负担过重的问题，联邦政府制定了安全线，即每个患者一年支付药品费用的最高限额。一般安全线定额为 1317.2 澳元，特许安全线定额为 336 澳元，超过安全线定额后，患者可以享受更高的医疗照顾福利。此外还有针对退伍军人的专门保障项目。

通过药物津贴计划，澳大利亚有效地控制了其药品费用，使澳大利亚药品平均价格低于 OECD 国家 30% ~ 40%，有效控制了医药费用的增长。2007 ~ 2008 年，澳大利亚全国药品费用 137 亿澳元，占卫生总费用的 13%；居民个人卫生支出 174 亿澳元，占卫生总费用的 16.8%，均处于较低水平。

【问题】

澳大利亚的药物津贴计划对我国药品费用的控制有何启示？

【提示】

从药品报销目录的遴选和共付制为切入点进行药品费用的有效控制。

（陆　烨）

第十六章
卫生经济政策分析

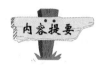 本章介绍了卫生经济政策的基本概念、理论基础、目标，以及卫生经济政策分析的概念、基本范畴、主客体、基本因素、分析方法、分析步骤、政策评估，并对国内外卫生经济政策进行了分析。

第一节　卫生经济政策

一、卫生经济政策的基本概念

卫生服务市场是一个不完全竞争的市场，存在卫生产品的公共性导致市场供给不足，信息不对称不利于卫生服务的有效利用，垄断带来低效率和技术进步受限，效益外部性影响卫生资源配置的有效性等问题，导致市场机制的作用难以有效发挥，而同时，由于市场机制自身的缺陷，导致卫生服务领域存在市场作用的失灵。对于市场机制的失灵，政府可以通过卫生经济政策加以补救。

卫生经济政策（health economic policy）是国家宏观经济政策的组成部分，规定卫生事业的总体发展目标和方向，是关于卫生资源筹集、配置、开发和利用方面的法令、条例、计划、方案、规划和措施的总和，主要包括与卫生事业有关的政府经常性预算投入、基本建设投资、机构运行及卫生服务价格等方面的政策。它与特定的社会制度和社会经济发展水平相适应，是政府发展和管理卫生事业的重要手段。

卫生经济政策同国家政治、经济制度和经济发展水平有着密切关系，它体现卫生事业的性质，决定公民享有卫生服务的福利水平，对维护和增进公民健康具有重要的影响。政府通过不同的卫生经济政策对有限的卫生资源进行合理调控和优化配置，使其发挥最大社会效用，保障基本医疗卫生服务，不断满足人民更高层次的健康需要，维护和增进人民健康，促进经济与社会协调发展。

二、卫生经济政策的理论基础

（一）社会选择理论

西方社会选择理论（social choice theory）可以追溯到公元前四世纪的古希腊时期，它试图解决个人排序与社会选择之间所出现的矛盾问题，而现代的社会选择理论起始于阿罗不可能性定理。阿罗不可能理论是指：如果众多的社会成员具有不同的偏好，而社会又有多种备选方案，那么在民主的制度下不可能得到令所有的人都满意的结果。阿玛蒂亚·森表明，阿罗难题具有逻辑上的必然性，"摆脱此类问题的唯一途径是扩展信息集合"。社会选择理论设法根据个人对社会状态的偏好得出社会排序，这需要对个人效用、帕累托效率、平等、正义等之间的关系进行深入的研究。

一般而言，经济学上的选择理论是基于资源的稀缺性、同一资源存在不同的用途上、人们的需求不同。这要求在进行卫生经济政策决策时必须考虑到效率、公平及稳定。社会选择理论主要是分析个人偏好和集体选择之间的关系，其研究的根本性问题是各种社会决策是否尊重个人偏好，能否对不同的社会状态进行公正的排序或以其他某种方式加以评价。

（二）机会成本理论

从经济资源的稀缺性这一前提出发，当一个社会或一个企业用一定的经济资源生产一定数量的一种或几种产品时，这些经济资源就不能同时被使用在其他的生产用途方面。机会成本（opportunity cost）是指当把一定的经济资源用于生产某种产品时放弃的另一些产品产生的最大收益。在进行选择时，力求机会成本小一些，是经济活动行为方式的最重要的准则之一。一般地，生产一单位的某种商品的机会成本是指生产者所放弃的使用相同的生产要素在其他生产用途中所能得到的最高收入。在完全处于竞争条件下的市场中，市场价格就等同于机会成本。在资源配置、甚至卫生经济决策中，我们都需要考虑机会成本，即做出一个选择后所丧失的其他选择可能获得的最大收益。例如，我国地方各级行政部门根据《国家基本公共卫生服务规范（2011 版）》的基本要求，再结合本地区的实际情况制订本地区的基本公共卫生服务规范。根据《规范》的基本要求及结合本地区的实际情况，城乡基层医疗卫生机构对每一项的公共卫生服务项目的投入是有差异的，而投入了这项公共卫生服务项目的经济效益和社会效益与投入另一项公共卫生服务项目的效益都是不一样的，这就要求有关部门在项目投入过程中考虑其机会成本。

（三）福利经济学理论

福利经济学（welfare economics）是现代西方经济学的一个重要理论分支，它主要研究如何进行资源配置以提高效率、如何进行收入分配以实现公平、如何进行集体选择以增加社会福利，以及为谋求实现经济福利最大化而采取各种改革措施。福利经济学者认为，检验社会福利经济大小的两个标准是：第一，资源配置或效率标准，即在不减少贫穷者收入和不增加生产要素的前提下增加国民收入，标志着社会福利的增加；第二，收入分配标准或公平标准，即在不减少国民收入条件下，使财富从富者转向贫者，也标志着社会福利的增加。依据这两个标准，只有当边际私人纯产品等于边际社会纯产品时，社会资源的最优配置才能到达。一般福利的概念是指消费者剩余（CS），个人消费者剩余为支付意愿与实际支付价格（P）之差，即：$CS = WTP - P$，社会总福利（TCS）是社会全体成员福利的总和，净福利（NCS）等于社会总福利 TCS 减去政府补贴的成本 S，即：$NCS = TCS - S$。旧医保的筹资模式坚持以个人缴纳为主，集体补助为辅，国家给予政策扶持，实际工作中，集体补助和政策扶持工作难以到位，而新型农村社会养老保险的筹资模式是个人、集体、国家三方缴费、政府供给力度加大，农民实际支付价格下降，假设支付意愿不变，消费者剩余增加，即社会福利增加。在实际中，还要考虑到政府补贴成本，当消费者剩余大于政府补贴成本时，社会总福利就是增加的，所以当消费者的需求弹性为零时，养老保险已经成为农民的生活必需品，农民不会因为其价格而影响参保行为，社会总福利达到最大化。

（四）外部性理论

不同的经济学家对外部性（externality）给出了不同的定义，大多数经济学文献是按照萨缪尔森的定义来理解的。萨缪尔森定义"外部性是指那些生产或消费对其他团体强征了不可补偿的成本或给予了无需补偿的收益的情形"。即在"非市场"条件下，一个生产单位的生产行为或者消费者的消费行为影响了其他生产单位或消费者的生产过程，是一种经济力量影响了另一种经济力量，而在受影响的一方看来，这种影响是被动的，是对方强加的，而这种影响可能是外部经济的或者外部不经济的。外部经济就是一些人的生产或消费使另一些人受益而又无法向后者收费的现象；外部不经济就是一些人的生产或消费使另一些人受损而前者无法补偿后者的现象。就外部经济来说，比如，某一个社区基础设施和公共卫生服务设施的建设，可以给其他社区居民生活、学习、工作提供便利，让他们也能享受到公共设施带来的社会福利；就外部不经济而言，现阶段学者对卫生保健性质大多定义为准公共产品，即介于纯粹的公共产品和纯粹的私人产品之间的一种混合产品，虽然近年来我国卫生保健工作取得一定进展，但仍然存在地区和城乡差异，且医疗卫生保健投入单纯依赖私人投入，这在一定程度上会导致医疗卫生保健的高门槛居高不下，导致医疗效果和社会效益的矛盾的出现。

（五）公共物品理论

公共物品（public good）是指那些在消费上同时具有非排他性和非竞争性的产品，非排他性即在技术上无法将拒绝为之付款的人排除在公共物品的受益范围之外，非竞争性即一个人对公共物品的享用并不排斥其他人一同享用，也并不影响他人享用公共物品的数量和质量。也就是说，增加一个消费者，其边际成本等于零。公共物品有广义和狭义之分，狭义的公共物品是纯公共物品，而广义的公共物品包括纯公共物品和准公共物品，生活中的大量物品属于准公共物品。纯公共物品是指在消费的过程中同时具有非竞争性和非排他性的各种产品和劳务，如公安、司法等。准公共物品是在消费方面具有较大程度外部性的一类公共物品，它具有两个特性：一是消费中的争夺性，即一个人对某物品的消费可能会减少其他人对该物品的消费；二是消费中具有排斥性，即只有那些按价付款的人才能享受该物品。准公共物品的范围非常广泛，介于私人物品和纯公共物品之间，如公共教育、医疗保健服务等。由于公共物品的提供和消费具有较大的外部效应，而市场卫生服务提供者都以追求自身利益最大化为最终目标，因此，应加强政府职能，加大对公共卫生服务行业的调控与管理，促进卫生工作全面、平衡发展。

（六）公共选择理论

公共选择理论（public choice theory）是一种以现代经济学分析民主立宪制政府的各种问题的学科，实质是经济分析工具在政治领域的应用。公共选择理论以个人为基本分析单位，以理性"经济人"为基本的行为假设来研究集体决策和集体决策规则的选择。公共选择的过程实质上就是将个人偏好转化为社会偏好的过程，公共选择按照全体一致规则和多数规则来确保政府按照绝大部分人的意愿来提供公共产品。例如，价格听证会就是一种公共选择理论的实际运用，是指在制定和调整实行政府指导价或者政府定价的商品和服务价格前，由价格主管部门组织社会各界，尤其是经营者和消费者，对制定调整价格的必要性和可行性进行论证的活动，价格听证会为居民表达自己的偏好开辟了渠道，政府职能部门与其他企业在了解民众偏好的基础上并通过民主程序来加总民众偏好，然后依据这样的集体偏好做出决策，它保护生产者和消费者的公共利益。

（七）利益团体理论

在西方政治学中，利益集团（interest group）又称为压力集团（pressure group），其定义为那些有某种共同的目标并试图对公共政策施加影响的个人的有组织的实体。集团的存在是为了增进其成员的利益，有共同利益的个人或者企业组织的集团通常总是具有进一步增进这种共同利益的倾向。在现代社会中，社会经济问题上的冲突基本上发生在有组织的群体之间，而不是发生在孤立的个体之间，也即社会的交换和冲突是发生在不同利益集团之间的。同样，政府决策所支配的是作为整体的组织，它带来的损益关系是由不同利益集团承担的，而不是针对个人的。利益集团是介于国家和个人的活动范围之间的组织形式。社会中的每一个人总是归属于一个或者多个利益集团，这些利益集团的目的各不相同，而这些相互竞争的集团所施加的压力汇总起来决定了社会政治活动的进行。利益集团之间的这种竞争关系，对卫生经济政策过程有着特别重要的影响，也可以说卫生经济政策制定过程就是集团斗争对政策施加压力从而使政府不断做出反应的过程，这个反应就是通过协调、妥协、讨价还价而制定的一系列的有关政策。

三、卫生经济政策的目标

卫生经济政策目标的确定是指政策制定者希望通过卫生政策的实施来实现预期的结果，而预期结果主要表现在卫生系统经济效益和社会效益的提高，以及区域人群卫生状况和卫生指标的改善等。卫生经济政策目标是经济政策的出发点和归宿，制约着经济政策从制定到实施的全过程。政策目标涉及"是什么"和"应该是什么"，"是什么"需要运用实证分析方法来解答客观经济现象，"应该是什么"则需要政策决定者运用规范经济学的基本原理和方法做出价值判断，所以卫生政策目标的讨论必须从经济价值和社会价值判断入手。随着社会经济的发展，社会群众对卫生需求发生了改变，卫生经济政策目标的内容也会发生变化，但主要集中表现在追求公平、效率、稳定性三个方面。

（一）公平

在卫生政策中，公平通常指对于合理的卫生服务都有广泛的同等可及性，并且在不同收入阶层之间对卫生筹资的负担进行公平的分配。公平性可以分为水平公平和垂直公平。从卫生筹资的角度看，水平公平是指实际支付能力相同的人支付相同的卫生费用，而不论其性别、婚姻状况、职业、国情等差别有多大；垂直公平性以效能中"平等贡献"为基础，要求支付能力越高的人其支付水平越高。从卫生服务供给角度来看，水平公平要求有相同卫生保健需求的人应该获得同等对待，无论其收入如何；而垂直公平性指有较高服务需求的人获得的卫生服务量也应该较高，反之，则较低。

卫生经济分析的公平性主要是从卫生服务提供的可得性、可及性与卫生服务的实际利用率三个方面的公平性来分析。

1. 可得性

可得性指关于卫生资源供给能力，即卫生资源的分配比例问题，如每千人口医生数、每千人口卫生技术人员数、医生与护士的比例、每千人口床位数等指标。"有医有药，能防能治"是卫生经济政策分析可得性目标的生动描述。

2. 可及性

可及性指卫生服务消费者是否在需要卫生服务的时候能及时得到所需卫生服务。卫生服务的消费者（特别是患者）在需要卫生服务的时候，较快地得到所需要的卫生服务。可及性中的障碍包括：①经济上的障碍。患者对卫生服务没有购买力。提高居民卫生服务经济上的可及性，就是提高居民基本卫生服务有支付能力需求的问题；②文化上的障碍。卫生服务消费者文化程度和卫生服务提供者的文化程度的高低决定障碍大小；③地理、交通上的障碍。解决这个问题，在农村主要是卫生机构合理布点的问题，在城市主要是开发社区卫生服务，医务人员深入社区和居民家庭的问题。

3. 实际利用率

卫生服务的实际利用率指人民群众实际利用了的卫生服务。从一定意义上讲，它是卫生领域经济政策最重要的公平性目标。用卫生工作的常用术语，就是某项卫生服务的覆盖面、覆盖率问题，是实际利用与应该利用之比，是卫生服务的客观需要量和实际利用情况的比较。如围生期孕产妇系统管理的覆盖率、计划免疫覆盖率、患病就诊率及住院率等。基本卫生服务的普及率是评价卫生经济政策正确性、有效性的重要指标。

（二）效率

卫生经济政策分析所说的效率可分为工作效率、单位成本、配置效率、社会经济效益。

1. 工作效率

工作效率是指在单位时间里实际完成的工作量。即指某一种卫生资源的投入与相应卫生工作的完成数量之间的关系，如每位医生的日均工作量、床位周转次数与使用率等。

2. 单位成本

单位成本指投入的机构成本与相应卫生工作的完成数量之间的关系，如诊次成本、床日成本等。因为卫生资源是有限的，所以必须有效地筹集和利用资源，以最小的投入获得最大的产出。

3. 配置效率

配置效率是指以投入要素的最佳组合来生产出"最优的"产品数量组合。在投入不变的条件下，通过资源的优化组合和有效配置，效率就会提高，产出就会增加。Pakmer 等认为配置效率是指那些能够最大限度地增加社会福利，改善健康状况的资源分配方案；Donaldson 等认为卫生资源在卫生部门内部之间重新分配时，总效益不变，这时可以认为具有配置效率。评价配置效率的常用指标主要有：卫生资源在医疗和预防服务中的配置比例、基本医疗和非基本医疗的比例等。

4. 社会经济效益

社会经济效益包括直接和间接社会经济效益。前者指减轻或避免疾病的发生而减少的直接经济损失，包括卫生机构和患者消耗的经济资源；后者指由于减轻或避免疾病的发生而减少的间接经济损失，如劳动力有效工作时间延长、工作效率提高等。

（三）稳定性

卫生经济政策分析的稳定性目标可以从以下三个方面具体化。

1. 健康保障

社会保障是全社会政治经济稳定发展的重要条件，健康保障系统是社会保障系统的重要组成部分，它关系全社会各基层居民生老病死的大事。卫生经济政策的重要目标之一，就是在人民群众健康和生老病死的大事上能营造一个稳定的局面。

2. 防止因病致贫和因病返贫

在制定与分析卫生经济政策时，必须考虑贫困人口的医疗服务等问题。疾病不仅威胁患者的生命，而且治疗要消耗大量的经济资源，有些疾病可导致患者因病致贫，因病返贫。健康是脱贫致富的前提，扶贫首先要控制疾病，要解决群众的健康问题，因此，政府应制定切实可行的卫生扶贫政策来解决贫困人口就医问题。

3. 纠正卫生服务市场失灵

卫生领域市场功能失灵，必须加以纠正，这是确保卫生领域市场稳定的必要措施，是卫生事业稳定发展的重要条件。公共卫生服务属于公共产品、一部分卫生服务具有外部效应、医疗保险市场上存在逆向选择、卫生服务市场信息不对称和技术垄断等，因此不能完全依靠市场机制实现卫生资源的合理配置，必须发挥政府作用，制定切实有效的卫生经济政策，如实施区域卫生规划，纠正卫生服务市场失灵。

（四）其他方面

1. 可持续性

可持续性是指维持卫生服务长期供给的经济、资本资源和政治支持。可以从经济、组织和政治角度加以分析。从筹资角度看，目前筹资的可持续性问题与成本过快增长和低收入人群的可承受能力密切相关。谋求建立一种能够不依靠外部投入而有自我生存能力的卫生筹资体系已经受到越来越重要的关注。从政治角度看，政治决定了可提供的税收数量及如何用于卫生，而这些政策依赖于政府的稳定和延续性。国际政治也会影响资金来源的稳定程度。从组织角度看，组织管理的可持续性主要依靠政治与市场力量的变化、管理与技术能力和技术水平高的卫生专业人员等因素。

2. 质量

质量是指高标准、高可及性、高满意度的医疗卫生服务。医疗卫生服务质量包含两层含义：一是为群众提供切实可靠的医疗技术服务，帮助患者解决疾病痛苦，最大限度降低医疗风险，减少医疗事故；二是根据结合患者情况和个人需要提供个性化和人性化服务。由于卫生服务利用者、卫生服务提供者和政策制定者对卫生服务质量的理解角度不同，因此，对卫生服务质量的评价也不尽相同，这要求我们在卫生政策分析中，应该全面结合各方的观点，从社会角度去评价卫生服务质量，制定针对普遍大众的卫生服务质量标准。

第二节　卫生经济政策分析

一、卫生经济政策分析概述

卫生经济政策分析（health economic police analysis）是提高卫生经济政策科学性、合理性和可行性，促进卫生事业长期、持续、稳定、协调发展的必要条件；是提高卫生资源筹集、配置和利用效益和效率的重要保证；是连接和协调宏观、微观卫生经济政策的桥梁；卫生经济政策分析方法对于我国建立宏观管理有力，微观运行富有生机活力的卫生经济体制有重要的指导意义。

（一）卫生经济政策分析的概念

卫生经济政策分析是指为了实现某项卫生政策目标，通过系统分析方法从各种备选方案中选择最优政策方案的过程。对于这个定义可从两个方面理解：一是卫生经济政策分析要以系统分析为基础，同时包括一些其他要素，如考察政策可行性和一致性，探讨不确定性和必要性等因素；二是卫生经济政策分析的目的是选择最优政策方案，但需要注意的是，由于各种备选方案本身具有不完善的地方，需要在实践过程中逐步改善，因此，卫生经济政策分析所选择的方案是一种相对最优化。

（二）卫生经济政策分析的基本范畴

1. 行为研究

如果某种现象反复出现，一定会带来某种结果，这就是行为研究的基本前提。卫生经济政策分析的行为研究就是针对卫生领域存在的现象进行分析与研究的过程，主要回答"是什么，在什么时候，到什么程度，有多少"等问题，主要研究卫生系统与卫生事件及其相互关系和作用的描述、度量及推理等内容，主要采用定量与定性两类研究方法，完成认识过程的第一次飞跃，即从实践到认识的飞跃。

2. 价值取向研究

卫生经济政策分析的价值取向包括个人取向、效用取向、公平取向与效率取向等。主要回答"因为什么，为谁，为何目的，优先考虑什么"等问题，包括要考虑经济效益、社会价值、集体取向、平等主义、利他主义等。其研究目的是，确定某个目标是否值得争取，采取的方法及取得的效果能否被接受。

3. 规范研究

规范研究的基本假设是"如果你想得到某种结果，那么在特定条件下，采取某种措施后，就能以某种概率取得该种结果"。主要回答"应该是什么，应该怎样做"等问题，并通过确定为达到预期目的所采取的行动与手段，来证明上述问题的答案。规范研究从抽象的普遍原则出发，采用演绎推理的方法，并通过决策概率分析和可信度计算的方法来论证和检验政策分析规范研究结果，从而得出对特定问题的结论。

（三）卫生经济政策分析的主客体

卫生经济政策分析的主体是指政策分析工作的直接承担者。根据卫生经济政策分析主体的来源，政策分析主体可以分为四类：决策者或执行者、决策部门内部分析机构、外部专业分析机构、舆论界及客体评价。由于政策分析的主体在政策过程中扮演的角色不同、利益出发点不同、因文化水平技术差异导致对政策的把握程度也不同等主客观原因都会影响到卫生经济政策分析的结果。因此，这要求政策分析主体要秉承客观公正的原则，全面把握政策。卫生经济政策分析的客体总体来说是政策，具体说来，可以分为政策实施前政策方案的提出、可行性论证及政策的确定、政策执行过程中遭遇的瓶颈、政策实施后的效果、群众对政策的认可度，以及存在问题的归因分析等这些都是卫生经济政策分析的客体。

（四）卫生经济政策分析的目的

卫生经济政策分析的目的是分析政策实施过程中及实施后的结果，分析存在的问题及问题存在的原因，致力于完善卫生经济政策，提高政策价值。政策分析的目的有以下两点。

一是检验政策实施的效果。卫生经济政策分析是检验政策实施效果必不可少的一个阶段，政策分析主要分析政策在实施过程中有没有按原期计划实行，有没有到达预期目标，在实施的过程中遇到什么样的问题与障碍，有没有更好的办法可以解决这些问题与障碍，为科学决策提供依据。

二是找出完善政策的方法。在检验政策实施的效果中，要特别重视政策实施过程中存在的问题及问题产生的原因，从而找出完善政策的方法。影响政策效果的因素主要包括三类：政策思路、政策方案与政策思路的匹配度、执行过程。这要求我们要明确政策思路，尤其明确政策存在的问题及不良反应产生的原因；政策方案要经过可行性论证，结合实际情况，以防政策方案与预期目标相背离；在政策执行中，尽量排除政策执行过程中环境等非政策因素的干扰，严格按照方案实行。

在卫生经济分析过程中，检验政策实施的效果是基础，最终目的都是完善政策，进而提高政策实行的社会价值和经济价值。

（五）卫生经济政策分析的基本因素

进行卫生经济政策分析必须考虑的因素主要有政治因素、社会因素、经济因素和其他因素。

1. 政治因素

卫生经济政策分析考虑的政治因素涉及政治文化和政治系统。政治文化是政治体系活动中的主观成分，是社会文化中与政府的目的和活动有关的成分，比如社会成员对现行卫生政策的了解与认知、态度与评价等。卫生经济政策的制定与实施，若能与当时的社会政治文化相适应，就容易获得社会成员的认同与支持，达到预期的政策结果。政治系统对卫生政策的影响主要表现为政府及社会如何管理和控制卫生系统。例如，我国在"文化大革命"期间，由于受"极左"路线的影响，认为医生个体开业是资产阶级的产物，对个体办医采取"铲除"政策。十一届三中全会以后，政治环境发生了变化，"极左"路线得到逐步纠正，个体医开始出现。党的十四大以后，政府对个体办医采取了鼓励政策。党的十八大鼓励社会办医，扶持中医药和民族医药事业发展。党的十八届三中全会提出鼓励社会办医，优先支持举办非营利性医疗机构。由此可见，卫生经济政策与政治系统息息相关，在分析政策的过程中要考虑与政治系统有关的各种因素，包括谁制定卫生政策、政府的责权利与干预力度如何、各级政府如何协调各团体之间的利益等。

2. 经济因素

在卫生政策分析过程中要注意以下三个方面：一是卫生服务市场。卫生服务市场不是规范的市场，信息不对称导致市场失灵、医疗费用供方支付方式直接影响到患者的切身利益，关系到患者能否看得起病等，所以市场机制在卫生服务中的作用是政策研究的重要方向之一；二是医疗保障制度。其重点研究的内容包括怎样筹集卫生费用，哪些项目应由医疗保险项目覆盖，不同筹资政策结果如何等；三是卫生服务利用。卫生政策分析过程中要注意有无过度利用及诱导需求等问题。

3. 社会因素

卫生系统具有双重社会特征：排斥性与扩展性。排斥性是指由于资源的有限性与卫生服务消费愿望的无限性决定了居民的卫生服务需要不能全部得到满足；扩展性指人人都应得到所需的卫生服务，而不应排斥部分人群。鉴于卫生系统的双重社会特征，卫生经济政策也必须具有双重性：一是要根据现有卫生资源和居民的卫生服务需求情况，提高卫生服务的效率；二是尽量增加卫生服务的公平性，提高全体居民享受卫生服务的水平。因此，在卫生经济政策分析过程中也必须注意社会因素对卫生政策可能产生的各种影响。

此外，在制定卫生经济政策过程中除考虑上述因素外，还应考虑医学模式从传统的医疗模式向生物、心理和社会医学模式转变，综合考虑文化、人口老龄化和科技进步等其他因素

二、卫生经济政策分析方法

任何事物都是质与量的统一体。因此，对事物的认识方法可分为定性分析与定量分析两大类。定性分析主要比较事物之间的不同特征和相互联系，分析事物内部的结构和变化发展；定量分析用数字表现事物性质的差异与关系的强弱。定性分析是定量分析的基础，定量分析是定性分析的深化与精确化。

（一）定性分析

通过已掌握的理论知识及方法学明确卫生经济政策的类型，研究假设和选题要明确、具有逻辑性并相互联系，能够被实证所检验。在卫生经济政策分析中，并非所有问题的所有方面都能用定量分析方法来处理，因此这就需要使用定性分析方法来解决。常用的定性分析方法主要有：系统分析、属性分析、层次分析、结构分析、功能分析、因果分析、比较分析等。这些方法并不是孤立存在的，而是处在相互密切联系之中。例如，在对事物进行功能分析时，就要考察内部结构对其功能的制约作用；在对系统结构进行分析时，有时需要借助于对其功能或行为进行分析，来推测和探究系统内部结构和运动规律。因此，在进行定性分析过程中，应注意各种方法的相互渗透和相互联系，根据实践的要求，把所需的各种方法结合起来进行运用。限于篇幅，本节简要介绍系统分析与属性分析，其他方法请读者参阅相关书籍。

1. 系统分析

系统是指相互联系、相互作用的各种要素组成的集合。系统分析就是为了确定系统的组成、结构、功能、效用而对系统各种要素和关系进行分析的方法。在进行系统分析时，应遵循以下几

个原则：一是整体性原则，即把被分析的事物作为由各个组成部分构成的有机整体，研究整体的构成及其发展规律。二是最优化原则，指从多种可能的途径中选择最优的系统方案，使系统处于最优状态，达到最佳效果。最优化原则是系统分析的基本目的。三是模型化原则，指在系统比较大或比较复杂，难于直接进行分析时，应设计出系统模型来代替真实系统，通过对模型的研究来掌握系统的本质和规律。模型化原则是实现最优化原则的手段和必经途径。四是相关性原则，指在进行系统分析时，应注意分析系统各要素之间、系统与环境之间的相互依存与制约关系。这里的环境指存在于系统之外的经济、信息等相关因素的总和。

2. 属性分析

属性分析就是识别事物具有哪种或哪些特征的认识方法。所谓属性就是事物固有的特征，分为本质属性与非本质属性，本质属性指事物的根本性质。我们在进行属性分析时，应当力求全面性，把握事物各方面属性的总和。比如，对一个卫生机构的属性进行分析时，就可以从其所有制形式、经济效益、社会效益等多方面展开进行全面、具体分析。

（二）定量分析

1. 定量分析内容

（1）预测分析。包括多元线性回归分析、时间序列分析、贴现率分析、灰色关联分析等。

（2）政策规划。包括系统分析、线性规划、动态规划、排队论证等。

（3）决策分析。包括决策树分析、层次分析、效用分析、概率分析等。

（4）政策结果分析。包括成本–效益分析、成本–效果分析、成本–效用分析、投入产出分析等。

数量模型分析是定量分析的主要形式，由于计算步骤较为复杂，一般要用计算机及相应软件来进行。常用的软件包有统计分析系统（SAS）、社会科学统计软件包（SPSS）等。

2. 定量分析步骤

（1）命题与假设。选择恰当的命题是定量分析成败的关键。在具体实施分析前，事先按一定的依据判断卫生经济政策的结果或效果，然后在分析中对该假设进行验证，以决定是否接受假设。

（2）确定相关指标。相关指标一般分三类：一类是结构指标，如医务人员的数量和专业结构、病床数等；二类是过程指标，如门诊人次、平均住院天数、病床利用率、业务收入、床日费用等；三类是结果指标，如各种健康指标、患者满意度等。

（3）找出可能的影响因素。如政治、经济、社会、地理环境、文化、人口等因素。

（4）建立函数关系式。以卫生经济政策效果为因变量，干预因素和其他影响因素为自变量建立函数关系式。

（5）资料收集。资料收集主要包括确定资料类型、抽样方法及调查对象等。

（6）模型拟合。根据调查资料和设计的理论模型，经过多次的实际拟合，找到较为理想的数量模型。常用的模型有：多元线性模型；非线性模型：如指数模型、对数模型、Logistic 回归分析、Cox 模型等；诊断模型：如主成分分析、判别分析、聚类分析、因子分析等。

（7）结果分析。主要是根据模型拟合的结果得出结论并提出对策与建议。结果分析要遵守两个原则：一是全面考察，即对产生结果的可能原因进行分析，分清哪些是主要原因，哪些是次要原因，哪些是必然因素，哪些是偶然因素；二是实事求是，即对得出的统计结果是什么就说什么，有多少就说多少，不能夸大，也不能缩小。

三、卫生经济政策分析步骤

（一）提出问题，明确思路

问题的提出应遵循以下四个原则：①需要性原则，指问题的提出应符合社会需要和科学理论发展的需要。社会需要包括经济发展的需要、医疗卫生服务的需要等，科学理论发展的需要包括更新科学理论、改进科学方法等方面的需要。②创新性原则，科学技术研究本质上是一种探索未知的活动，以解决前人没有解决的问题。因此，创新性是科研的灵魂，贯穿科研的全过程。从提出问题开始，就要求课题本身应具有先进性、突破性、独创性和新颖性。③科学性原则，指人们在提出问题时，必须以客观事实和科学理论为依据，按客观事物发展的规律办事。④可行性原则，指要根据实际上已具备的或经过努力可以创造的主客观条件提出问题。这就是说，提出的问题既要有较高的科学价值，又要考虑可行性，细致分析完成课题所需要的主客观条件。根据需要性、创新性、科学性、可行性原则，运用科学的方法、遵循合理的步骤，确认特定领域内的焦点问题和关键问题，并促使关键问题优先进入政策议程，成为政策问题。

（二）确立目标，制定计划

政策目标和政策问题直接相关。政策目标是指卫生政策制定者希望通过实施某项卫生经济政策所要达到的预期效果。它不仅是政策设计的基础，也是政策执行的指导方针和政策评估的标准。在分析和确定政策目标时，应着重考虑目标的具体性、可行性、规范性、协调性。目标的具体性是指表达必须明确、具体、清晰，内涵明确，外延要界定清楚；目标的可行性是指实施卫生经济政策的条件、环境允许其实行；目标的规范性是指政策目标要符合国家宪法、法律规定和社会道德规范，符合社会发展要求；目标的协调性是指实现政策的具体对个目标是协调一致的，是统一的。目标确定之后，接着就是根据卫生经济政策目标，通过对各种相关信息的收集、整理、分析和判断，提出一个或几个卫生经济政策方案分析的过程。政策分析计划一般包括：分析的目的、意义、标准、内容、方法、技术路线、效果评估等。计划的书写和一般的标书大同小异，这里就不展开详细的阐述，有需要者可以参考相关书籍。

（三）收集资料，整理数据

一般来说，资料的收集主要来源有文献、统计年鉴、问卷调查取得的数据、定性采访收集到的信息、相关部门内部资料等。定量资料主要来源于相关部门提供的政策相关统计资料、政策运行的观察资料，定性资料主要来源于通过与政策作用对象及相关人员的访谈所得。接着，把收集到的资料加以整理录入数据库，通常通过一定的处理把定性资料转化为定量资料或者半定量资料或者以定性的方式直接对其分析、评价并加以描述，作为定量资料的补充。

（四）综合分析，评价政策

一方面对定量资料来说，根据提前设定好的卫生政策分析的统计指标，对录入数据库的数据加以提取和整理，运用相关软件和特定的分析方法并对各指标值进行统计和计算，全面系统地反映政策运行的动态及变化。另一方面对定性资料来说，根据计算机建档、借助关键词归纳访谈笔记并对其进行归纳汇总。然后，根据评价的标准，将数据分析的结果与预期目标或标准指标进行对比，评估政策实施的效果，解释分析政策运行结果的原因。

四、卫生经济政策评估

评估一般分为理论评估、过程评估、影响评估和效率评估。其中效率评估分析项目成本和绩效之间的对比关系，详见"卫生经济学评价"一章的相关介绍。此处重点介绍理论评估、过程评估和影响评估。

(一) 理论评估

政策的发展和形成反映要解决问题的基本分析，并提出有根据的和可行的方案来解决问题。政策背后是一系列的假设和预期即为政策的理论。理论评估就是通过具体的书面或图表形式呈现政策的理论，并运用各种方法检验理论的合理性、可行性、道德性等多方面。对于政策理论的分析有助于政策制定者、执行者和评估者清楚怎样做才能达到政策目标。评估项目理论首先是阐述项目理论，即通过一套明确的概念、假设和预期作为构造和执行政策的逻辑基础。其次，是评价理论，包括需求评价、逻辑性和适当性评价，通过研究和经验的比较评价或通过初步观察进行评价。

(二) 过程评估

过程评估是对政策实施的程度和效果的评估。即对政策执行的过程、活动及状况的研究，也是对政策执行的督导过程。通过过程评估可以分析政策执行中存在的问题和明确影响政策效果产生的原因。过程评估是一种持续的，需要进行长时间反复测量的活动。需要通过执行过程的督导系统地、持续地记录产生绩效的主要内容，来评价政策的执行是否是按照预先设想的路径进行。过程评估需要设置项目过程的评判标准。

(三) 影响评估

影响评估也被称为产出评估，用以评价在一定社会环境中政策产生了哪些预想的结果。需要回答如下问题"是否获得了预期的产出，政策对社会环境的干预是否发生了作用，是否包含其他意想不到的效果。影响评估的目的在于判别政策执行与效果的产生之间的因果关系。但是预期产出往往会受到与政策干预不相关的因素造成。在实践生活中，判定产出的那些变化可归因于政策的干预，最有力的设计就是随机实验，但卫生政策的评估往往无法随机地将目标对象指定到干预组和控制组，当无法进行随机分组实验时，也可以采取"准实验设计"的方法进行评估。"准实验设计"逻辑方式与随机分组设计相同，但是由于干预组和控制组不是对等的，会出现选择性偏差（原有组间差异对效果估测产生的偏差效应）和由于长期趋势、短期事件和自然成熟所带来的其他偏差。影响评估可以利用倾向匹配得分法（propensity score matching，PSM）、多元回归、回归-间断点设计、反事实控制（reflexive controls）等设计来判定政策干预和产出结果之间的关系。

第三节　国内外卫生经济政策分析

一、国外卫生经济政策分析

(一) 德国

德国的医疗保障体系由四个部分组成，他们分别是：法定医疗保险、法定护理保险、私人医疗保险和针对特定人群的福利型的医疗保障制度，特定人群一般指战争受害者、社会救济的对象、公务员等。德国医疗保障制度体系的主体是法定医疗保险，资金来源于雇主和雇员按一定收入比例的缴费，由全国的疾病基金会管理，并通过基金会与医师协会及医疗机构签订协议，向参加保险的人员提供医疗及预防保健等服务。法定护理保险是 1994 年在法定医疗保险基础上分离出来的专门针对需要长期护理的人员医疗保障制度，其资金来源按照工资的一定比例筹资的。参加私人医疗保险的人群都是高收入人群。

法定医疗保险服务的范围、项目和内容非常繁多和广泛，德国医疗保险可称得上几乎涵盖所有医疗服务的综合系统。对符合条件参加法定医疗保险的雇员，其家庭成员（包括未成年子女）可一起享受医疗保险的各种待遇，但私人医疗保险是只有缴费者才能享受应有的待遇。法定医疗保险投保人缴纳的保险费主要取决于经济收入，而享受的医疗保险服务则不以缴纳费用的多少而有所不同。公民可以根据个人收入在法定医疗保险和私人医疗保险之间进行选择，同时公民也可以在参加法定医疗保险的基础上，参加私人保险所提供的补充医疗保险。在法定和私人保险间进行选择所依据的是个人收入水平，但对于达到一定收入标准的人群，在选择了私人医疗保险之后就不能选择社会医疗保险，而这个收入标准由政府根据实际情况予以规定，并适时加以调整。正因为医疗保险注重向参保人提供公平、宽泛的医疗保健服务，导致医疗保险费用上涨，医疗保险费用支出的增长速度明显高于取得的医疗保险费的增长速度。

针对医疗保险赤字，德国政府就法定医疗保险制度做出改革：一是扩大缴费基数，除了工资收入外，将其他费工资收入也并入缴费基数；二是减少医疗保险支出项目，如丧葬费、安装义齿费、佩戴无形眼镜费等；三是提高住院治疗的费用；四是建立以家庭为中心的护理模式，患者就诊先找家庭医生，再由家庭医生开移交单；五是有生育的家庭护理费用由国家税务局承担，这笔费用由通过提高烟草、奢侈品税收等解决；六是除了精神病、心理病和其他特殊疾病外，住院医疗保险按病种分类收费。德国的法定医疗保险与私人医疗保险在地位是相互独立、相互平行的，私人医疗保险并不是法定医疗保险的补充，这也是具有德国特色的医疗保险双轨制。2007 年，德国实施了《法定医疗保险—竞争加强法》，法定医疗保险中的货币选择费率、私人医疗保险中的基本费率，使得法定医疗保险中的硬性规定减少，而私人医疗保险中的硬性要求增多，明显可以察觉到两者趋同的趋势。可以得出结论的是，虽然本质上法定医疗保险是公共利益服务的，私人医疗保险是为个人服务的，但在两者在各自的领域都没有达到资源配置效益最优化的前提下，趋同更有利于加强社会保障。

（二）美国

美国的医疗保障制度包括老年人医疗照顾制度、贫困人群的医疗救助制度、特殊人群的医疗福利保障计划和私人医疗保险制度等。老年人医疗照顾制度是针对 65 岁以上老人的保障制度，医疗救助制度是针对穷人的医疗保障制度；医疗福利保障计划是针对政府雇员、军人及其家属、军队伤残人员、土著人提供的医疗服务的政府项目；私人医疗保险包括盈利性的商业医疗保险机构、非营利性医疗机构和健康维持组织（health maintenance organization，HMO）和医疗优先提供者组织（preferred provide organization，PPO）等保险和医疗服务为一体的医疗保险组织。老年人医疗照顾制度、贫困人群的医疗救助制度和医疗福利保障计划都是由政府直接举办的，直接向上述人群提供免费或基本免费的服务，承担着医疗服务提供者和医疗保障保险人的双重身份，既制定政策法和经办管理服务，又提供财政资金等一揽子任务。在私人医疗保险制度下，政府主要负责制定法律法规，规范市场规则，保护参保人与保险公司的合法权益，但不承担保险范围内任何经济上的责任。一个国家针对一般收入人群实行的基本医疗保障制度的保障水平越高，保障范围越广，那么高收入人群参加私人医疗保险的可能性就越小，这也就解释了美国的私人医疗保险为什么比较发达。

（三）英国

英国的医疗保障制度体系主要由国家卫生服务制度（NHS）、社会医疗救助制度和私人医疗保险构成。国家卫生服务制度下，政府既是医疗保障的保险者又是医疗服务的提供者，由政府直接建立医院向居民直接提供免费或基本免费的医疗服务，带有明显的福利色彩，因此英国居民基本上免费享有国家卫生服务制度提供的各种医疗服务。社会医疗救助制度主要是为老年人家提供家庭护理和上门保健服务，为精神病患者和儿童提供优先服务等。私人医疗保险是主要针对那些在国家卫生服务制度下需要长期候诊的人群提供一些可选择的项目。大多数国家在建立本国的医疗保障制度体系都会考虑到不同收入水平人群对医疗服务的需求，一般而言，医疗救助制度主要保障低或无收入人群，社会医疗保险保障一般收入人群的医疗服务需求，市场医疗保险保障高收入人群的医疗服务需求。然而，英国是一个实行全民的国家卫生服务保障制度的国家，因此政府强制要求高收入人群参加国家的基本医疗保障制度以便为社会尽更多的义务，当然也允许高收入人群购买私人医疗保险以便满足他们更高质量的医疗服务需求。任何一个国家的医疗保障制度都不是单一的，都最终会形成一个多层次、多种制度相结合医疗保障制度体系。

（四）日本

日本的医疗保障制度体系主要由社会医疗保险性质的雇员健康保险制度、国民健康保险制度和特殊行业健康保险制度及老年卫生服务计划和私人医疗保险制度组成。雇员健康保险分两类：政府管理的雇员健康保险和企业管理的雇员健康保险。政府管理的雇员健康保险覆盖中小企业雇员，企业管理的雇员健康保险覆盖大企业雇员。国民健康保险由政府负责，由于其承担了很多老年人健康保健服务，政府给予一定的补贴，保险费的缴纳标注因收入水平差异而不同，其覆盖的人群主要是个体户、农民、失业者和退休人员及家属。特殊行业健康保险覆盖的人群主要是海员、中央公务员、私立学校教师等。在雇员健康保险和国民健康保险制度下，政府的责任主要是制定医疗保险的规章制度，具体保险业务是由非政府部门或医疗保险基金管理机构负责的。老年人卫生服务计划规定70岁以上或65岁以上卧床的老年人都可以参加老年卫生保健服务制度，并享受免费服务。私人医疗保险近年来也得到快速发展。

（五）加拿大

在加拿大，医疗保健长期以来成为国民骄傲的源泉，健康保险计划被加拿大人称之为"社会之宝"。医疗卫生系统采用公共筹资、私人运作的模式，基于全覆盖、可携带性、综合性、可及性和公共管理五个基础性原则，提供全民覆盖和在就诊（医）点的免费医疗保健。加拿大的医疗保险属于地方政府的保险项目，按照"普及、全面、通行、方便和公众管理"的基本原则，确保人人享有平等的医保制度。

加拿大医疗保障制度共分三个等级。第一，公共医疗保健。这个层次占医疗总支出的比例约为55%，是由政府以税收或缴费的方式筹集资金，以财政拨款或专项基金的形式拨付资金，向全体国民免费提供的福利型制度，保障项目包括预防保健、护理康复等高保障水平的卫生健康服务。第二，医疗保险计划。该层次所占份额约为30%，由私有保险机构或者政府负责，着重向特定人群提供护理、康复或者免费药品等医疗服务。第三，私人保险。该层次所占份额约为15%，主要指雇主为雇员购买的附加医疗保险，由商业保险公司举办，主要提供牙科、眼科、美容、门诊处方药、保健品、特殊护理和医院单人病房等床位费的专业医疗服务。这三个层次的医疗保障体系，能够为居民提供一个全面、高质量的医疗服务。

加拿大的医疗保险在推广过程立法保障上发挥了重要的作用。从宪法到健康法，联邦与省政府的责任与权力得到很好的界定与保障，保障医疗卫生费用的合理增长机制等。加拿大医疗技术评估协调局负责医疗技术的筛选工作，严格把关新技术、新设备、新产品在医疗保健中的应用。它对医疗费用的控制发挥了很好的作用，当然因过分严格与僵化而导致技术与设备过于落后与陈旧，在执行过程应予以尽可能的避免。加拿大对医疗费用控制的另一大法宝就是采取总预算制。省政府对辖区内的所有医院进行总预算控制，一些省份甚至为医生制定季度预算上限。若超出预算，其下一年度的预算额将会大打折扣，从而保证总费用的有效控制。另外，对于非系统内的私人开业收费标准也严格控制在系统内议定的收费标准，这在一定程度上抑制了私人开业乱收费的倾向。

二、中国卫生经济政策分析

新中国成立后，与社会主义公有制和计划经济体制相适应，政府主要通过创办卫生机构，建立公费医疗、劳保和合作医疗制度，向广大人民群众提供可及的医疗卫生保健服务，并相应制定了一些支持、促进卫生事业发展的卫生经济政策。这些政策的制定与实施，对于保护广大人民群众的身体健康，维护社会稳定和促进社会生产力发展起到了巨大的作用。

（一）20世纪80年代以前的卫生经济政策

1. 对医疗机构的预算补助政策

（1）1949~1955年（统收统支）：1949年新中国成立初期，国家财政经济比较困难，为办好人民卫生福利事业，根据当时国家实行集中统一的财务管理体制，对公立医院实行"统收统支"的财务管理办法，即收入全部上缴财政预算，支出全部由财政预算反向拨款。这种收支两条线的方法全面反映和掌握医疗机构的收支情况，这种卫生服务筹资方式与服务提供模式的优点是公平性高，它对维护当时社会的稳定起到了积极作用；缺点是效率低下，管理成本过高，缴拨款手续繁多，不能充分调动医疗机构开展业务工作的积极性，由于它与当时的国家财政经济较困难状况不相适应，因而可持续性较差，这种方法实际实行的时间较短。总之，这个时期的卫生经济政策侧重点在于公平，而对效率、质量等方面重视不够。

（2）1955~1960年（差额补助）：为了提高效率，贯彻当时中央全面节约的精神，解决国家资金分散和积压的问题，1955年9月卫生部、财政部发布了《关于改进医疗财务管理的联合通知》，将"全额管理，定额补助"改为"全额管理，差额补助"，即医院收支全部纳入国家预算，财政按医院实际收支差额拨款补助，年终结余全部上缴。实行这种办法，优点是对国家控制财政资金供给起到了一定作用，缺点是国家对医疗机构管理过细过死，也在一定程度上制约了卫生事业的发展。

（3）1960~1979年（定项补助）：为了增加政府对卫生的投入，促进卫生事业发展，减轻患者经济负担，1960年2月卫生部、财政部发布联合通知，确定自1960年起，对卫生部门所属医院工作人员的工资全部由国家预算开支（简称包工资），将医院财务预算管理方式改为"全额管理，定项补助，预算包干"。国家包工资的范围包括医院工作人员的基本工资和3%的附加费（福利费1%，工会经费2%），其他仍由医院收费解决，医院经费结余可以用于充实设备，进行自身发展。"文革"期间国家对全民所有制卫生院也实行了包工资的办法，并从1974年起对集体所有制公社卫生院实行了包工资的办法，并从1974年起对集体所有制公社卫生院实行"社办公助"，由国家按其人员工资的60%或卫生院正常支出（不含药品材料）的35%给予补助。实行定项补助的方式，按人头拨款在某种程度上助长人浮于事，不利于医疗机构工作效率和服务质量提高。

2. 药品加成收入留用政策

国家允许医疗机构在业务范围内向患者零售药品，按药品批发价，西药加成15%，中药加成25%～30%销售，并免征流转税和所得税，所得收入全部留归医疗机构。药品加成留用政策是政府对卫生事业发展实行的一项优惠政策，对卫生事业发展起着补充资金的作用。

3. 对预防保健等卫生机构的预算补助政策

国家把防治防疫机构、妇幼卫生机构、药品检验机构、医学教育、医学科研机构等均定为全额补助单位。机构的发展、设备的添置、人员费用和业务费用均由国家支付。卫生防治防疫机构、妇幼卫生机构、药品检验机构，为有效地控制各种疾病，保护妇女、儿童的健康，免费为社会提供服务，国家对免费治疗疾病所需的经费给予专项补助。此外，国家在不同历史时期，还针对重点疾病建立了经费补贴项目。

4. 税收政策

国家为了促进卫生事业发展，积极扶持各级各类医疗机构，从1950年起，卫生部、财政部、国家税务总局及原中央工商行政管理局陆续发出通知，对公立、私立等医疗机构免征工商业税，公立医疗机构所设账簿免征印花税等。我国各级、各类医疗机构基本免征一切税费，不承担为国家积累资金的义务。

5. 医疗保障政策

我国在20世纪50年代，根据低工资、高福利的指导原则，建立了与计划经济体制相适应的公费医疗与劳保医疗制度。由政府预算补偿的公费医疗，对政府职员及国家事业单位职工实行免费医疗政策。国有企业职工及其家属被劳保医疗制度所覆盖，职工实行免费医疗，家属实行半费医疗。体现福利性的这两项医疗保险政策，在计划经济条件下对保障职工基本医疗济发展和维护社会稳定发挥了积极的作用。在国民经济不很发达、卫生资源并不充裕的情况下，我国卫生事业取得举世瞩目的伟大成就，中国人民的卫生状况得到了根本改善。危害社会的传染性疾病、传染源得到了控制，疾病发病率大幅度降低，婴儿死亡率、孕产妇死亡率都低于其他发展中国家，有些指标已经达到发达国家的水平。平均期望寿命由建国初期的35岁提高到71岁。卫生筹资的公平性在当时的经济政策中有很好的体现，政府对卫生机构的直接补偿，使得人人都能享受到价格较为低廉的卫生服务。然而，随着时间的推移，定项补助政策导致的机构人浮于事，使得卫生服务提供效率、质量下降，卫生资源浪费严重。卫生服务供给不足、卫生事业的可持续发展受到严重的影响；原有公费医疗、劳保医疗制度由于资金来源单一，缺乏合理的筹资机制和稳定的经费来源；包得过多，缺乏制约机制，浪费严重；覆盖面窄，社会化程度低，缺乏积累机制，与我国人口老化和疾病谱转变的趋势不相适应。

（二）20世纪80～90年代末期的卫生经济政策

1. 对医疗机构的预算补助政策

为了贯彻党的十一届三中全会精神，调动一切积极因素，加强经济管理，增收节支，1979年4月卫生部、财政部、原国家劳动总局颁发了《关于加强医院经济管理试点工作的意见》，提出对医院经费补助逐步实行"全额管理、定额补助、结余留用"的办法，将原来包工资的办法改为按编制床位或任务定额补助，医院增收节支的结余，可以用于改善医疗条件和职工集体福利以及个人奖励。这一政策上的变化对于调动广大医务人员的工作积极性，激励医院增加工作量，缓解当时的看病难、手术难、住院难"三难"，提高社会和经济效益起到了重要的作用。

随着我国经济体制改革的不断深入，各种商品的价格逐步开放，打破了过去高度集中的价格管理体制，除关系国计民生的少数特殊商品由政府制定价格外，大部分价格逐步放开，形成政府定价、指导价和市场价并存的新格局。价格体制的改革，使卫生机构面临的市场价格极不公平。

一方面，卫生机构所需物资绝大部分必须以市场价格购入，支出加大，成本大幅度上升；另一方面，卫生服务收费继续实行"计划"管理，价格受到严格控制，不能及时随成本变动而相应调整，再加上卫生机构的财政补助水平相对降低，造成卫生机构经济运行机制严重扭曲。为了缓解医疗卫生机构补偿不足的矛盾，规定应用新仪器、新设备和新开展的医疗诊治服务项目高于成本定价。

20 世纪 80 年代以来，由于财政实行"分灶吃饭"，卫生事业的管理体制也从集中统一领导转为中央"宏观指导、分级管理、地方为主、条块结合"的模式。各地财政和卫生部门根据各自卫生改革的实际情况和财力状况对国有医疗机构的财政补助政策进行改革与完善。但是由于各地经济发展和财力状况的不平衡，加上实行了不同的财政补助内容和方式，各地财政对医疗机构补助水平存在较大差异。一些经济欠发达地区，特别是贫困地区县、乡财政收支困难，很难保证卫生工作的开展和维持卫生机构的运营，造成城乡之间、地区之间卫生投入水平出现较大差距。卫生服务筹资的公平性降低。

2. 药品加成收入留用政策

建国初期给予医疗机构的药品加成收入留用政策，随着政府对医疗机构补偿筹资政策的改变，这部分收入变得越来越重要。它与高新医疗技术项目按成本收费政策一起成为了这个时期医院补偿的主渠道。导致医院收入中劳务收入偏低，药品收入过高。据统计，我国药品费用占医院业务收入的60%，占医院总收入的50%，占卫生总费用的40%，形成了"以药补医"现象。

3. 对预防保健等卫生机构的预算补助政策

为了解决预防保健等公共卫生机构费用全部由国家包下来的预算管理办法受到财政支付能力限制的问题，国家允许卫生防疫、药品检验机构开展的部分监督、检验业务实行有偿服务，所得收入全部留归单位用于发展事业和改善职工工作生活条件。这一政策的实行无疑对缓解上述卫生单位的资金供需矛盾起到了一定的作用，但由于经济利益激励机制的驱动，使得公共卫生服务的提供在一定程度上受到危害。

4. 税收政策

这个阶段的税收政策与 20 世纪 80 年代前基本保持一致。1989～1991 年还对医疗卫生事业单位举办其他以副补主产业免征所得税，鼓励多渠道筹资发展卫生事业。

5. 医疗保障政策

鉴于原有医疗保险政策难于适应经济体制改革的要求，党的十四届三中全会提出，要建立社会统筹和个人账户相结合的社会医疗保险制度。1994 年国务院决定在江苏省镇江市、江西省九江市进行医疗保险制度改革试点。1996 年试点工作又扩大到 48 个城市。试点的实践证明，实行社会统筹和个人账户相结合的医疗保险制度，对保障职工基本医疗，抑制医疗费用过快增长，发挥了积极的作用，是符合中国国情的，为在全国范围内建立城镇职工基本医疗保险制度探索了路子，积累了经验。

筹资政策的变化激发了医疗卫生单位自主筹资的热情，自主筹资比例迅速上涨。尽管政府卫生事业投入总量逐步增加，但政府投入占卫生费用的比重逐年下降，从 20 世纪 80 年代初期的30%左右下降到 90 年代的 10%左右。医疗机构充分利用高新技术高于成本定价及原有的药品加成政策，发展自我。卫生服务供给不足的矛盾得到解决，部分地区出现供大于求的现象。我国城市CT、MRI 人均拥有量比发达国家还要高几倍甚至十几倍，常规医疗技术发展相对不足。医疗费用上涨速度显著加快。由于以药品和高新医疗技术为医疗机构的补偿主要渠道，促使了药品的过度使用和浪费。1994 年药品收入占医疗机构业务收入的比例为55.3%。1985～1994 年，全国医疗机构药品收入急剧上升了 5.6 倍，同期药品支出上升了 6.5 倍，年平均递增速度分别高达 26.7%和28.8%。医疗机构过多地依赖药品收入，对医疗机构经营行为产生负面影响，如开大处方、用进口、合资等贵重药品等不正之风的滋生蔓延，医药生产经营企业和医疗机构购销药品中回扣，甚至行贿受贿等腐败现象，造成药品使用浪费严重，推动医药费用迅速增长，给国家、企事业单位和居民个人造成沉重的经济负担。对卫生服务系统的公平性、效率、质量及发展的可持续性都提出了挑战。

（三）21 世纪初至现今的卫生经济政策

1. 卫生筹资政策的完善

中央和地方政府对卫生事业的投入，要随着经济的发展逐年增加，增加幅度不低于财政指出的增长幅度。积极拓宽卫生筹资渠道，广泛动员和筹集社会各方面的资金，发展卫生事业。

政府举办的各类卫生机构的基本建设及大型设备的购置、维修，由政府按区域卫生规划的要求给予安排；离退休人员费用和卫生人员的医疗保险费按国家规定予以保证。预防保健机构的人员经费和基本预防保健业务经费由政府预算安排，其有偿服务收入纳入预算管理，不冲抵财政拨款。医疗机构的经常性支出通过提供服务取得部分补偿，政府根据医疗机构的不同情况及其承担的任务，对人员经费给予一定比例的补助，对重点学科发展给予必要的补助。适当提高乡镇卫生院及贫困地区卫生机构的补助水平。

对农村卫生、预防保健、中医药等重点领域，中央政府继续保留并逐步增加专项资金，地方政府也要相应增加投入。要按照公共财政的要求，规范政府对农村卫生事业补助的范围和方式，并随着经济增长和财政收入的增加，调整卫生支出结构，加大对农村卫生的投入力度。卫生执法监督工作的费用由财政予以保证，实行"收支两条线"。

采取多种形式、多渠道筹集卫生资金。国家制定优惠政策，鼓励企事业单位、社会团体和个人自愿捐资，支持卫生事业。建立基金会，对无支付能力的危急患者实行医疗救助。

2. 完善药品政策以及医药价格形成机制

鉴于 20 世纪 80、90 年代中出现的药品虚高定价，药品费用上涨过快，以药补医，增加居民负担等问题，今后的药品政策要逐步弱化药品收益对医院的补偿作用，坚持并不断完善医院药品收支两条线管理办法。实施"总量控制，结构调整"，逐步降低药品收入占业务收入的比重。积极稳妥地尝试医院门诊药房改为药品零售企业的试点工作。政府作为医药价格的管理部门，对非营利性医疗机构提供的基本医疗服务，将实行政府指导价，对其他医疗机构实行自主定价的政策。2009 年《中共中央国务院关于深化医药卫生体制改革的意见》规定："中央政府负责制定医疗服务价格政策及项目、定价原则及方法；省或市级价格主管部门会同卫生、人力资源社会保障部门核定基本医疗服务指导价格。基本医疗服务价格按照扣除财政补助的服务成本制定，体现医疗服务合理成本和技术劳务价值。不同级别的医疗机构和医生提供的服务，实行分级定价。规范公立医疗收费项目和标准，研究探索按病种收费等收费方式改革。建立医用设备仪器价格监测、检查治疗服务成本监审及其价格定期调整制度。"2015 年 5 月国家发展和改革委员会等六部委联合颁发《关于印发推进药品价格改革意见的通知》（发改价格 ［2015］904 号），要求取消药品政府定价，完善药品采购机制，发挥医保控费作用，药品实际交易价格主要由市场竞争形成。

3. 实施基本药物制度

建立以国家基本药物制度为基础的药品供应保障体系。从 2009 年起，政府举办的基层医疗卫生机构全部配备和使用基本药物，其他各类医疗机构也都必须按规定使用基本药物，所有零售药店均应配备和销售基本药物，同时完善基本药物的医保报销政策，基本药物在基本医疗卫生机构实行零加成销售政策，保证群众基本用药的可及性、安全性和有效性，缓解"以药养医"现象，降低群众就医时的药品支出负担。

4. 完善税收政策

医疗机构划分为非营利性与营利性两类。公立卫生机构是非营利性公益事业单位，继续享受税、费优惠政策。乡镇卫生院、村卫生室为非营利性医疗机构，同样享受有关税、费优惠政策。但对非营性医疗机构从事非医疗服务取得的收入，如租赁、财产转让、培训对外投资收入等应按规定征收各项税收。非营利性医疗机构将取得的非医疗服务收入，直接用于改善医疗卫生服务条件的部分，经税务部门审核批准可抵扣其应纳税所得额，就其余额征收企业所得税。非营利性医疗机构的药房分离为独立的药品零售企业，应按规定征收各项税收。

5. 完善政府对卫生服务价格的管理

区别卫生服务性质，实行不同的作价原则。基本医疗服务按照扣除财政经常性补助的成本定价，非基本医疗服务按照略高于成本定价，供自愿选择的特需服务价格放宽。不同级别的医疗机构收费标准要适当拉开，引导患者合理分流。增设并提高技术劳务收费项目和收费标准，降低大型设备检查、治疗项目过高的收费标准。建立能适应物价变动的卫生服务价格调整机制及有效的管理和监督制度。适当下放卫生服务价格管理权限。各级政府要把卫生服务价格改革纳入计划，分步实施，争取在二三年内解决当前存在的卫生服务价格不合理问题。

6. 完善医疗保障制度

在城市，加快医疗保险制度改革，保障职工基本医疗，是建立社会主义市场经济体制的客观要求和重要保障。鉴于 1994~1998 年在部分城市医保试点取得的成功经验，国务院于 1998 年 12 月颁布了《关于建立城镇职工基本医疗保险制度的决定》，要求在全国范围内建立新型的城镇职工基本医疗保险制度。

在农村，政府鼓励建立新型的农村合作医疗制度，通过多渠道为合作医疗筹措资金。合作医疗筹资以个人为主，集体扶持，政府适当支持，坚持财务公开和民主监督。村提留要有一定数额用于合作医疗，乡镇企业和其他乡村集体经济的收入也要支持农村卫生工作与合作医疗，具体筹资办法和比例由地方政府或集体经济组织确定。农民自愿缴纳的合作医疗费，属于农民个人消费性支出，不计入乡统筹、村提留。合作医疗的水平、形式可有所差别。有条件的地区，提倡以县（市）为单位实行大病统筹，帮助农民抵御个人和家庭难以承担的大病风险。要着力构建多层次医疗保障体系，切实提高人民的医疗保障水平和健康水平。

复习思考题

1. 试述卫生经济政策和卫生经济政策分析的内涵。
2. 卫生经济政策的目标是什么？
3. 卫生经济政策分析的步骤有哪些？
4. 如何评价国内外卫生经济政策？

【案例分析】

基层医疗卫生机构实施一般诊疗费政策分析

实施一般诊疗费，是建立健全基层医疗卫生机构补偿机制的重要措施。作为落实基层医疗卫生机构综合改革的重要配套政策，国务院办公厅于 2010 年 12 月印发了《关于建立健全基层医疗卫生机构补偿机制的意见》（国办发〔2010〕62 号），正式出台了一般诊疗费政策。各省根据实际情况，积极落实中央意见，到 2011 年年底，一般诊疗费政策在各地普遍实施。

一般诊疗费政策主要内容包括：①调整基层医疗卫生机构收费项目和标准。将挂号费、诊查费、注射费（含静脉输液费，不含药品费）及药事服务成本合并为一般诊疗费，不再单设药事服务费。一般诊疗费的收费标准在原分项收费标准总和的基础上适当调整，具体收费标准由各省制定；②同步调整基层医疗卫生机构医保支付政策。在不增加群众现有个人负担的前提下，合理确定医保支付比例。安徽省规定乡镇卫生院一般诊疗费收费标准为10元/人次，其中医保承担8元，个人自付2元。村卫生室一般诊疗费收费标准为6元/人次，其中医保承担5元，个人自付1元。

一般诊疗费政策基本特征：①是健全补偿政策的一项内容。实施一般诊疗费，将门诊收费"四费合一"，目的是通过调整服务收费，更好地体现医务人员技术劳务价值，增加基层医疗卫生机构服务收入。一般诊疗费政策首先是作为建立健全基层医疗卫生机构多渠道补偿机制的重要措施出台的；②是减轻群众医药费负担的重要措施之一。通过同步调整医保支付政策，将一般诊疗费纳入医保报销范围，医保支付80%以上费用，群众负担并没有增加；同时通过对基层最常见的诊疗流程实行统一收费标准，从经济上引导基层医疗卫生机构合理输液、合理用药，解决输液太多太滥的问题，不仅有助于提高国民素质，而且从源头上减轻群众医药费负担；③仅限于基层门诊，不包括住院。一般诊疗费政策仅限于基层医疗卫生机构门诊收费，不包括住院。对于住院患者，仍按原收费项目和标准收取。

实行一般诊疗费，目的是增加基层医疗卫生机构服务收入，但又不能增加群众负担，因此必须同步调整医保支付政策，将增加的部分从医保基金中解决。医保基金必须"以收定支"，防止"收不抵支"，因此必须配套支付方式改革，实行门诊统筹总额预算管理。实行门诊统筹预算管理可激发医疗机构控费的内生动力，起到规范服务行为、控制医药费不合理增长的作用。因此，从理论上说，实行一般诊疗费政策可以"一石三鸟"。既可增加医疗机构收入，调整不合理收费项目，充分体现医务人员技术劳务价值；又能规范医疗服务行为，减少不必要的门诊输液，遏制门诊滥用抗生素现象，引导合理输液、合理用药；从而控制医药费不合理增长，从源头上减轻群众医药费负担。

（资料来源：倪世树.2013.一般诊疗费政策亟待调整.卫生经济研究，(3)：29-31）

【问题】

请根据提供的资料来构架一个关于基层医疗卫生机构实施一般诊疗费政策分析的框架。

【提示】

从卫生经济政策分析步骤和评估的方法角度入手。

（孙　静）

主要参考文献

保罗·费尔德斯坦.1998.卫生保健经济学.第四版.北京：经济科学出版社

彼得·欧伯恩德，托马斯·埃克，于尔根·策尔特，等.2007.卫生经济学与卫生政策.钟诚，译.太原：山西经济出版社，2007

常文虎.2011.医疗服务支付方式的选择与管理.北京：人民卫生出版社

陈洁.2006.药物经济学.北京：人民卫生出版社

程晓明.2012.卫生经济学.第3版.北京：人民卫生出版社

高广颖.2011.卫生经济学典型案例分析.北京：人民卫生出版社

胡善联.2011.药物经济学评价研究.香港：香港文汇出版社

雷克斯福特·桑特勒，史蒂芬·纽恩.2006.卫生经济学—理论、案例和产业研究.第3版.程晓明，刘宝，田国栋，等译.北京：北京大学医学出版社

罗布·巴戈特.2012.解析医疗卫生政策.赵万里，译.上海：格致出版社

孟庆跃.2013.卫生经济学.北京：人民卫生出版社

舍曼·富兰德，艾伦·古德曼，迈伦·斯坦诺.2011.卫生经济学.第6版.王健，李顺平，孟庆跃，译.北京：中国人民大学出版社

孙祁祥.2013.保险学.第5版.北京：北京大学出版社

俞卫.2013.卫生经济学专题研究.上海：复旦大学出版社

詹姆斯·亨德森.2008.健康经济学.第2版.向运华，钟建威，李华璐，等译.北京：人民邮电出版社

张亮，胡志.2013.卫生事业管理学.北京：人民卫生出版社

张振忠，王禄生，杨洪伟.2009.中国卫生费用核算研究报告.北京：人民卫生出版社

周绿林.2014.卫生经济学.镇江：江苏大学出版社

Guuis J G，Martin P A.1979.The Economics of health an introduction.Robertson：QT Company Ltol

Wiuiams S J，Torrens P R.1999.Introduction to health services.5th ed.Albany：Delmar Publishers，1999

World Health Organization.2003.Guide to producing national health accounts.Geneva：World Health Organization

World Health Organization.2010.Health systems financing：the path to universal coverage.Geneva：The World Health Report 2010

常用英汉词汇

A

allocative efficiency	配置效率
applicant	参保人
applicant unit	参保单位
asset management	资产管理
average product	平均产量

B

balance of revenue and expenditure	收支平衡
basic medical insurance	基本医疗保险
basic medical services	基本医疗服务
benefit	效益
benefit-cost ratio	效益-成本比值
blue cross	蓝十字医疗保险
blue shield	蓝盾医疗保险
budget	预算
burden of disease	疾病负担

C

capitation	按人头付费
cash ratio	现金比率
catastrophic health insurance	大病保险
catastrophic health expenditure household	家庭灾难性卫生支出
ceiling	最高限额
charge	收费
co-payment	共同支付
community financing	社区筹资
comparative analysis	比较分析法
constant return to scale	规模收益不变
consumer's budget line	消费者预算线
controllable cost	可控成本
copayment	共同分摊费用
cost	成本
cost consciousness	费用意识
cost of illness	疾病成本
cost-sharing	费用分担
cost-benefit analysis	成本-效益分析
cost-effectiveness analysis	成本-效果分析

cost-utility analysis	成本-效用分析
cost-minimization analysis	成本最小化分析
cost-volume-profit analysis	本-量-利分析
coverage	覆盖、保险总额

D

decreasing return to scale	规模收益递减
deductible	起付线
delphi	专家咨询法
demand of health care	卫生服务需求
depreciation	折旧
direct benefit	直接效益
direct burden	直接经济负担
direct cost	直接成本
disability adjusted life years（DALY）	失能调整生命年
discount rate	贴现率
disease-based payment	按病种付费
diagnostic related groups（DRGs）	按病种分类定额支付制度
drug economic evaluation	药物经济评价

E

econometrics	计量经济学
economic burden of disease	疾病的经济负担
economic scale	规模经济
effectiveness	效果
efficiency	效率
episode-based payment	按服务单元付费
equal-cost curve	等成本线
equal-product curve	等产量线
equity	公平性
external effect	外部效应

F

factor analysis	因素分析法
family economic burden of diseases	家庭疾病经济负担
fee-for-service	按服务项目付费
financial analysis	财务分析
financial management	财务管理
financial supervision	财务监督
fixed cost	固定成本
flexibility of demand	需求弹性
formulary	医院用药目录

full cost	完全成本
fund in individual medical insurance account	个人医疗账户基金

G

general government revenues	政府卫生支出
general practitioner	全科医生
global budget	总额预算
government failure	政府失灵
government purchase	政府购买
government welfare insurance scheme	公费医疗制度

H

health economics	卫生经济学
health expenditure	卫生费用
health financing	卫生筹资
health insurance	健康保险
health investment	健康投资
health maintenance organizations（HMOs）	健康维持组织
health manpower	卫生人力
health payment	卫生支付
health policy	卫生政策
health production function	健康生产函数
health resource	卫生资源
health resource allocation	卫生资源配置
health service market	卫生服务市场
health utility index	健康效用指数
human capital	人力资本
human development index	人类发展指数

I

immaterial assets；nonphysical assets	无形资产
incremental cost	增量成本
increasing return to scale	规模收益递增
indifference curve	无差异曲线
indirect burden	间接经济负担
indirect benefit	间接效益
indirect cost	间接成本
individual medical insurance account	个人医疗账户
induced demand theory	诱导需求理论
insurance	保险
insurance market	保险市场
insurance fund	保险基金

insurance statistics	保险统计
intangible benefit	无形效益
internal market	内部市场
intervention	干预
isoquant curve	等产量线

L

labor insurance scheme	劳保制度
law of demand	需求法则
law of diminishing marginal return	边际收益递减规律
liabilities	负债
life insurance	人寿保险
liquidity ratio	流动比率

M

managed care	管理保健
marginal analysis	边际分析
marginal cost	边际成本
marginal product	边际产量
marginal utility	边际效用
market failure	市场失灵
market of medical service	医疗服务市场
medicaid	穷人医疗救助
medical consumer price index（MCPI）	医疗消费物价指数
medical cost accounting	医疗成本核算
medical expenditures	医疗费用
medical insurance	医疗保险
medicare	老年医疗保险
medisave	保健储蓄
medishield	健保双全
mixed cost	混合成本
moral hazard	道德危害

N

national health insurance	全民健康保险
national health accounts	国民卫生账户
national health expenditures	卫生总费用
need	需要
need of health service	卫生服务需要
net present value（NPV）	净现值
non-profit	非营利性

O

opportunity cost	机会成本
out of pocket payments	家庭卫生支出
output	产出
overall medical fund in all society	社会统筹医疗基金

P

pay for performance	按绩效付费
payment system	支付制度
per-diem payment	按床日付费
pharmacoeconomics	药物经济学
physician- induced demand	医生诱导需求
post payment	后付制
price management	价格管理
price regulation	价格管制
product function	生产函数
prospective payment	预付制
preferred provider organizations（PPOs）	优先服务提供者组织
prepayment	预付

Q

qualitative analysis	定性分析
quality adjusted life years（QALY）	质量调整生命年
quantitative analysis	定量分析

R

ratio analysis	比率分析
rational use of medicines	合理用药
regional health planning	区域卫生规划
resource allocation	资源配置
resource scarcity	资源稀缺
rent – seeking	寻租
risk	风险

S

savings-type social insurance	储蓄性社会保险
short-run average cost	短期平均成本
short-run marginal cost	短期边际成本
short-run total cost	短期总成本
social insurance	社会保险
social medical insurance	社会医疗保险

social risk pooling fund	社会统筹基金
social security	社会保障
statement of assets and liabilities	资产负债表
supply elasticity	供给弹性

T

technical efficiency	技术效率
the law of diminishing return	边际收益递减规律
the law of demand	需求定理
time-series data	时间序列资料
total expenditure on health	卫生总费用
total product	总产量
total utility	总效用

U

uncontrollable cost	不可控成本
utility	效用
utilization	利用

V

variable cost	可变成本

W

want	要求

Y

years of life lost	寿命损失年